协和急诊疑难病例解析

主　编　刘业成　朱华栋

主　审　于学忠

科学出版社

北京

内 容 简 介

北京协和医院是全国疑难重症诊治中心，急诊科作为接诊疑难重症患者的第一阵地，在首诊患者的诊断与鉴别诊断方面积累了丰富的经验。本书收集并整理了52例协和急诊病例，分别纳入胸痛、呼吸困难/咳嗽/咯血、消化道出血、腹胀/腹痛/腹泻、腰痛、头痛、意识障碍、发热八大急诊常见主诉类别中，予以深度解析。通过临床表现、辅助检查，结合病史层层深入，给读者提供对急诊常见主诉的诊疗思路，展现协和急诊科对常见病、少见病和罕见病的诊治过程。

本书可供急诊科医生、青年医学生，以及各临床科室住院医生参考使用，为医生处理急诊患者或在患者情况无法用常见疾病完全解释时，提供更多的思路。

图书在版编目（CIP）数据

协和急诊疑难病例解析/刘业成，朱华栋主编.—北京：科学出版社，2019.12

ISBN 978-7-03-061629-6

Ⅰ.①协… Ⅱ.①刘…②朱… Ⅲ.①急性病－疑难病－病案－分析 Ⅳ.① R459.7

中国版本图书馆CIP数据核字（2019）第114860号

责任编辑：俞 佳 杨小玲/责任校对：张小霞
责任印制：赵 博/责任设计：黄华斌

科 学 出 版 社 出版
北京东黄城根北街 16 号
邮政编码：100717
http://www.sciencep.com

北京建宏印刷有限公司印刷
科学出版社发行 各地新华书店经销

*

2019年12月第 一 版 开本：787×1092 1/16
2024年9月第五次印刷 印张：18
字数：415 000

定价：120.00元
（如有印装质量问题，我社负责调换）

《协和急诊疑难病例解析》编写人员

主　编　刘业成　朱华栋

主　审　于学忠

编　委　（以姓氏汉语拼音为序）

范元春　韩　雪　李　妍　刘　芳　刘　霜

刘　洋　路　昕　马士程　齐衍蒙　石　旦

宋　晓　孙瑞雪　孙彤彤　杨　婧　张潇然

张雅芝　宗　良

秘　书　张潇然

序

从某种程度上说，急诊科是医院的门面，是很多急危重症患者到医院时首诊的地方，如何利用有限的急诊资源，在短时间内为患者提供最佳的诊疗方案及分流方向，是每位急诊科医生需要面对的挑战，也是必须掌握的技能。

病情复杂危重的患者给急诊科医生带来工作压力的同时也带来了医学资源，在繁杂的急诊工作中，医生处理过大量的病例，很多的临床情况是我们感兴趣的或者是疑惑的，但习惯于"先开枪再瞄准"的我们，常常是将患者在死亡线上拉回来后就投入到新的抢救中，不知道患者的最终诊断和结局，错过了达到更高诊治水平的机会。如果急诊科医生能够对整个疾病的诊断、病程及预后进行预判，将更有利于在"开枪"的时候在潜意识里瞄得更准，从而在根本上改善患者的预后。

因此，我们想到了把平时工作中遇到的具有参考价值的病例总结出来与大家分享，或许我们可以在细细品味每个病例的过程中收获良多。特别是对于年轻医生，通过对病例进行分析，锻炼临床思维，针对急诊常见的主诉和临床表现，逐一理清思路，将非常有利于医生的成长。疑难病例的诊治常常不是一蹴而就的，扎实而规范的诊疗思路是根本。再疑难危重的疾病，如果可以按照烂熟于心的思路鉴别诊断，逐步排除，往往都可以找到最终的病因。

本书共收集 52 例临床少见和罕见病的病例，这些病例中患者的主诉都是在急诊十分常见的。如何从常见的主诉着手，从急诊常见病、少见病到罕见病进行逐步的思考，最能体现出系统的临床思维。本书的病例源于北京协和医院，在疾病的诊治过程中，凝集了急诊科医生的智慧，有医生自己的思考，更多的是查阅大量文献资料，与自己的患者进行鉴别，通过搜集越来越多的证据，最终证实或推翻自己当初的判断。在这个过程中，锻炼了急诊医生的临床思维。在此，我们抛砖引玉，希望与同道一起呈现更精彩、更经典的病例解析，为急诊科诊疗水平的提高、为急诊科医生的进步，共同贡献力量。

朱华栋
2019 年 4 月

前　言

　　急诊医学是一门年轻的学科，和传统的临床专科不同，任何疾病出现了急性症状都可能到急诊科就诊。急诊科病种范围极广，患者表现常常涉及多个器官和系统，既可能是一种疾病累及了不同的器官，也可能是一个器官的疾病导致了其他器官的并发症，还可能是病人同时存在多种疾病。急诊医生的工作就是根据大量的症状和体征进行诊断和鉴别诊断。以病理生理为基础，将病人各个方面的问题串起来，给出一个合理的解释，然后各个击破。同时，急诊医生要有牢固的病理解剖基础，能够深入地理解各种疾病可能出现的表现，以便找出各种表现背后的原因。

　　协和急诊是一个神奇的地方。选择协和急诊看病的病人多是弄不清楚病因，但病情又很重、需要紧急处理的病人。而且，到协和急诊的病人多半被认定在国内再"无处可去"，要把身家"赌"在这里："我就在这里治了，你们必须把病看好"。而有协和医院的综合实力做后盾，有急诊综合病房和 EICU 做支持，加上严谨的工作精神，协和急诊常常能"置之死地而后生"，把患者的病情弄清楚。这也是协和急诊诊断出的疑难病比例远远超出普通急诊范畴的原因。许多同行感慨，在教科书中提到的疾病，几乎都能在协和急诊见到对应的病例。当然，这也得益于发达的医学信息网络，让我们随时可以查阅文献、自我学习。在这些疾病的诊治过程中，常常体现出一些闪光点。有的疾病表现复杂，千头万绪，如何抽丝剥茧、找到主线；有的病人表现少见，如何查阅文献，找到方向；有的病人就诊时已出现各种并发情况，危及生命，如何分清轻重缓急，一边救命，一边治病……病例是病人给我们出的一道道难题，清晰的诊疗思路和强大的支持能力是我们战胜疾病的法宝！

　　笔者在协和急诊领导的支持下，总结了自己数十年在协和"摸爬滚打"的收获，同时收集了协和急诊同道的珍贵病例，编写了本书。书中多数病例完全在急诊诊治，部分病例经急诊诊断处理后转入其他科室继续治疗。协和急诊的疑难重症多如牛毛，本书不求全面，但求能给大家一个对常见主诉的诊疗思路，展现出顺着这个思路诊断出常见、少见和罕见病的过程。让读者在处理急诊病人的过程中，在发现病人的情况用常见疾病不能完全解释的时候有更多的思路。

　　整理病例的过程中，笔者反复查阅文献，以求准确，其中许多诊断标准来源于临床权威数据库 UpToDate，以求最新。限于笔者水平有限，初次出版必有许多值得商榷和提高的地方，恳请各位专家和广大同行多提宝贵意见。

刘业成

2019 年 5 月

目　　录

1 胸　痛

2 呼吸困难 / 咳嗽 / 咯血

3 消化道出血

4 腹胀 / 腹痛 / 腹泻

5 腰 痛

6 头 痛

7 意识障碍

8 发　　热

1

胸　痛

患者男性，38 岁

主诉：反复胸痛 17 天，加重 1 天。

入院情况

患者 2 周前上 3 层楼时出现胸骨后不适，无胸闷、胸痛，休息 3min 后自行缓解，未就诊。3 天后患者拖地时出现胸骨后疼痛，刀割样，VAS 8 分，伴咽部不适、乏力，休息约 20min 后自行缓解，就诊于当地医院，行心电图检查（具体不详），考虑为"冠心病、心肌缺血"，予"中药输液"及拜阿司匹林、波立维、单硝酸异山梨酯各 1 片口服后症状缓解。5 天后再次出现活动后胸痛，性质同前，VAS 10 分，伴咽痛，就诊于外院，心电图检查未见明显异常，cTnI 0.017ng/ml，继续冠心病二级预防治疗，第 2 天复查 cTnI 0.043ng/ml，心电图正常。完善冠状动脉 CTA 检查示右冠状动脉各段、左冠状动脉前降支近段管壁及周围改变，考虑血管炎可能性大，伴局部管腔重度狭窄，左冠状动脉回旋支近段可疑改变。超声心动图示心内结构、功能未见异常，LVEF 60%。双上肢、双下肢、双肾、双侧髂总、双则髂外、腹主动脉未见异常。颈 CTA 示左侧颈总动脉起始部及分叉处、锁骨下动脉起始部改变。第 3 天复查心电图示 $V_1 \sim V_5$ 导联 ST 段压低。第 4 天心电图示 Ⅱ、Ⅲ、aVF 导联 ST 段抬高 0.05mV，查 ANA、ANCA、GBM、ACL（-）。入院 1 周查 cTnI 0.082ng/ml，心电图示 $V_1 \sim V_6$ 导联 ST 段压低，Ⅱ、Ⅲ、aVF 导联 ST 段抬高 0.05mV，次日复查心电图示 ST 段回落，当地医院考虑血管炎冠脉受累，予甲强龙（80mg，q12h×2d）→甲强龙（80mg，qd×1d）治疗，期间仍每日发生胸痛 1 ~ 2 次，持续 20 ~ 25min 可缓解，为进一步诊治来我院就诊。心电图检查可见 $V_1 \sim V_6$ 导联 ST 段压低，Ⅱ、Ⅲ、aVF 导联 ST 段抬高 0.05mV，以"血管炎冠脉受累可能，急性冠脉综合征"收入抢救室。

发病以来，患者可疑光过敏，曾有口腔溃疡，近 2 年未发作，否认外阴溃疡、雷诺现象、脱发。

既往史

高血压病史 2 年，最高血压为 150/110mmHg，平素服用降压药（具体不详），血压控制可。

入院诊断

1. 急性冠脉综合征
   急性 ST 段抬高型心肌梗死（下壁）可能
   血管炎？
2. 高血压病（1 级，很高危）
3. 十二指肠糜烂

解析： 血管炎的定义为血管壁存在炎症性白细胞并伴有管壁结构的反应性损伤。血管壁完整性丧失可能会导致出血，管腔塌陷会导致下游组织缺血和坏死。系统性血管炎是以血管的炎症反应为主要病理改变的炎性疾病，临床上可因受累血管大小、类型、部位、疾病与特点不同而临床表现各异。可局限于一个脏器，也可累及全身多个系统。血管炎包括：

1）大血管血管炎，包括多发性大动脉炎和巨细胞动脉炎（giant cell arteritis，GCA）。

2）中型血管血管炎，包括结节性多动脉炎、川崎病、原发性中枢神经系统血管炎（primary angiitis of the central nervous system，PCNSV）。

3）小血管血管炎，包括嗜酸性肉芽肿性多血管炎（Churg-Strauss，EGPA）、肉芽肿性多血管炎（Wegener，GPA）、显微镜下多血管炎、过敏性紫癜（IgA 血管炎，HSP）、冷球蛋白血症性血管炎（过去称为原发性冷球蛋白血症性血管炎）、超敏反应性血管炎、继发于结缔组织病的血管炎以及继发于病毒感染的血管炎。

诊断上，各种血管炎相应的症状和体征以及 ESR、CRP 等炎性活动指标千差万别，对在临床上受累最显著的组织进行活检是至关重要的诊断措施，动脉造影术和 CTA 检查有助于确定大、中型动脉血管血管炎的腔内特征及血管壁厚度，ANCA 检查对诊断数种小血管血管炎有很大帮助。

该患者以反复胸痛起病，外院 CTA 发现管壁及周围改变，应该考虑系统性血管炎，需进一步评价炎症活动指标和其他血管有无炎性改变。还需进一步和以下疾病鉴别：

主动脉夹层：患者中年男性，既往高血压病史，需进一步除外夹层累及冠脉可能，可监测双侧血压，完善主动脉 CTA 进一步明确。

冠状动脉粥样硬化性心脏病：患者心血管疾病危险因素少（高血压，且平素血压控制好），故考虑冠心病证据不多，可根据冠脉 CTA 或冠脉造影的特点进一步排除。

诊疗经过

入院后完善相关检查。
1. 常规检查
血常规：WBC 7.92×10^9/L，HGB 133g/L，PLT 177×10^9/L。
肝肾功能：大致正常。
心肌酶：CKMB-mass 4.2μg/L，CK 112U/L，cTnI 2.686μg/L，NT-proBNP 105pg/ml。

尿、便常规：（-）。

心电图：窦性心律，未见 ST-T 改变。

HbA1c：5.9%。

血脂 4 项：TC 4.04mmol/L，TG 1.34mmol/L，HDL-C 1.12mmol/L，LDL-C 2.36mmol/L。

2. 炎性及免疫指标

hsCRP 86mg/L，ESR 107mm/h。

ANA、抗 ENA 抗体、ANCA 均（-）。

T-SPOT.TB、EBV-DNA（-）。

3. 影像学检查

超声心动图：左室后壁运动不协调，左室松弛功能减低，LVEF 69%。

锁骨下动脉超声：右侧锁骨下动脉起始段管壁增厚，符合炎性改变。

颈动脉、椎动脉超声：双侧颈动脉管壁稍厚，结构不清，符合血管炎表现。

PET/CT：①右头臂干分叉、右颈总动脉及右锁骨下动脉起始部节段性代谢轻度增高，余大血管管壁代谢未见明显异常；②左室下壁心肌异常摄取，考虑缺血部位心肌糖酵解增加所致。

治疗经过

1. 血管炎方面

入院后继续甲强龙（40mg，qd）静脉输液，3 天后改为泼尼松（60mg，qd）口服，计划 6 周后开始减量，每周减 5mg，至每日 30mg，一次口服维持，同时加用骁悉（1g，bid）。辅助予抑酸、补钙治疗。

解析：血管炎的治疗方案与许多其他的系统性自身免疫性风湿疾病的方案相似，涉及诱导缓解及随后的维持缓解。

1）诱导缓解：初始治疗的目的是诱导疾病缓解。通常包括使用中至高剂量的糖皮质激素，某些类型的血管炎还要加用免疫抑制药物。

2）维持缓解：一旦病情缓解，通常在可耐受的情况下平稳地减少糖皮质激素的剂量，以控制药物诱导毒性的产生。根据具体情况，糖皮质激素和其他免疫抑制剂可以以特定的剂量继续使用一段时间，然后根据病情需要，有针对性的调整方案，减量或停用激素。

3）监测：在积极治疗阶段需要对疾病活动性和药物毒性进行监测。

2. 冠脉累及方面

予拜阿司匹林+波立维抗血小板治疗，立普妥（20mg，qn）降脂治疗，欣康及万爽力抗缺血治疗。入院后患者间断有胸痛、胸闷发作，发作时心电图表现为 I、aVL、$V_1 \sim V_4$ 导联 ST 段压低，III、aVR ST 段抬高约 0.05mV，予硝酸甘油泵入后胸痛缓解，心电图 III、aVR ST 段抬高回落。入院后完善冠状动脉造影示双支病变（LAD、RCA），于 LAD 植入支架 1 枚。10 天后行第二次冠状动脉造影，术中见双支病变，累及 LAD、RCA，LAD 支架通畅，于 RCA 植入支架 3 枚。术后继续抗血小板、降脂治疗。

3.疗效评估

患者经治疗后未再出现胸痛、胸闷症状，活动后无明显不适，复查炎性指标较前下降。

出院情况

患者室内活动，未诉活动后胸闷、憋气。查体：BP 120/78mmHg，HR 68 次 / 分，心律齐，各瓣膜听诊区未及杂音，双肺呼吸音清，腹软，无压痛、反跳痛，双下肢无水肿。

出院诊断

1. 系统性血管炎
    冠状动脉受累
        非 ST 段抬高型心肌梗死
        双支病变（累及 LAD、RCA）
        心功能 I 级（Killip 分级）
        右头臂干、右颈总动脉、右锁骨下动脉受累
2. 高血压病（1 级，很高危）

出院医嘱

1. 低盐低脂饮食，保持大便通畅，注意休息、适度活动，避免劳累、情绪激动及感染。
2. 冠脉病变方面：继续目前冠心病二级预防治疗。

1）继续拜阿司匹林 0.1g，每日 1 次（终身服用），波立维 75mg，每日 1 次（至少 1 年），定期监测血常规、便常规 + 潜血，服用抗血小板药物期间需警惕出血，注意大便颜色及性状，若出现黑便、便血、呕血、皮肤黏膜出血或大便潜血持续（+）、血红蛋白下降，及时心内科、消化科就诊。

2）继续立普妥 20mg，每晚 1 次，降脂治疗。用药期间监测血脂、肝肾功能、肌酶谱，避免与大环内酯类抗生素合用，如出现肌痛、肌无力、肝功能异常和肌酶谱升高，及时就诊。

3）继续口服欣康 20mg，每日 2 次，万爽力 20mg，每日 3 次，抗缺血治疗。

3. 血管炎方面

1）继续口服强的松 60mg，每日 1 次，6 周后减为 55mg，每日 1 次，之后每周减 5mg，减至 30mg，每日 1 次。门诊随诊，调整剂量。注意补充钙剂及维生素 D 预防骨质疏松，警惕感染、消化道出血等副作用。

2）口服骁悉 1g，每日 2 次，免疫抑制治疗。注意监测肝功能、血常规，如 WBC $< 3.0 \times 10^9$/L、PLT $< 100 \times 10^9$/L、ALT > 120U/L，立即停药，至免疫科门诊就诊。

3）免疫科门诊随诊。

4. 继续口服洛赛克 20mg，每日 1 次，保护胃黏膜治疗。

5. 继续口服氯化钾缓释片 1g，每日 1 次，枸橼酸钾 10ml，每日 1 次，补钾治疗。定期监测血钾，维持在 4.0 ～ 5.0mmol/L 之间。

6. 如有任何不适，及时门诊、急诊就诊。

病例点评

患者中青年男性，近半月反复出现典型心绞痛症状，服用硝酸酯类药物可缓解，心电图可见动态改变，cTnI 轻度升高，考虑存在冠脉病变。最常见的导致冠脉病变的疾病是冠状动脉粥样硬化。若不加注意，可能诊断到此结束，患者将因反复冠脉病变加重而预后极差。此患者年龄较轻，冠脉 CTA 发现血管壁及周围病变，其他大血管超声提示血管炎性改变，PET/CT 提示血管炎性改变，结合患者炎症指标升高，自身抗体谱（-），考虑患者系统性血管炎诊断明确。

一般来说，根据具体血管炎性疾病的不同，受累血管大小、类型和部位各异。此患者血管病变以累及冠脉造成心脏缺血为首发症状，较易误诊为冠状动脉粥样硬化性心脏病，从 CTA 发现的血管可疑炎症改变为线索，后经筛查发现其他部位（右头臂干分叉、右颈总动脉及右锁骨下动脉）的病变，结合炎性指标升高，最终诊断出血管炎。有限的现有资料表明，很多患者血管炎结局良好，但预后程度取决于诊断。当然，在急性诱导缓解阶段和后续维持阶段，药物的不良反应（特别是出现感染）也可加重疾病。死亡率数据表明，血管炎相关死亡的原因为活动性血管炎和相关的并发症。某些病例还可能出现不可逆的血管及其他器官损害。

参 考 文 献

Watts RA，Scott DG，2009. Recent developments in the classification and assessment of vasculitis. Best Pract Res Clin Rheumatol，23：429.

2 主动脉夹层

患者男性，42 岁

主诉：胸痛 5 小时，意识障碍 2 小时。

入院情况

患者 5 小时前无诱因出现胸痛，以胸骨下段、剑突下为著，伴大汗，持续不缓解。4 小时前就诊外院，查 BP 148/61mmHg，HR 41 次 / 分，SpO$_2$ 100%。心电图示 V$_3$ ~ V$_5$ R 导联 T 波双相，心肌酶正常，考虑急性冠脉综合征（acute coronary syndromes，ACS）不除外，予阿司匹林 300mg+ 波立维 300mg+ 立普妥 40mg 口服，泮托拉唑静脉滴注。约半小时患者胸痛不缓解，HR 40 次 / 分，血压稳定，予阿托品 1mg 静脉注射，心率上升至 100 次 / 分，吗啡 5mg 静脉注射，患者症状仍无缓解。约 15min 后，患者突发意识丧失，出现抽搐、口吐白沫、牙关紧闭，伴小便失禁，考虑癫痫。心电监护未见恶性心律失常，收缩压 170 ~ 190mmHg，予地西泮、力月西镇静，经口气管插管连接呼吸机辅助呼吸，复查心电图示 Ⅱ、Ⅲ、aVF、V$_4$ ~ V$_9$ 导联 ST-T 改变，无明显 ST 段抬高，考虑 ACS、意识障碍待查，转至我院急诊，为进一步诊治收入抢救室。

查体：HR 53 次 / 分，BP 134/91mmHg，SpO$_2$ 100%（气管插管），体型微胖，E1V1M1，双侧瞳孔不等大，左侧 3mm，右侧 2mm，对光反射迟钝。双肺呼吸音粗，未闻及干湿性啰音。心律齐，心音可，主动脉瓣听诊区可闻及舒张期 Ⅲ /6 杂音，余瓣膜区未闻及明显病理性杂音。腹软，按压无痛苦表情。四肢未见水肿。

血常规：大致正常。

血生化：K$^+$ 3.1mmol/L，CK 126U/L，CKMB、cTnI 正常。

血气分析：pH 7.36，PCO$_2$ 36.8 mmHg，PO$_2$ 113 mmHg，HCO$_3^-$ 20.3mmol/L。

既往史

高血压病史 5 年，收缩压最高达 200mmHg，间断服用降压药，具体不详，近期未服药。否认糖尿病、冠心病、肾衰等慢性病史。

入院诊断

1. 胸痛原因待查

    急性冠脉综合征可能性大

2. 意识障碍待查

3. 高血压病（3级，很高危）

解析： 胸痛病因需先除外致命性胸痛，再考虑非致命性胸痛。致命性胸痛包括以下疾病，需仔细鉴别：

1）急性冠脉综合征（ACS）：包括 ST 段抬高型心肌梗死、非 ST 段抬高型心肌梗死和不稳定型心绞痛。符合下述标准即可诊断为心肌梗死：有心脏生物标志物升高，首选心肌肌钙蛋白，同时具有下述至少一个条件：缺血症状、心电图出现病理性 Q 波、新出现的 ST-T 明显改变或新出现左束支阻滞、血管造影提示冠状动脉内血栓、影像学检查表明新发存活心肌丢失或新发节段性室壁运动异常。如果患者有提示 ACS 的缺血性症状，但无生物标志物升高，伴或不伴提示缺血的心电图改变，则认为是不稳定型心绞痛。

2）主动脉夹层：根据受累血管不同，症状不同，多表现为胸痛、背痛、腹痛，累及颈总动脉、头臂干等供应脑部血管时会出现晕厥、脑卒中症状；累及冠脉会出现心肌梗死、心力衰竭；累及内脏血管可出现相应表现如终末器官缺血。此患者可及主动脉瓣区舒张期杂音，不除外存在主动脉病变累及瓣膜区。诊断需要行主动脉 CTA 明确。

3）肺栓塞：一般有胸痛、憋气、咯血等症状，辅助检查发现 D-Dimer 升高，血管超声提示双下肢静脉血栓，CTPA 提示肺动脉充盈缺损，通气－灌注（V/Q）扫描提示通气血流比例下降。

4）心包填塞：多表现为胸闷、憋气，可行心脏超声、胸部 CT 可明确。

5）张力性气胸：可发生于创伤或肺部操作之后，也可自发于伴基础肺病和不伴基础肺病的患者。无论病因如何，气体积聚在胸膜腔均可导致张力性气胸伴纵隔受压，需立即处理。

6）纵隔炎：常见原因有牙源性感染、食管穿孔及心脏手术或上消化道及呼吸道操作等造成的医源性并发症，死亡率高。

诊疗经过

患者入抢救室后完善相关检查。

1. 常规检查

血常规：WBC $15.01×10^9$/L，NEUT% 91.2%，HGB 155g/L，PLT $148×10^9$/L。

血生化：ALT 20U/L，K^+ 3.9mmol/L，Na^+ 145mmol/L，Cr 135μmol/L，BUN 5.85μmol/L。

血氨：正常。

心肌酶：cTnI 0μg/L → 1.313μg/L → 3.867μg/L，CK 105U/L → 229U/L → 745U/L，CKMB 0.6μg/L → 4.9μg/L → 3.9 μg/L，NT-proBNP 106pg/ml → 151pg/ml。

凝血功能：PT 14.5s，APTT 40.6s，TT 26s，Fbg 0.53g/L，D-Dimer 95.99mg/L。

血气分析：pH 7.36，PCO_2 36.8mmHg，PO_2 113mmHg，Lac 4.8mmol/L。

心电图：窦性心律，V_1 导联 T 波双向，V_3R ～ V_5R 导联 T 波倒置。

2. 影像学检查

头部 CT 平扫：右侧额叶、基底节区及左侧额叶皮质下小片状稍低密度影，考虑梗死灶；右侧半球灰白质分界不清。

主动脉 CTA：主动脉夹层，从主动脉根部开始，升主动脉、主动脉弓、胸腹主动脉、直至肾动脉撕裂，同时累及左侧颈总动脉、头臂干、锁骨下动脉、冠状动脉（图2.1）。

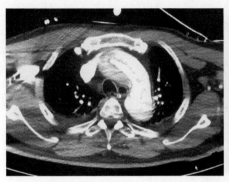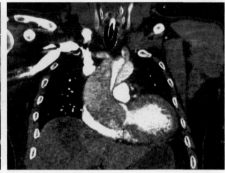

图 2.1　患者主动脉 CTA 结果

治疗经过

患者胸痛伴意识丧失，结合其主动脉 CTA 检查结果，考虑主动脉夹层Ⅰ型（DeBakey 分型）诊断明确，因累及左侧颈总动脉、头臂干，出现脑卒中表现，累及冠状动脉而表现为胸痛、心肌酶高。

入抢救室后继续予经口气管插管＋有创呼吸机辅助呼吸维持通气治疗，因心率小于 60 次 / 分，无法使用艾司洛尔，予乌拉地尔注射液持续静脉泵入控制血压，血压波动在 120/80mmHg 左右，并予补液等对症支持治疗。请心外科会诊，考虑患者诊断明确，但处昏迷状态，存在手术禁忌，病情危重，充分向家属交代猝死风险。

患者病情进行性加重，当天晚上突发血压下降，继而出现心率减慢、心跳停止。经 CPR 抢救无效，宣布临床死亡。

解析： 主动脉夹层的治疗

主动脉夹层采用 DeBakey 和 Stanford 这两种不同的解剖系统进行分类。Stanford 系统将累及升主动脉的夹层划分为 A 型，不考虑最初内膜撕裂的位置；其他所有夹层均为 B 型。相比之下，DeBakey 系统基于夹层破裂口的起源位置：Ⅰ型起源于升主动脉并至少延伸至主动脉弓，Ⅱ型起源并局限于升主动脉，而Ⅲ型起源于降主动脉并向远端或近端延伸。主动脉夹层的内科治疗包括监护、吸氧、降低血压、控制心率，一般将收缩压控制在 100 ～ 120mmHg，心率小于 80 次 / 分，吗啡止痛。手术处理：①急性升主动脉夹层（Stanford A 型）应作为外科急症治疗，因为这些患者有发生危及生命的并发症的高风险，如主动脉瓣关闭不全、心脏压塞和心肌梗死，症状发作后早期死亡率高达每小时 1% ～ 2%。血管内支架植入可作为有缺血性并发症的 A 型夹层患者手术治疗的一种替代方法。②局限于降胸主动脉（Stanford B 型或 DeBakey Ⅲ型）的无并发症的主动脉夹层患者，最佳治疗方式是内科治疗。降主动脉夹层的治疗干预（外科或血管内操作）应用于病程复杂的患者。适应证包括：导致终末器官缺血的主要主动脉分支闭塞、持续的严重高血压或疼痛、夹层扩张（可能表现为持续性或反复性疼痛）、动脉瘤扩张和破裂。

最终诊断

1. 主动脉夹层 I 型（DeBakey 分型）
   累及头臂干、左侧颈总动脉、左锁骨下动脉
   累及冠状动脉
2. 缺血缺氧性脑病

病例点评

　　患者中年男性，基础高血压病史，平时血压控制不佳。高血压为主动脉夹层的危险因素。患者此次出现胸痛，结合其主动脉 CTA 检查结果，主动脉夹层 DeBakey 分型 I 型、Stanford 分型 A 型诊断明确，因累及左侧颈总动脉、头臂干，出现脑卒中表现、抽搐、昏迷等；累及冠状动脉而表现为胸痛、心肌酶升高。在 CTA 明确诊断后虽经高级生命支持，积极控制血压、心率，仍出现突发血压下降、心跳停止，最终死亡。结合患者 CTA 提示夹层已累及冠脉，并出现右室、下壁、后壁导联心电图改变和心率减慢，应该考虑夹层进展，导致心肌缺血累及心脏起搏传导系统，继而出现无法逆转的心脏停搏。

　　此患者在起初就诊时误诊为急性冠脉综合征，给予双抗治疗，与主动脉夹层治疗相左，直到患者出现意识丧失无法用 ACS 解释，方才考虑到主动脉夹层的可能，其实此患者查体时发现主动脉的舒张期杂音已经有所提示。从该病例总结以下经验：对基础有高血压，血压控制不佳的胸痛患者需怀疑主动脉夹层；胸痛合并血压高的患者，需警惕夹层，应测量双侧血压、触摸双侧脉搏及股动脉是否对称，必要时完善主动脉 CTA。对于明确诊断 ACS 的患者，给予治疗后患者胸痛症状始终无好转的，以及胸痛程度与心肌酶升高不相符的，需考虑主动脉夹层累及冠状动脉。胸痛伴晕厥的患者，不能用 ACS 解释时，需考虑主动脉夹层累及头臂干、颈总动脉和锁骨下动脉引起的大面积脑缺血灶。

　　最后强调，查体发现异常相关改变不能用 ACS 解释的，特别是主动脉瓣区有杂音时，需警惕主动脉夹层累及瓣膜。

参 考 文 献

Nienaber CA，Eagle KA，2003. Aortic dissection：new frontiers in diagnosis and management：Part I：from etiology to diagnostic strategies. Circulation，108：628.

Tsai TT，Nienaber CA，Eagle KA，2005. Acute aortic syndromes. Circulation，112：3802.

3 结核性胸膜炎

患者男性，28 岁

主诉：胸痛 1 个月，低热 20 天，咳嗽、咳痰 10 天。

入院情况

患者 1 个月前无明显诱因出现左侧胸部针扎样剧烈疼痛，伴面色苍白，自觉由上向下播散，持续约 2 小时症状自行好转，未就诊。

2 周前患者醉酒后出现发热，T_{max} 37.8℃，伴有畏寒、头痛，自服"头孢类"抗生素 1 周，仍有每日午后低热，体温可自行降至正常，同时伴有夜间盗汗及乏力症状。

1 周前患者开始出现咳嗽、咳痰，为白色痰液。于当地医院检查：血常规示 WBC 12.6×10^9/L，NEUT% 67.38%，HGB 155g/L，PLT 367×10^9/L。肺部 CT 提示左下肺密度实，左侧胸腔积液。超声见左侧胸腔深约 106mm 的液性暗区，抽取胸腔积液约 200ml，胸水常规：黄色微浊，无凝块，李凡他试验阳性；细胞计数 6.1×10^9/L，中性粒细胞 11.8%，淋巴细胞 88.2%；胸水生化：TP 53g/L（外周血 70.28g/L），LDH 99U/L（外周血 220 U/L），Glu 3.01mmol/L（外周血 7.73mmol/L）。

考虑患者"肺部感染，结核性胸膜炎不除外"，给予美洛西林钠舒巴坦钠 5 天，异烟肼注射液（0.3g，qd×5d），阿奇霉素口服治疗。早期体温可降至正常，咳嗽、咳痰症状好转，3～4 天后患者再次出现低热，至我院门诊就诊，查 ESR 75mm/h，ALT 60U/L，余未见明显异常。胸部超声：左侧胸腔积液（深约 6.0cm，内见分隔）。患者仍有低热、盗汗，为进一步诊治收入急诊综合病房。

发病以来，患者自觉口干，近 2～3 个月自行控制饮食，体重下降 6kg。

查体：T 37.1℃，P 100 次 / 分，R 22 次 / 分，BP 104/89mmHg，SpO_2 97%。神志清楚，全身皮肤黏膜未见黄染，全身浅表淋巴结未触及。胸廓正常，双肺呼吸运动对称，左肺下野触觉语颤减弱，呼吸音减弱，双肺未闻及干湿性啰音，心率 100 次 / 分，心律齐，各瓣膜听诊区未闻及病理性杂音。全腹软，无压痛、反跳痛及肌紧张，肝脾肋下未触及，移动性浊音（-）。

既往史

6 岁时确诊为"肺结核"，应用雷米锋等抗结核药物治疗 1 年后停药。

个人史

长期外地出差，地点不固定。否认疫区、疫水接触史，否认特殊化学品及放射性物质接触史。吸烟史 10 年，早期 20 支 / 天，近 5 ～ 6 个月，40 支 / 天。饮酒史约 10 年，早期经常醉酒，近 7 ～ 8 年偶有饮酒。

家族史

奶奶患肺结核，已故 5 年。

入院诊断

1. 胸腔积液原因待查
   结核性胸膜炎可能性大
2. 肝功能异常
   酒精性肝病?
   药物性肝损害?
3. 陈旧性肺结核

解析：

1. 胸腔积液的诊断性评估：胸腔积液分析有助于 75% 的患者确定诊断。胸腔积液分析的首要步骤是确定漏出液还是渗出液，根据传统 Light 标准，只要满足 3 项标准中至少 1 项即被确定为渗出液：胸腔积液蛋白质 / 血清蛋白质比值大于 0.5；胸腔积液乳酸脱氢酶（LDH）/ 血清 LDH 比值大于 0.6；胸腔积液 LDH 值超过实验室正常血清 LDH 值上限的 2/3。漏出液主要是由于胸内静水压和渗透压失衡导致的，常见于充血性心力衰竭、缩窄性心包炎、肝硬化、肾病综合征等；渗出液可由多种机制引起，包括感染、恶性肿瘤、免疫反应、淋巴管异常、非感染性炎症及创伤等。

2. 病因不明胸腔积液的评估：首先要重温患者的病史，特别关注用药情况、职业暴露情况、肺栓塞或肺结核的危险因素，以及共存疾病。其次，应重新分析胸腔积液。如果通过临床检查和胸腔积液分析仍不能诊断病因，需要再进行影像学和胸膜活检检查，支气管镜对确定未确诊胸腔积液的病因帮助不大。对未确诊的胸腔积液患者是否进行其他有创检查还是仅观察病情，需根据患者的临床表现决定。若胸膜异常为弥漫性，闭式胸膜活检是最有帮助的。当 CT 发现胸膜软组织肿块时，CT 引导的切割针活检是有帮助的。胸腔镜胸膜活检术有助于诊断恶性胸腔积液，也有助于诊断闭式活检阴性的结核性胸腔积液。

3. 结核性胸膜炎胸腔积液的特点：胸液外观多呈草黄色，透明或微浊，或呈毛玻璃状。少数胸液可呈黄色、深黄色、浆液血性乃至血性，比重 1.018 以上，Rivalta 试验阳性，pH7.00 ～ 7.30。有核细胞数 $0.1 \times 10^9/L$ ～ $2.0 \times 10^9/L$，急性期以中性粒细胞占优势，而后以淋巴细胞占优势。蛋白定量 30g/L 以上，如大于 50g/L，更支持结核性胸膜炎的诊断。葡萄糖含量 < 3.4mmol/L，LDH > 200U/L，腺苷脱氨酶（ADA）> 45U/L，干扰素 -γ > 3.7μ/ml。癌胚抗原（CEA）< 20μg/L，流式细胞术示细胞呈多倍体。

诊疗经过

患者入院后完善检查。

1. 常规检查

血常规、尿常规 + 沉渣、粪便常规 + 潜血未见异常。

血脂：TC 4.29mmol/L，TG 1.44mmol/L。

糖化血红蛋白：8.4%。

免疫指标：抗 ANCA 抗体、抗 ENA 抗体、抗核抗体谱（18 项）均阴性。

补体：C3 1.967g/L，C4 0.152g/L。

肿瘤指标：CA125 76.6U/ml，余未见异常。

感染指标：PCT 小于 0.05ng/ml，hsCRP 106.60mg/L。

痰 - 细菌：不合格痰，大量革兰氏阴性双球菌，抗酸染色阴性，结核 / 非结核分枝杆菌核酸测定阴性。

血 T-SPOT.TB：IFN（A）84 SFCs/10^6 PBMC，IFN（B）356 SFCs/10^6 PBMC。

2. 胸水检查

胸水 T-SPOT.TB：IFN（A）2476 SFCs/10^{6}PBMC，IFN（B）2344 SFCs/10^{6}PBMC。

胸水常规：外观黄色混浊，比重 1.035，黎氏试验阳性（+），细胞总数 26.133×10^9/L，白细胞总数 22898×10^6/L，单核细胞 % 97.2%，多核细胞 % 2.8%。

胸水生化：TP 54g/L，ADA 92.5U/L，ALB 34g/L，LDH 1006U/L，Glu 2.3mmol/L，TC 2.62mmol/L，TG 0.45mmol/L，Cl$^-$ 108mmol/L。

胸水病原学（2 次）：细菌涂片 + 培养、真菌涂片 + 培养、奴卡菌涂片 + 培养、抗酸染色未见明显异常。

胸水细胞学检查（2 次）：（胸水）多量淋巴细胞及单核细胞，可见大量成熟淋巴细胞。

治疗经过

入院后患者仍有发热，热峰较前升高，痰中见大量革兰氏阴性双球菌（不合格痰），不能除外感染，加用安灭菌（1.2g，q8h）抗感染。于超声引导下胸腔穿刺置管，留取常规、生化、病原学、细胞学、T-SPOT.TB 等检查，1 周后综合所有回报考虑结核性胸膜炎可能性大，停用安灭菌，加用异烟肼 + 乙胺丁醇 + 吡嗪酰胺抗结核，由于肝功能异常，未加用利福平。考虑既往饮酒史，不能除外酒精性肝病，加用天晴甘平、易善复口服保肝治疗。入院后 2 周复查肝肾功能：ALT 36U/L，AST 24U/L，GGT 65U/L，Urea 3.78mmol/L，Cr（E）67μmol/L，加用利福平 0.45g qd 治疗。

合并症方面：患者否认糖尿病病史，入院查糖化血红蛋白明显升高，监测血糖谱，血糖控制不佳，内分泌科会诊建议加用二甲双胍、亚莫利控制血糖，目前血糖控制尚可。

解析：

1. 胸腔积液的治疗：漏出性胸腔积液仅当引起呼吸困难时才需要抽出或引流；非复杂肺炎旁积液抗生素治疗有效，通常不需要胸腔置管；复杂肺炎旁积液、脓胸和结核性胸膜炎，胸腔积液应尽量抽净，必要时胸腔置管，局限分隔胸水需多处置管、多点穿刺或行胸膜剥脱术；恶性胸腔积液抽吸后会再次出现，可予胸腔置管引流，难治病例考虑滑石粉胸膜粘连术；15% 胸腔积液原因不明，必要时考虑胸膜活检、胸腔镜或开胸手术。

2. 诊断性胸腔穿刺术：大多数胸腔积液患者都应接受诊断性胸膜腔穿刺，以确定积液的性质和识别潜在原因。有两种情况不需要行诊断性胸腔穿刺术：一是胸腔积液量少并且临床诊断有把握时；二是临床上明显的心力衰竭且无下列非典型特征时，包括：① 明显不等量的双侧积液；②胸膜炎；③发热；④胸部 X 线摄影未显示心脏扩大；⑤超声心动图结果与心力衰竭不符；⑥ BNP 水平与心力衰竭不符；⑦心力衰竭患者的肺泡 - 动脉氧含量梯度大于预期；⑧心力衰竭治疗后积液无好转。

出院情况

患者无咳嗽、咳痰等不适主诉，抗结核药物使用 20 天后，每日体温保持在 37℃以下，查体：生命体征平稳，双肺呼吸音清，未闻及干湿啰音，心、腹查体未见异常。复查炎性指标：ESR 34mm/h。复查胸部 CT 示积液量已极少。

出院诊断

1. 结核性胸膜炎
2. 陈旧性肺结核
3. 2 型糖尿病
4. 脂肪肝

出院医嘱

1. 出院后规律口服异烟肼 + 乙胺丁醇 + 吡嗪酰胺 + 利福平抗结核治疗，监测体温，于结核病专科门诊随诊，每周复查肝肾功能、电解质、血沉、hsCRP 或遵结核病专科医嘱。
2. 保证规律的作息时间，注意休息，避免劳累及剧烈运动。
3. 戒烟戒酒，适当参加户外活动及轻度体育锻炼，保持心情愉快。
4. 糖尿病方面：合理膳食，避免高糖高脂饮食，继续口服降糖药物，监测血糖，血糖控制目标：空腹及餐前 4.4 ~ 7.2mmol/L，餐后高峰 < 10mmol/L，内分泌科门诊随诊。

病例点评

本例是较为经典的结核性胸膜炎病例。患者为青壮年男性，急性起病。患者长期接触较杂人群，生活不规律，长期吸烟饮酒，临床上表现为午后低热、盗汗、乏力、体重下降，左侧胸廓可疑塌陷，胸水为单侧渗出性，单核细胞为主，血沉升高、胸水 ADA 升高、血及胸腔积液中 T-SPOT. TB 均明显升高，且胸水 T-SPOT.TB 远高于血，更支持结核诊断。虽数次痰抗酸染色均为阴性，但结核性胸膜炎患者常常痰抗酸染色阴性，故仍考虑结核性胸膜炎可能性大，给予抗结核治疗后患者体温逐渐下降至正常，炎性指标下降，胸水未再出现，结合之前的诸多支持点，考虑结核性胸膜炎诊断成立，转结核病专科医院定期随诊。同时，患者入院前有肝功能异常，结合既往饮酒史，不能除外酒精性肝病，加用易善复、天晴甘平保肝治疗后，转氨酶逐渐降至正常，为标准的四联抗结核治疗创造了条件。

参 考 文 献

Sahn SA，Huggins JT，San Jose E，et al，2013. The art of pleural fluid analysis. Clin Pulm Med，20：77.

2
呼吸困难 / 咳嗽 / 咯血

④ 急性肺栓塞

患者男性，48 岁

主诉：胸闷、气短 1 周，加重伴发作性晕厥 1 天。

入院情况

患者 1 周前于体力活动时突发胸闷、气短，休息后可好转，活动后加重，夜间可平卧入睡，未予特殊诊治。

4 天前就诊当地医院查心电图及胸部 X 线（具体不详）后考虑"心脏病"，予口服"速效救心丸、稳心散"治疗，症状无好转。

1 天前外院查心电图提示心动过速，HR 120 次 / 分，予输液治疗后症状加重，喘憋明显，伴大汗，周身湿冷，心悸、乏力、心率升高至 150 次 / 分，血压、血氧不详，为进一步诊治就诊于我院急诊。

做检查途中，患者出现一过性晕厥，约几分钟后神志转清，无肢体抽搐及二便失禁，测 BP 86/69mmHg，HR 136 次 / 分，SpO$_2$ 测不出。考虑"休克"收入抢救室。

既往史

3 年前因双眼睑及下肢水肿就诊外院，行肾穿后考虑膜性肾病、肾病综合征，予甲泼尼龙（28mg/d 减至 16mg/d 至今），口服环胺 1 周 2 次逐渐减量为 2 周 1 次，目前 1 月 1 次（量不详），近 1 月余加用雷公藤（2 片，bid，po）。2 周前查 24 小时尿蛋白 4.05g，血白蛋白 32g/L。

高脂血症病史，饮食控制。

入院诊断

1. 憋气、休克原因待查
    肺栓塞可能
2. 肾病综合征
    膜性肾病
    低蛋白血症
    高脂血症

解析： 肺栓塞（pulmonary embolism，PE）是由内源性或外源性栓子阻塞肺动脉引起肺循环和右心功能障碍的临床综合征。肺血栓栓塞症是由静脉系统或右心的血栓阻塞肺动脉或其分支所致。可分为高危性肺栓塞（又称：血流动力学不稳定的肺栓塞、大块肺栓塞）和中、低危性肺栓塞（又称：血流动力学稳定的肺栓塞、次大块肺栓塞）。高危性肺栓塞可导致低血压，定义为收缩压低于 90mmHg 或收缩压较基线下降大于或等于 40mmHg 且持续超过 15min。在任何时候如有低血压伴中心静脉压升高（或颈静脉充盈），而又不能用急性心肌梗死、张力性气胸、心包压塞或新发心律失常解释时，应该怀疑高危性肺栓塞。所有不符合高危性肺栓塞定义的急性肺栓塞考虑为中、低危性肺栓塞。死亡发生风险常出现于发生肺栓塞事件的 1 ～ 2 小时内，尽管患者在 24 ～ 72 小时均持续存在风险。

急性肺栓塞最常见的症状是静息时或劳累时呼吸困难、胸膜炎性胸痛、咳嗽、垫高大于 2 个枕头的端坐呼吸、小腿或大腿疼痛或肿胀，以及高调喘息。最常见的体征是呼吸急促、心动过速、啰音、呼吸音减低、第二心音 P2 亢进和颈静脉充盈。用于评估疑似肺栓塞患者的主要诊断性试验包括：计算机断层扫描肺血管造影（CTPA）、通气 - 灌注（V/Q）扫描、D-Dimer 检测、超声检查和常规的肺血管造影。临床上可以根据 WELLS 评分系统来评估患者肺栓塞的可能性（表 4.1），肺栓塞的危险度：< 2 分为低度；2 ～ 6 分为中度；> 6 分为高度。

表 4.1　WELLS 评分系统

临床变量	分值
癌症活动	1
咯血	1
卧床不起或 4 周内有过大手术	1.5
既往 DVT/PE 病史	1.5
心率 > 100 次 / 分	1.5
临床有 DVT 的症状和体征	3
除肺栓塞外其他诊断可能性小	3

解析： 诊断后评估患者的严重程度可以使用肺栓塞严重程度指数（the pulmonary embolism severity index，PESI）和简化 PESI（simplified PESI，sPESI）。因 PESI 变量太多，目前临床使用较多的是 PESI 的简化版 sPESI，赋予以下每个变量 1 分：年龄大于 80 岁、癌症病史、慢性心肺疾病、心率大于或等于 110 次 / 分，收缩压低于 100mmHg，以及动脉血氧饱和度低于 90%。总分为 0 分表明死亡风险低，得分大于或等于 1 分提示风险高。

此患者憋气、休克原因需与以下疾病鉴别：

1）感染性休克：患者青年男性，主要表现为憋气、休克，基础肾病综合征，长期口服激素 + 免疫抑制剂治疗，免疫力低下，不能除外感染性休克。该患者无发热，无咳嗽、咳痰、尿频、尿急、腹痛等症状，感染灶不明确，考虑感染可能性小，入室后需完善血、尿常规以及影像学检查，进一步排除。

2）心源性休克：指心脏功能极度减退，导致心输出量显著减低并引起严重的急性周围循环衰竭，患者青年男性，无基础心脏病史。入室后可进一步完善心脏彩超、心电图等检查。

诊疗经过

入院后完善相关检查。

1. 常规检查

血常规：WBC 18.3×10^9/L，NEUT% 92.9%，HGB 209g/L，PLT 155×10^9/L。

尿常规：WBC 阴性，BLD 80Cells/μl，PRO 1.0g/L。

24 小时尿蛋白：3.2g；24 小时尿量 1850ml。

肝功能：ALB 22g/L，余正常。

肾功能：Cr 90μmol/L，尿素 8.53mmol/L，K^+ 3.5mmol/L。

心肌酶：cTnI 0.047μg/L，NT-proBNP 6372pg/ml。

血脂：TC 9.38mmol/L，TG 3.89mmol/L。

血气分析：pH 7.466，$PaCO_2$ 20.3mmHg，PaO_2 86.3mmHg，Lac 3.8mmol/L。

炎症指标：hsCRP 51.70mg/L，ESR 16mm/h。

心电图：窦性心动过速，电轴右偏，$S_I Q_{III} T_{III}$（图 4.1）。

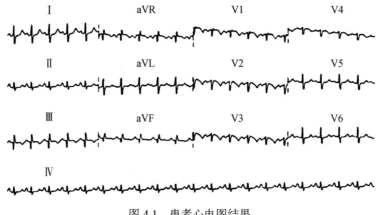

图 4.1　患者心电图结果

2. 影像学检查

下肢深静脉超声：双侧腘静脉可见血栓。

心脏彩色多普勒超声：轻度肺高压，右心扩大，轻度三尖瓣关闭不全，左室松弛功能减低。

CT 肺动脉造影（CTPA）提示左肺动脉主干堵塞，右肺主干内可见血栓（图 4.2）。

治疗经过

1. 肺栓塞及 DVT 方面

患者入室过程中突感憋气、呼吸困难，测 SpO_2 85%（未吸氧），BP 60/35mmHg，立即予储氧面罩吸氧，快速补液，患者血压维持在 110/67mmHg，HR 136 次/分，SpO_2 100%。行床旁超声见右房、右室内条状物随血流漂动，考虑血栓。予 rt-PA 100mg+NS

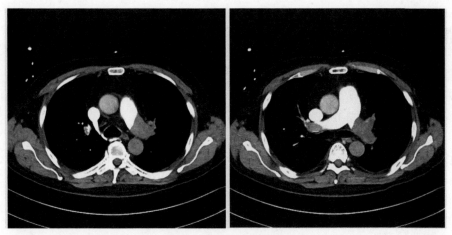

图 4.2 患者 CTPA 结果

100ml 持续泵入 2 小时溶栓。患者经溶栓治疗后，血压升至 124/90mmHg，HR 136 次 / 分，复查为 120 次 / 分，SpO_2 85%（未吸氧），SpO_2 100%（鼻导管吸氧 3L/min），cTnI 0.047μg/L，复查为 0.072μg/L，患者自觉呼吸困难、胸闷明显好转。后持续给予肝素静脉泵入，维持 APTT 45 ～ 60s，并加用华法林口服抗凝，调节 INR 在 2.0 ～ 3.0 之间。

　　解析：肺栓塞治疗方法根据病情严重程度而定，抗凝治疗是急性肺栓塞的主要治疗方法。其他治疗策略包括溶栓治疗、下腔静脉滤器和取栓术。必须迅速准确地对患者进行危险程度分层，然后制定相应的治疗策略（图 4.3）。其中再灌注治疗即溶栓，我国大多数医院常用的方案为 rt-PA 50 ～ 100mg 持续静脉滴注，共 2 小时。

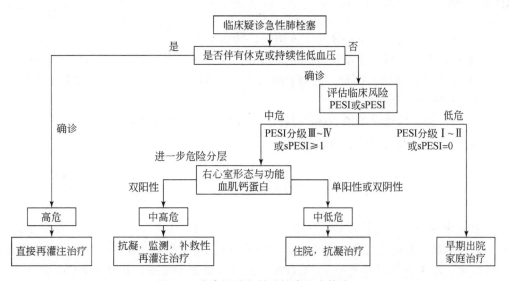

图 4.3 临床疑诊急性肺栓塞诊疗策略

　　2. 肾病综合征方面

　　给予甲强龙（40mg，qd，ivgtt）治疗，同时监测患者血压、血糖、电解质水平，3 天后改为强的松（60mg，qd，po）。复查 24 小时尿蛋白 2.5g，血白蛋白升至 29g/L。

出院情况

患者无发热、喘憋、胸痛等不适，未再发作晕厥，自觉胸闷、气短明显缓解。查体：BP 110/70mmHg，HR 95 次 / 分，SpO₂ 98%（未吸氧），双肺呼吸音清，未闻及干湿啰音，心腹查体阴性，双下肢无水肿。

出院诊断

1. 急性大面积肺栓塞（极高危型）
  梗阻性休克
  肺动脉高压
   右心扩大
    轻度三尖瓣关闭不全
  溶栓治疗术后
2. 下肢深静脉血栓形成
3. 肾病综合征
  膜性肾病
  低蛋白血症
  高脂血症

出院医嘱

1. 注意休息，避免劳累；注意个人防护，警惕感染。
2. 肺栓塞方面，继续予华法林 3mg，每日一次口服抗凝治疗，3 天后门诊复查 INR，根据 INR 水平调整华法林剂量，控制 INR 2 ～ 3；避免磕碰，警惕出血；2 周后呼吸科、血管外科门诊随诊。
3. 肾脏方面，继续强的松 60mg 每日一次口服，肾内科门诊随诊。
4. 如有不适，及时门诊、急诊就诊。

病例点评

患者中年男性，急性起病，主要临床表现为活动后胸闷、气短，进行性加重，伴有一过性晕厥。辅助检查提示心电图有典型 $S_I Q_{III} T_{III}$ 表现。心脏彩超提示轻度肺高压，右心扩大，轻度三尖瓣关闭不全。CTPA 见左肺动脉主干堵塞，右肺主干内可见血栓。此患者诊断急性大面积肺栓塞明确，患者存在血流动力学不稳定、右心受累表现，故为高危型。患者入抢救室后再发憋气加重、床旁超声见"右房、右室内条状物随血流漂动"，为极端危险情况。血栓随时可能脱落，造成进一步肺栓塞，因此立即给予了溶栓和后续的肝素抗凝治疗。

PE 一般有易患因素，包括自身因素和获得性因素。强易患因素包括重大创伤、外科手术、下肢骨折、脊髓损伤等；中等易患因素包括膝关节手术、自身免疫性疾病、炎症性肠病、肿瘤、激素替代治疗、口服避孕药等；弱易患因素包括妊娠、卧床超过 3 天，静脉曲张等。该患者的易患因素包括低蛋白血症以及长期应用激素治疗。具有以上易患因素患者，需预防及警惕 PE 发生。

参 考 文 献

Kucher N，Goldhaber SZ，2005. Management of massive pulmonary embolism. Circulation，112：e28.

Zöller B，Li X，Sundquist J，et al，2012. Risk of pulmonary embolism in patients with autoimmune disorders：a nationwide follow-up study from Sweden. Lancet，379：244.

5 结核性多发浆膜腔积液

患者男性，64 岁

主诉：发热、胸闷 1 个月。

入院情况

患者 1 个月前无诱因出现发热，T_{max} 38.5℃，可自行降至正常，伴乏力、夜间盗汗。后逐渐出现胸闷、气短，伴咳嗽、咳白色黏痰，无胸痛，至当地医院完善检查。

血常规：WBC 9.9×10^9/L，NEUT% 79.3%，HGB 135g/L，PLT 407×10^9/L。

血生化：ALT 78U/L，ALB 38.4g/L。

SF 484.8μg/L；CRP 84.63mg/L。

血气分析（FiO$_2$ 33%）：pH 7.480，PaCO$_2$ 32.0mmHg，PaO$_2$ 71.0mmHg，HCO$_3^-$ 23.2mmol/L。

心肌酶、BNP：阴性。

血肿瘤标志物：阴性。

痰细菌涂片、真菌涂片、抗酸染色：阴性。

胸部 CT：双肺下叶斑片影，左肺上叶钙化灶，大量心包积液，双侧胸腔积液。

心脏彩超：心包积液（中量），左室舒张期顺应性下降；室壁运动欠协调；二尖瓣、三尖瓣轻度反流。

予左氧氟沙星、罗红霉素、阿奇霉素抗感染及利尿治疗（具体不详）后，患者症状无改善，就诊我院门诊，为进一步诊治收入病房。病程中，患者精神、睡眠较差，饮食较差，大小便正常，体重下降 3kg。

入院查体：T 36.3℃，P 104 次 / 分，R 36 次 / 分，BP 146/92mmHg，SpO$_2$ 97%（未吸氧）。双侧颈静脉怒张，左下肺叩诊浊音，右下肺叩诊清音。左下肺呼吸音低，未闻及干湿啰音及胸膜摩擦音。心界扩大，心音低钝，各瓣膜听诊区未闻及病理性杂音。肝颈静脉回流征可疑阳性。

既往史

高血压病 8 年余，最高血压 160/90mmHg，目前口服硝苯地平缓释片 10mg，每日 1 次，血压控制为 130 ～ 140/80 ～ 90mmHg。

入院诊断

发热、多浆膜腔积液原因待查

解析： 患者高龄，慢性病程，结合外院辅助检查结果，目前发热、多浆膜腔积液原因需考虑下列疾病：

1）感染性疾病：①结核感染：患者病程已持续 1 个月，其午后低热、盗汗、乏力、纳差及体重下降等结核中毒症状明显，外院 CT 显示左肺上叶有陈旧性钙化灶，我院及外院查血白细胞正常，炎症指标升高，考虑结核感染可能性大。入院后需复查痰抗酸染色，行 T-SPOT.TB 及 PPD 试验，抽取胸腔积液及心包积液送检抗酸染色、结核 PCR、T.SPOT-SB、结核培养进一步寻找结核感染证据。②其他病原体感染：如细菌、真菌、布氏杆菌、病毒等引起的心包炎。可完善相关病原学指标寻找感染证据。

2）肿瘤疾病：原发性或转移性肿瘤均能引起多浆膜腔积液。患者病程 1 个月，外院 CT 示肺部无实性占位性病变，暂不考虑肺癌。但患者为老年男性，有长期吸烟史，为肿瘤的高发人群。需完善相关肿瘤标志物，尽快行胸腹盆增强 CT 寻找肿瘤的证据。

3）系统性自身免疫性疾病：患者既往有左膝关节活动受限，双手小关节僵硬病史，不能完全除外自身免疫性疾病如系统性红斑狼疮、类风湿关节炎等所致多浆膜腔积液。入院后可完善 ANA 抗体谱、抗 ENA、类风湿因子等免疫指标进一步除外。

诊疗经过

患者入院后完善检验检查。

1. 常规检查

血常规：WBC 5.52×10^9/L，NEUT% 73.6%，HGB 126g/L，PLT 303×10^9/L。

肝肾功能：ALT 63U/L，ALB 33g/L；余大致正常。

心肌酶正常；NT-proBNP 610pg/ml。

凝血功能：PT 14.3s，APTT 40.1s，Fbg 5.17g/L，D-Dimer 7.42mg/L。

ESR 40mm/h；hsCRP 97.18 mg/L；ASO 正常。

TB 细胞亚群：T4 352/μl，T8 235/μl。

2. 感染检查

PPD 12mm（++），血 T-SPOT.TB：IFN（A+B）0 SFCs/10^6PBMC。

痰细菌、真菌涂片、抗酸染色、六胺银染色阴性。

肺炎衣原体抗体 IgG 阳性，CPN-IgM、PCT、G 试验、肺炎支原体抗体、军团菌抗体、肥达外斐反应试验、CMV-DNA、EBV-DNA、血培养（需氧＋厌氧）三次均阴性。

3. 其他检查

肿瘤指标、免疫球蛋白、血清蛋白电泳、补体、类风湿因子、ANA18 项、ANCA 阴性；骨髓涂片未见异常。

4. 影像学检查

胸腹盆增强 CT：右肺中叶多发小结节；双肺索条影；左肺上叶磨玻璃影；左肺上叶尖后段结节样钙化灶；纵隔内多发淋巴结；心包积液；左侧叶间裂内可见积液，双侧胸腔积液，左侧明显。右侧心隔区增大淋巴结。

骨扫描：未见明显异常。

超声心动图：右房增大，下腔静脉增宽，少到中等量心包积液，心包腔内可见大量分隔及絮状物沉积，缩窄性心包炎不除外。

5. 左侧胸腔积液穿刺检查

胸水常规：血性混浊，细胞总数 $428070 \times 10^6/L$，白细胞总数 $7649 \times 10^6/L$，单核细胞 % 72.4%，多核细胞 % 27.6%，黎氏试验阳性（+），比重 1.025。

胸水生化：TP 41g/L，ADA 67U/L，LD 946U/L（外周血 TP 60g/L，LD 323U/L）。

胸水 T-SPOT.TB：IFN（A）484 SFCs/10^6PBMC，IFN（B）188 SFCs/10^6PBMC。

胸水细菌、真菌、奴卡菌、放线菌培养及抗酸染色、六胺银染色阴性。

胸水结核核酸测定：阳性。

胸水找瘤细胞：未见瘤细胞。

治疗经过

考虑患者结核性多浆膜腔积液可能性大，入院后予异烟肼（0.3g）+ 利福平（0.45g）+ 乙胺丁醇（0.75g）+ 左氧氟沙星（0.5g），每日一次诊断性抗结核治疗。

1. 胸腔积液方面

患者抗结核治疗后引流液逐渐减少，充分引流后拔管，后复查未见胸水。

2. 心包积液方面

入院后测肘静脉压 $26cmH_2O$，予呋塞米 10mg+ 螺内酯 20mg 每日 1 次利尿治疗，患者胸闷、气短逐渐减轻，心内科及介入科会诊考虑心包积液量少，不宜穿刺，抗结核治疗 2 周后复查超声心动图：右房增大，左室收缩功能正常，室间隔可见轻微抖动，无心包积液；E 峰吸气变化率小于 25%；下腔静脉吸气变化率大于 50%，考虑心包缩窄。心外科会诊考虑患者心包增厚、缩窄，建议择期手术。

解析： *结核病（tuberculosis，TB）治疗的主要目的包括根除结核分枝杆菌、防止耐药性产生及感染复发。直接督导治疗（directly observed treatment，DOT）是所有结核病患者治疗的首选策略，以确保完成恰当治疗和防止产生耐药性。治疗的初始阶段通常为 2 个月，指南推荐使用 4 种药物进行初始治疗，该方案通常包括异烟肼（INH）、利福平（RIF）、吡嗪酰胺（PZA）和乙胺丁醇（EMB）。初始治疗阶段时病原体负荷最高，且发生耐药性的可能性最大，因此连续治疗是最重要的。治疗过程中需要监测药物不良反应，包括肝酶（氨基转移酶、胆红素和碱性磷酸酶）、全血细胞计数、血清肌酐及尿酸。对于有流行病学危险因素的患者，应进行乙型肝炎和丙型肝炎的检测，并且应对所有患者进行人类免疫缺陷病毒（human immunodeficiency virus，HIV）感染的咨询和检测。当治疗中含有乙胺丁醇时，应进行视力及红绿色辨别力的测试。*

出院情况

患者无发热,否认胸闷、憋气、夜间盗汗等症状。查体: T 36℃,P 96次/分,R 26次/分,BP 142/86mmHg,SpO_2 97%（未吸氧）。颈静脉充盈，双肺呼吸音清，未闻及干湿性啰音及胸膜摩擦音。心界叩诊正常，心音正常，心律齐，未闻及病理性杂音。腹软，无压痛、反跳痛。肝脾肋下未及，双下肢无水肿。肘静脉压 $16cmH_2O$。

出院诊断

1. 结核性多浆膜腔积液
2. 心包缩窄

出院医嘱

1. 注意休息，低盐饮食，加强营养，适当运动，监测体重，避免受凉、劳累、感染。

2. 继续口服异烟肼每日 1 次、每次 3 片，利福平每日 1 次、每次 3 粒（空腹），乙胺丁醇每日 1 次、每次 3 片，左氧氟沙星每日 1 次、每次 1 片抗结核治疗，定期监测血常规、肝肾功能、尿酸、血沉、超敏 C 反应蛋白，警惕药物毒副作用。

3. 2 周后感染科、心外科门诊复诊，定期复查超声心动图，若心包缩窄加重及时就诊；心外科择期行心包剥脱术。

4. 继续口服呋塞米每日 1 次、每次半片，螺内酯每日 1 次、每次 1 片利尿治疗，监测出入量、电解质、体重，若体重进行性增加及时就诊，必要时调整利尿方案，警惕电解质紊乱。

5. 如有不适，及时门诊、急诊就诊。

病例点评

患者入院诊断"发热伴多发浆膜腔积液"，病因需从感染、肿瘤及免疫病等方面鉴别，根据入院辅助检查，无免疫病和肿瘤证据，虽未发现病原学的结核杆菌的抗酸染色证据，也未找到结核相关的病理证据，但胸水 T-SPOT.TB 明显升高，而血 T-SPOT.TB 正常，提示存在结核性胸膜炎，结合患者超声心动图提示心包缩窄，支持结核性心包炎诊断，加之胸水结核核酸测定（+），PPD（++），胸水 ADA > 40U/L 以及诊断性抗结核治疗有效，可以诊断结核感染。需要注意的是，很多结核性胸膜炎、结核性心包炎的患者难以找到直接的结核抗酸染色和结核相关的病理证据，但并不能就此除外结核感染。我国是结核病高负担国家，多数人有结核患者接触史，因此对于那些未确诊的以淋巴细胞为主的渗出性胸腔积液且没有其他可能病因的 PPD 试验阳性患者，可考虑进行 TB 的经验性治疗。胸腔积液 ADA 和干扰素 -γ 水平的升高增加了归因于 TB 淋巴细胞性胸腔积液的可能性，有条件可以进行相关检查。TB 的经验性治疗起效往往比较慢，数日到 1 ～ 2 周未见好转不能判断经验性抗结核治疗失败，经验性抗结核往往需要至少 1 个月。

参考文献

Adler Y，Charron P，Imazio M，et al，2015. ESC Guidelines for the diagnosis and management of pericardial diseases: The Task Force for the Diagnosis and Management of Pericardial Diseases of the European Society of Cardiology (ESC) Endorsed by: The European Association for Cardio-Thoracic Surgery (EACTS). Eur Heart J, 36: 2921.

Shabetai R, 2004. Pericardial effusion: haemodynamic spectrum. Heart, 90: 255.

6 胃食管反流病

患者女性，69 岁

主诉：咳嗽 2 周。

入院情况

2 周前患者无明显诱因出现咳嗽，为阵发性干咳，偶有白痰，夜间卧位时加重，咳嗽时伴喘息。否认发热、恶心、烧心、反酸等不适。就诊于当地医院，诊断"支气管炎"，予抗感染、止咳（具体不详）治疗无好转，咳嗽进行性加重至持续剧烈咳嗽，夜间无法入睡，转诊于我院。

查体：T 36.5℃，HR 80 次 / 分，R 20 次 / 分，BP 110/69mmHg。全身浅表淋巴结未触及肿大，双肺呼吸音稍粗，未闻及干湿性啰音，心、腹部检查未见阳性体征。

血常规、尿常规、便常规、肝肾功能、血脂、胸部正侧位、心电图、腹部彩超未见明显异常。

因"咳嗽病因待查"收入急诊留观区。起病以来，精神、睡眠、食欲欠佳，二便正常，近期体重无明显变化。

入院诊断

咳嗽病因待查

支气管哮喘？

急性支气管炎？

诊疗过程

予头孢呋辛抗感染、布地奈德 + 异丙托溴铵雾化舒张支气管及止咳治疗，患者咳嗽无缓解，且进行性加重。肺功能检查未见异常。考虑不除外胃食管反流病，行电子胃镜检查示食管下段黏膜充血、水肿，诊断为反流性食管炎。予奥美拉唑（40mg，q12h，ivgtt）治疗，1 天后症状缓解。

解析：胃食管反流病（gastroesophageal reflux disease，GERD）定义为由胃内容物反流引起不适症状和（或）并发症的一种疾病。主要临床表现包括：①烧心，典型描述为胸骨后烧灼感，最常见于餐后；②反流，被定义为胃内容物向口腔或下咽部流动的感觉，患者通常反流含有少量未消化食物的酸性物质；③吞咽困难，常见于因反流性食管炎引起的长期烧心，但也可能提示存在食管狭窄。其他症状包括：胸痛、反酸、癔球症、吞咽痛和恶心。

　　GERD 为持续性咳嗽的常见病因，可见于 30% ～ 40% 的患者。部分患者可有胃食管反流症状（烧心或反酸），但超过 40% 的胃食管反流性咳嗽患者并无这些症状。GERD 导致慢性咳嗽的主要原因：①刺激上呼吸道感受器（如喉部的感受器）；②误吸胃内容物，刺激下呼吸道感受器；③胃酸反流进入远端食管从而诱发食管 - 气管 / 支气管咳嗽反射。持续（24 小时）食管 pH 监测通常被认为是最佳的诊断性检查方法，其敏感性超过 90%，监测最好能采用事件标志将咳嗽与食管 pH 相关联。无条件行食管 pH 监测时，可考虑试验性治疗。

　　调整治疗药物：奥美拉唑（40mg，bid，po），1 周后患者咳嗽症状完全消失，无不适，予出院。

出院情况

　　患者咳嗽缓解，无不适主诉。查体：生命体征平稳，心肺腹查体无特殊。

出院诊断

　　胃食管反流病

出院医嘱

　　1. 注意休息，适度活动，避免刺激性饮食，餐后不要仰卧，睡前 2 ～ 3 小时避免进食。
　　2. 继续奥美拉唑每次 40mg，每日 2 次口服治疗，2 周后消化内科随诊。
　　3. 如有不适，门诊、急诊及时就诊。

　　解析：胃食管反流病的治疗主要包括以下方面：
　　1）饮食及生活方式控制：超重或近期体重增加的 GERD 患者减轻体重。存在夜间或咽部症状（如咳嗽、声音嘶哑、清嗓）的患者要抬高床头。餐后不要仰卧，睡前 2 ～ 3 小时避免进食。
　　2）初次接受治疗的轻度和间歇性发作（每周发作 2 次以下）患者，可给予低剂量 H_2 受体拮抗剂（H_2RA）。
　　3）症状持续存在，则停用 H_2RA，应用质子泵抑制剂（PPI），每日 1 次。如果控制症状需要，可增加至标准剂量。疗程上，以 2 ～ 4 周为周期，逐渐增加药物剂量。一旦症状得到控制，应继续治疗至少 8 周。对于停用抑酸治疗 3 个月内症状复发的患者，建议长期进行维持治疗。如果 3 个月或更久以后出现症状复发，建议重复之前有效的抑酸治疗疗程。然而，即使给予最大程度的抗反流治疗，仍有部分食管 pH 监测结果为阳性的 GERD 患者出现咳嗽。

2

呼吸困难／咳嗽／咯血

病例点评

　　患者老年女性，亚急性病程，主要表现为咳嗽，无伴随症状，既往史无特殊，查体无阳性体征，辅助检查示血象、胸部影像学、肺功能正常。患者经抗感染及扩张支气管的雾化治疗无效，胃镜示反流性食管炎，诊断胃食管反流病，予奥美拉唑治疗后症状缓解。

　　胃食管反流病为由胃内容物反流引起的疾病。主要临床表现为烧心、反流、吞咽困难，部分患者可表现为持续性咳嗽。需要注意的是，有相当大一部分胃食管反流患者无明显的反酸症状，此患者即属此类。因此，急诊常见的反复咳嗽的病人，尤其是老年人，经抗感染及化痰、止咳、解痉治疗无好转时，需考虑到胃食管反流病。食管pH 监测为首选诊断实验。胃食管反流可予避免餐后仰卧治疗及 H_2RA 和 PPI 药物治疗，药物疗程至少 8 周，症状反复者可长期维持，但仍有部分表现为慢性咳嗽的患者无明显缓解。

参 考 文 献

Kahrilas PJ，Shaheen NJ，Vaezi MF，et al，2008. American Gastroenterological Association Institute technical review on the management of gastroesophageal reflux disease. Gastroenterology，135：1392.

Vakil N，van Zanten SV，Kahrilas P，et al，2006. The Montreal definition and classification of gastroesophageal reflux disease：a global evidence-based consensus. Am J Gastroenterol，101：1900.

化脓性关节炎伴肺部感染

患者女性，14 岁

主诉：右膝肿痛 5 天，加重伴发热、憋喘 3 天。

入院情况

5 天前患者无诱因出现右膝关节内侧疼痛，伴活动障碍。就诊当地医院，查血常规：WBC 12.44×10⁹/L，NEUT% 84.5%，HGB 138g/L，PLT 227×10⁹/L，予"中药"外敷右膝关节内侧，疼痛好转。3 天前患者右膝疼痛反复，逐渐蔓延至右下肢，伴发热，体温最高 39.9℃，伴憋喘及左季肋区疼痛。至我院急诊，查血常规：WBC 0.92×10⁹/L，NEUT% 81.5%，HGB 136g/L，PLT 227×10⁹/L。血生化：CK 1597U/L，Myo 1211μg/L。下肢静脉超声示右侧股浅、腘静脉血栓形成，考虑"粒细胞减少伴发热、下肢深静脉血栓形成"，予万古霉素（1g，q12h）+ 亚胺培南（0.5g，q6h）+ 克赛（0.6ml，q12h）治疗，诊疗期间监测血压由 118/70mmHg 降至 88/52mmHg，24 小时尿量 500ml，以"右下肢疼痛伴发热原因待查，休克原因待查"收入抢救室。

既往史

平素体健，幼时右膝外伤（具体不详）。

诊疗经过

查体：T 39℃，P 130 次 / 分，R 35 次 / 分，BP 85/50mmHg。神清，对答切题，痛苦面容，呼吸浅快，双下肢可见花斑。双肺呼吸音粗，双下肺可及吸气相细湿啰音，心律齐，未及杂音。腹软，无压痛，肠鸣音正常。右膝关节、右下肢水肿，局部皮温增高，皮肤色红，界限欠清，压痛明显，活动受限，右膝浮髌试验可疑阳性。双足背动脉搏动可。

患者入院后完善检查。

血气分析：pH 7.345，PaCO₂ 37.6mmHg，PaO₂ 69.8mmHg，ABEc 4.7mmol/L，Lac 3.8mmol/L。

血常规：WBC 0.92×10⁹/L，NEUT 0.75×10⁹/L，HGB 136g/L，PLT 91×10⁹/L。

血生化：ALB 31g/L，CK 1597U/L（24 ~ 170），cTnI 0.143μg/L（0 ~ 0.056），NT-proBNP 771pg/ml（0 ~ 125），余大致正常。

炎症指标：hsCRP 307mg/dl（0 ~ 3）；VB₁₂ 69pg/ml（180 ~ 914）。

凝血功能：PT 13.5s，INR 1.17，Fbg 7.32g/L，APTT 38.2s，D-Dimer 4.95mg/L。

降钙素原（PCT）：2 ～ 10ng/ml。

胸部CT：双肺多发实变、团块样结节、磨玻璃密度影（图7.1）。

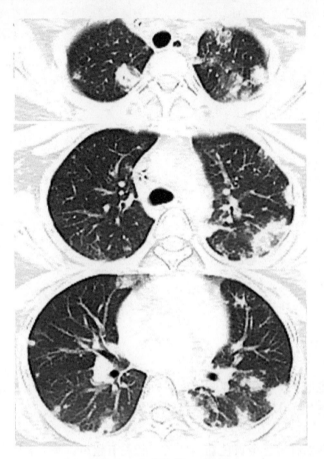

图 7.1 患者胸部 CT 结果

入院诊断

1. 休克原因待查
   感染性休克可能性大
2. 右膝关节肿痛原因待查
   化脓性膝关节炎？
3. 肺部感染
4. 血两系降低原因待查
5. 下肢深静脉血栓形成

解析：膝关节疼痛病因较多，包括外伤、磨损、炎症性关节炎和化脓性关节炎等。病因诊断可按照以下流程进行：

1) 区别创伤性还是非创伤性。

2）若为非创伤性，则需判断膝关节痛为关节外病变引起的牵涉痛还是由关节内病变引起。

3）若除外关节外病变引起的牵涉痛，需明确疼痛源于膝关节周围还是关节内。

4）若能除外关节周围病变，则需明确关节内病变性质为结构性（如半月板撕裂）还是炎症性（如痛风、化脓性关节炎）。

此患者结合全身情况，应把细菌化脓性关节炎放在首位考虑。

细菌化脓性关节炎确诊实验为滑液中检出细菌。因此，开始怀疑关节感染时，就应该行滑液抽吸，对抽出的滑液进行革兰氏染色、培养、白细胞计数与分类计数。细菌化脓性关节炎可由咬伤或其他创伤、关节手术过程中细菌直接感染引起，罕见情况下由邻近关节的骨感染病灶穿过骨皮质扩散至关节腔引起。然而在大多数情况下，细菌化脓性关节炎是通过血行播散至关节的，且金黄色葡萄球菌和链球菌等微生物要比革兰氏阴性杆菌更容易引起关节感染。

该患者入室时存在低血压、乳酸升高、皮肤花斑、尿量减少，考虑休克。原因需要鉴别：低血容量性休克、分布性休克、心源性休克和梗阻性休克。患者有发热、肺部片状影、关节肿痛、PCT升高，考虑存在感染。用一元论解释，患者休克类型为分布性休克中的感染性休克可能性大，同时白细胞和血小板下降，不除外严重感染造成的骨髓抑制，同时需要鉴别血液系统疾病和免疫病导致的血红细胞和白细胞减少。

治疗经过

入院后予心电监护、吸氧，亚胺培南、万古霉素经验性抗感染、补液加持续去甲肾上腺素抗休克对症支持治疗，同时积极完善病因筛查。

1. 感染方面

血培养：苯唑西林敏感金黄色葡萄球菌。膝关节超声：髌上囊脓肿可能。膝关节穿刺：脓性液体，病原学为苯唑西林敏感金黄色葡萄球菌。筛查其余潜在血行感染播散部位，尿培养阴性，两次床旁超声心动图未见赘生物。头CT未见异常。全身骨显像：左侧肱骨中段异常所见、性质待定；L1/2棘突异常所见、炎性不除外；右膝关节异常浓聚，符合炎性所致。

2. 血液系统及免疫系统方面

骨穿：骨穿成熟粒细胞可见中毒颗粒，巨核细胞数量正常，血小板减少，易见吞噬细胞及吞噬血细胞现象，提示感染可能。抗核抗体、抗ENA抗体、ANCA、抗磷脂抗体均阴性。

治疗上，入院第4天，血培养报警为G⁺球菌，将抗生素调整为达托霉素（0.6g，q12h，ivgtt）+利奈唑胺（0.6g，q12h，ivgtt），患者仍有每日高热，复查右膝关节超声示可见液性暗区。入院第7天，骨科床旁放置右膝关节持续床旁冲洗管路2周，引流液逐渐清亮，体温高峰下降，白细胞、血小板逐渐恢复正常，心率由150次/分下降至110次/分左右，去甲肾上腺素逐渐减停，组织灌注满意，呼吸频率降至30次/分左右，SpO₂维持在95%以上。入院第12天，根据药敏结果将抗生素调整为头孢呋辛（1.5g，q8h，ivgtt）+利福平（0.6g，qd，po）+克林霉素（0.6g，q8h，ivgtt），共6天，之后改为头孢呋辛（1.5g， q8h，ivgtt）＋利福平（0.6g，qd，po）。入院第 32 天，患者体温降至正常，复查胸部 CT 示双肺多发结节、团块、空洞较前明显吸收。患者病程中诉左上臂及腰背痛，结合骨显像结果，不除外骨髓炎，遂行左侧肱骨 X 线：左侧肱骨皮质不连续。左上臂 MRI：左侧肱骨髓腔感染病变可能。腰椎增强 MRI：未见明显异常。因考虑骨髓炎不除外，抗感染疗程延长至 8 周以上。入院第 46 天，抗生素改为头孢呋辛（0.5g，q12h，po）＋利福平（0.6g，qd，po）治疗。

3. 合并症方面：患者右下肢深静脉血栓，予克赛（6000U，ih，q12h）抗凝治疗，此后逐步过渡至华法林，根据 INR 逐渐加量至（12mg，qd，po），复查 INR 1.57，复查下肢深静脉超声示右股浅静脉血栓形成，较前减轻。

解析： 化脓性关节炎治疗目的包括对关节间隙进行灭菌和减压，去除炎症性碎片以减轻疼痛，以及预防出现急性或功能性后遗症。外科引流和抗菌药物治疗是治疗的基础。初始抗生素治疗需覆盖该情况下最有可能引起感染的微生物，同时参考革兰氏染色的结果、临床表现以及病例系列研究结果。若关节液穿刺结果为革兰氏阳性（G^+）球菌感染，推荐采用万古霉素治疗（15～20mg/kg，q12h 至 q8h），一次不超过 2g；若初始革兰氏染色为革兰氏阴性（G^-）杆菌，推荐以第 3 代头孢菌素开始治疗。若革兰氏染色结果为阴性，可对免疫功能正常的患者予万古霉素治疗，对免疫功能受损的患者或创伤性细菌性关节炎患者予万古霉素＋一种第 3 代头孢菌素治疗。若对万古霉素过敏或不耐受，则可予达托霉素（6mg/（kg·d），ivgtt）、利奈唑胺（600mg，q12h，po/ivgtt）或克林霉素（600mg，q8h，po/ivgtt）治疗。胃肠外或口服治疗即可在关节液中产生足够的抗生素浓度，故不推荐关节内使用抗生素。抗生素疗程方面目前尚无对照试验，一般情况下疗程为 3～4 周，通常予 14 日胃肠外抗生素治疗，再序贯口服抗生素治疗。但需注意根据患者合并症个性化调整治疗疗程。关节引流方面，目前治疗推荐仅基于小型回顾性研究。关节引流可采用 3 种方式：针吸、关节镜引流或关节切开术。可通过监测体温、血液和引流液白细胞计数、关节肿胀和疼痛的症状评估引流的充分性。

出院诊断

1. 严重脓毒血症（苯唑西林敏感的金黄色葡萄球菌）
    感染性休克
    化脓性关节炎（右膝）
    重症肺炎
    骨髓炎不除外（左肱骨）
2. 右下肢深静脉血栓形成

出院医嘱

1. 注意休息，适当活动，保持相对固定饮食结构，避免劳累、感染，保持室内空气清新。
2. 继续口服头孢呋辛酯片（每日 2 次，每次 2 片）、利福平（每日晨起 4 粒）抗感染治疗，总疗程 8 周，感染内科门诊长期随诊，监测血常规、肝肾功能，出院后 10 天左右复查胸部 CT，调整药物。

3. 继续口服华法林（口服利福平时，每日 1 次，每次 4 片；停用利福平后，每日 1 次，每次 1 片），总疗程 3 个月，出院后密切监测 INR（初始时每 3～4 天查 1 次，INR 稳定后可适当延长至每周查 1 次），维持 INR 2～2.5。血管外科门诊长期随诊，定期复查右下肢深静脉超声，调整药物，警惕出血倾向。

4. 物理治疗康复科门诊长期随诊，指导进行右膝关节功能恢复训练，可予适当物理治疗，出院后 10 天可逐渐尝试下地活动，循序渐进（床旁站立→扶人行走→独立行走）。

5. 骨科门诊长期随诊，出院后 10 天复查左肱骨 X 线，必要时复查左上臂 MRI。

6. 如有任何不适，及时门诊、急诊就诊。

病例点评

　　患者青少年女性，急性起病，病程 5 天。主要表现为发热，右膝关节红、肿、热、痛及活动障碍，后出现咳嗽、咳痰、呼吸困难等呼吸道症状。查体双下肺可及湿啰音，右膝浮髌征（+），活动受限。病程初期可见血两系（WBC、PLT）减低伴炎症指标明显升高，膝关节穿刺为脓性积液；胸 CT 可见多发团块影，部分可见空洞。血、关节穿刺培养均为苯唑西林敏感的金黄色葡萄球菌（MSSA）。诊断方面，严重脓毒症诊断明确，病原学为 MSSA，表现为多处迁徙病灶，包括化脓性关节炎和双肺多发病灶。关节受累方面，一般化脓性关节炎多累及大中关节，致病菌多为血源传播的 G$^+$ 球菌。若患者合并关节基础疾病或免疫缺陷也可为 G$^-$ 菌感染。肺部感染方面，患者表现为多发病灶，合并坏死、空洞，符合金黄色葡萄球菌肺部感染的特点，此类患者易继发脓胸，临床上应注意评估。血源性感染患者需注意排查是否合并其他受累脏器，包括泌尿系统、心脏内膜、骨髓等。该患者通过骨扫描、超声心动图、腹盆 CT 等检查发现左肱骨骨髓炎，故需据此延长抗生素治疗疗程。治疗方面：病程初期患者表现为关节肿痛、严重脓毒症、血两系下降，经验性抗感染治疗需覆盖 G$^+$ 菌和 G$^-$ 菌，后根据血培养结果调整抗生素，同时评估其他合并症，本例患者合并骨髓炎，故将疗程延长至 8 周，再根据复查情况决定停药时机。关节引流方面，初次穿刺引流后，患者膝关节疼痛好转，但后期监测体温高峰、血白细胞持续无好转，且休克状态纠正欠佳，考虑引流欠充分，予置管持续关节冲洗后，患者体温高峰下降、休克状态纠正。此例患者诊治经过提示完善感染灶筛查及充分引流的重要性。

参 考 文 献

Mathews CJ，Weston VC，Jones A，et al，2010. Bacterial septic arthritis in adults. Lancet，6；375（9717）：846-55.

Sharff KA，Richards EP，Townes JM，2013. Clinical Management of Septic Arthritis. Current Rheumatology Reports，15（6）.

8 特发性嗜酸性粒细胞性肺炎

患者男性，56岁

主诉：间断憋气50天，加重伴发热19天。

入院情况

患者1个月前于云南旅游时出现活动后憋气，休息后好转，症状间断出现，未治疗。此后症状反复，少于一般体力活动即可出现。半个月前患者无诱因出现发热，T_{max} 38.5℃，憋气较前加重，持续时间长。胸片示双肺野大片片状密度增高影，边缘欠清。考虑"肺部感染"，当地医院予青霉素、头孢（具体不详）治疗2天，症状未见好转。

外院查：

血气分析（未吸氧）：pH 7.45，$PaCO_2$ 41mmHg，PaO_2 59mmHg。

血常规：WBC $7.53×10^9$/L，EOS $0.617×10^9$/L，EOS% 8.2%，HGB 132g/L，PLT $250×10^9$/L。

炎性指标：ESR 83mm/h，hs-CRP 48.2mg/L，PCT 0.09ng/ml。

凝血功能、肾功能、肝酶、心肌酶、NT-proBNP阴性；ALB 22.3g/L。

肿瘤指标：CA125 133.64 U/L，余阴性。

免疫指标：免疫球蛋白、补体、ANCA、RF均阴性。

感染指标：G试验阴性，多次痰培养、抗酸、癌细胞阴性。

肺功能：中度混合型通气功能障碍，弥散功能极重度降低，支气管舒张试验阳性。

心脏超声：左室舒张功能降低。

PET/CT：双肺改变，考虑感染性疾病伴肺泡出血，建议治疗后复查以除外隐匿性恶性肿瘤；纵隔淋巴结炎性增生；胃壁增厚伴代谢性增高，建议结合胃镜除外恶性；盆腔积液；脾大伴代谢增高，考虑反应性改变。

诊断考虑"重症肺炎"，予磺苄西林、莫西沙星、阿昔洛韦、多索茶碱、布地奈德、异丙托溴铵、沙丁胺醇（具体疗程、剂量不详）治疗。2天前加用伏立康唑，1天前改科塞斯治疗。患者近4天无发热，喘憋进行性加重，静息状态下即有憋气，为进一步诊治转入我院。

入院查体：T 37.2℃，P 112次/分，BP 102/70mmHg，SpO_2 88%（储氧面罩吸氧）。神志清楚，自主体位，全身浅表淋巴结无肿大，双肺听诊呼吸音粗，双下肺可闻及湿啰音，心律齐，未闻及病理性杂音。腹软，无压痛及反跳痛，肝脾肋下未及，双下肢无水肿。

既往史

乙肝携带 20 余年；间断上腹部不适 3 ～ 4 年，胃镜提示慢性萎缩性胃炎，未治疗。

入院诊断

1. 憋气、发热、嗜酸性粒细胞增多原因待查
    肺部感染？
    肺部转移瘤？
    肺结核？
    Ⅰ型呼吸衰竭
2. 胃壁增厚原因待查
    消化系统肿瘤？
3. 低蛋白血症
4. 慢性乙型病毒性肝炎

解析：能够导致嗜酸性粒细胞增多的常见疾病包括：

1）蠕虫感染：①蛔虫、钩虫、类圆线虫经肺移行可引起一过性、自限性的呼吸系统症状，放射学检查有阴影和嗜酸性粒细胞增多；②肺并殖吸虫或绦虫侵入肺实质，反复咯血和巧克力色痰是关键特征；③蠕虫幼虫或虫卵的大量血行播散；④热带性肺嗜酸性粒细胞增多症，是机体对血源性微丝蚴期的淋巴丝虫独特的免疫应答引起的。

2）非蠕虫感染：如球孢子菌病和较少情况下的结核分枝杆菌。

3）特发性急性嗜酸性粒细胞性肺炎（idiopathic acute eosinophilic pneumonia，IAEP）：既往健康的患者快速发生急性呼吸衰竭，肺泡灌洗显示嗜酸性粒细胞大于 25%，无感染及其他已知诱因。

4）慢性嗜酸性粒细胞肺炎（chronic eosinophilic pneumonia，CEP）：特发性疾病，嗜酸性粒细胞在肺内异常蓄积（肺泡灌洗≥ 40%），双肺外周或以胸膜为基底的阴影被描述为肺水肿的"反转征"是胸片的典型发现。

5）嗜酸性肉芽肿性血管炎（eosinophilic granulomatous vasculitis，EGPA）：存在鼻窦炎、哮喘病史，明显的外周血嗜酸性粒细胞增多，40% ～ 60% 的患者 ANCA 阳性。

6）变应性支气管肺曲霉病（allergic bronchopulmonary aspergillosis，ABPA）：反复发作的支气管阻塞、发热、咳褐色的黏液痰栓、外周血嗜酸性粒细胞增多，偶有咯血，常见于哮喘患者，可合并囊性纤维化。

7）高嗜酸性粒细胞综合征（hypereosinophilic syndrome，HES）：多种不伴嗜酸性粒细胞增多的全身疾病可有轻度的肺部嗜酸性粒细胞浸润，例如特发性肺纤维化、结节病、过敏性肺炎、隐源性机化性肺炎、全身性风湿性疾病、肺部肿瘤性疾病。

诊疗经过

入院后完善相关检验检查。

血气分析：pH 7.448，$PaCO_2$ 34.3mmHg，PaO_2 59.4mmHg，Lac 1.9mmol/L。

血常规：WBC $8.72×10^9$/L，NEUT% 68.6%，LY% 21%，EOS $0.619×10^9$/L，EOS% 7.1%，HBG 132g/L，PLT $250×10^9$/L。

肝肾功能：ALB 30g/L。

心脏指标：NT-proBNP 217pg/ml，酶学：阴性。

凝血功能：PT 13.3s，APTT 30.7s，D-Dimer 2.27mg/L。

炎性指标：PCT＜0.5ng/ml，hs-CRP 44.12mg/L，ESR 88mm/h。

病原学筛查：

血 CMV/EBV-DNA、支原体抗体、衣原体抗体、军团菌、Torch、肺炎链球菌抗原、G 试验、GM 试验均阴性。

痰涂片（细菌、真菌、抗酸、六胺银、奴卡菌）多次均阴性。

血 T-SPOT.TB：IFN（A+B）0 SFCs/10^6PBMC。

粪便寄生虫：阴性。

免疫指标：抗核抗体谱（18 项）、抗 ENA 抗体（4+7 项）、抗 ANCA 抗体均阴性。

肿瘤指标：CA125 173.9U/ml，CA153 37.6U/ml，NSE、TPS 轻度升高，余正常。

T-IgE：87.9KU/L（0～60）。

骨髓涂片：粒系中性分叶核粒细胞比例升高，余各阶段比例及形态大致正常；红系比例轻度减低，形态大致正常；红细胞形态正常，呈"缗线"状排列；淋巴细胞及单核细胞比例形态正常；巨核细胞及血小板不少。

骨髓活检：造血组织与脂肪组织比例大致正常，造血组织中粒红系比例增高，巨核细胞可见；免疫组化：CD15（+），CD20 阴性，CD3（+），CK7 阴性，CK8 阴性。

气管插管+支气管镜肺泡灌洗：镜下见右肺上下叶开口少量白黏痰，左肺各支气管黏膜未见水肿、充血，支气管口可见少量白痰。

床旁胃镜检查：未见溃疡、肿瘤、出血。

肺泡灌洗结果：

细胞分类：灌洗液 15ml，细胞总数 $19.2×10^6$ 个，E 34.6%，AM 55.4%，N 1.5%，L 8.5%。

病原学：细菌、真菌、抗酸、六胺银、CMV/EBV-DNA 均阴性。

入院诊断

特发性嗜酸性粒细胞性肺炎（AEP）

解析： AEP 的诊断需满足以下几点：

1）持续时间短的急性发热性疾病（通常少于 1 周）。

2）低氧性呼吸衰竭。

3）胸片上肺部有弥漫性影。

4）支气管肺泡灌洗液（broncho-alveolar lavage fluid，BALF）嗜酸性粒细胞增多，大于 25%。

5）肺活检显示嗜酸性粒细胞浸润证据。

6）无已知的可以引起嗜酸性粒细胞性肺炎的其他病因，包括药物、感染、哮喘或特应性疾病。

治疗经过

1.原发病方面

予莫西沙星＋头孢吡肟＋伏立康唑抗感染治疗，3 天后将头孢吡肟调整为亚胺培南，第 4 天加用甲强龙（40mg，q12h），同时俯卧位通气，患者呼吸机条件逐渐下调，第 7 天拔除气管插管，予鼻导管吸氧 5L/min，指氧 95%，将亚胺培南降级为头孢哌酮/舒巴坦，第 11 天停用静脉抗生素，改为希刻劳序贯口服治疗，同时将激素调整为泼尼松（60mg，qd，po），第 20 天停用所有抗生素。

2.肝炎方面

患者既往乙肝病史，HBV-DNA（－），应用激素后 HBV-DNA（＋），请感染科会诊，加用恩替卡韦抗病毒治疗，同时伴有转氨酶升高，给予美能、多烯磷脂酰胆碱保肝治疗。

3.胃肠道方面

消化内科建议病情稳定后择期行胃镜检查。

血液科会诊：不符合嗜酸性粒细胞增多症。

变态反应科会诊：考虑患者肺部改变与过敏关系不大，可暂不行变应原特异性 IgE 检查，除外嗜酸性粒细胞增多、过敏因素后，多考虑特发性嗜酸性粒细胞增多症。

解析：

1. AEP 的治疗：初始治疗与疾病的严重程度相关，无呼吸衰竭者，初始治疗选择口服泼尼松（40～60mg/d）；有呼吸衰竭者，治疗选择甲泼尼龙（60～125mg，q6h），直至呼吸衰竭缓解（通常 1～3 天），然后口服泼尼松 40～60mg/d，持续至症状和常规胸片异常完全消失后 2～4 周；然后每 7 日减量 5mg，直至完全停药；复发并不常见，多由于首次戒烟后恢复吸烟。除糖皮质激素外，还没有其他治疗的相关资料。

2. AEP 治疗的结局：有报道称患者在戒烟后病情能自行好转，但许多 AEP 患者出现进行性呼吸衰竭，静脉或口服给予糖皮质激素对 AEP 患者都有效，且疗效显著，并且在用药 12～48 小时内即起效。如果糖皮质激素治疗无效，则应考虑诊断的正确性。

4.疗效评估：患者各时段胸部 CT 结果（图 8.1～图 8.3）。

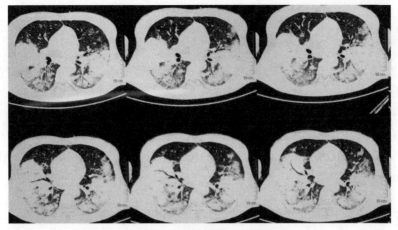

图 8.1 入院时肺部 CT 表现

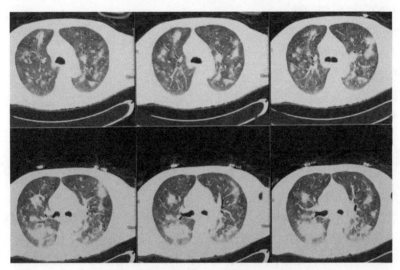

图 8.2 加用激素后 3 天肺部 CT 表现

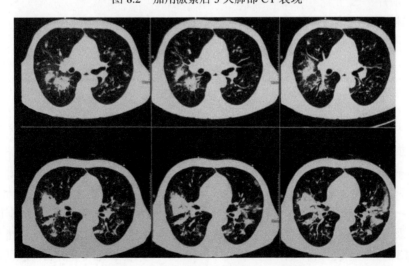

图 8.3 加用激素后 1 周肺部 CT 表现

出院情况

患者无发热、憋气，仍有咽痒、咳嗽，无咳痰、咯血等不适，进食可，大小便正常。查体：HR 98 次 / 分，BP 136/85mmHg，SpO$_2$ 97%（鼻导管吸氧 2L/min）。咽不红，无分泌物，双肺听诊呼吸音粗，双下肺可闻及少量湿性啰音，心律齐，未闻及病理性杂音，腹软，无压痛及反跳痛，双下肢无水肿。复查血常规：WBC 8.35×10^9/L，NEUT% 75.9%，LY% 21%，EOS% 0.2%，HGB 119g/L，PLT 200×10^9/L。肝肾功能：ALB 31g/L，ALT 72U/L，Cr（E）54μmol/L。

出院诊断

1. 特发性嗜酸性粒细胞性肺炎
   I 型呼吸衰竭
2. 慢性乙型病毒性肝炎
3. 低蛋白血症
4. 低钾血症
5. 慢性萎缩性胃炎

出院医嘱

1. 高蛋白饮食，加强营养，注意饮食，避免感染。
2. 出院后继续服用泼尼松 60mg，每日 1 次，连用 1 个月，呼吸科门诊复诊。
3. 使用激素期间继续服用恩替卡韦 0.5mg，每日 1 次，感染科门诊随诊。
4. 2 周后复查肝功能、电解质，若肝功能正常，可停用多烯磷脂酰胆碱；若血钾正常可停用补钾治疗。
5. 消化科门诊随诊胃部疾患。
6. 如有不适，及时就诊。

病例点评

患者中年男性，亚急性病程，既往慢性乙肝病史，本次旅游中出现进展性憋气，近期伴发热，应用多种抗感染药物，症状无好转，复查肺部 CT 病变逐渐进展，查血、痰中均无病原学证据，行支气管镜肺泡灌洗提示嗜酸性粒细胞比例明显升高，考虑 AEP 诊断明确。此患者在外院辗转治疗，行多次检查，但对患者血常规中升高的嗜酸性粒细胞一直没有给予足够的重视，导致诊断困难。嗜酸性粒细胞增多需考虑下列疾病：蠕虫感染及非蠕虫感染、特发性急性嗜酸性粒细胞性肺炎（AEP）、慢性嗜酸性粒细胞肺炎（CEP）、嗜酸性肉芽肿性血管炎（EGPA）、变应性支气管肺曲霉病（ABPA）、高嗜酸性粒细胞综合征（HES）。患者入抢救室后正是抓住了其嗜酸性粒细胞增多的特点，完善相关检查，最终得出诊断。经加用激素并使用抗生素治疗继发性感染后，患者症状明显好转，肺部病变明显吸收，治疗效果显著。

大动脉炎肺血管受累

患者女性，35 岁

主诉：间断咳嗽、胸痛、发热 5 个月。

入院情况

患者 5 个月前出现右侧胸痛、干咳、乏力、低热，T_{max} 37.9℃。胸部CT：右肺下叶斑片影，右侧少量胸腔积液（图 9.1）。予抗生素治疗后，右下肺片影及胸腔积液有所吸收，但上述症状仍间断发生，并出现咳少量血丝痰，3 个月前胸部 CT 见右肺下叶新出现胸膜下楔形片影（图 9.2），反复给予抗生素治疗，1 个月前患者再次右侧胸痛、咳嗽、低热，为进一步治疗入院。

查体：T 37.4℃，BP（左上肢）90/50mmHg，（右上肢）95/50mmHg，SpO_2 98%（未吸氧），R 21 次/分。右颈动脉走行处压痛，双肺未闻及啰音。

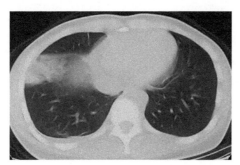 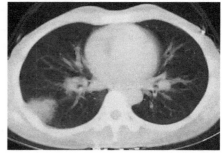

图 9.1　患者入院前 5 个月胸部 CT 表现　　图 9.2　患者入院前 3 个月胸部 CT 表现

入院诊断

胸痛原因待查

解析：发热、咳嗽、胸痛需考虑以下鉴别诊断：

1）肺部感染：社区获得性肺炎（community-acquired pneumonia，CAP）常有新近出现的发热、咳嗽、咳痰，血象升高，胸片可见肺部斑片影。CAP 常见病原体为肺炎链球菌、支原体、衣原体、流感嗜血杆菌和呼吸道病毒（甲型流感病毒、乙型流感病毒、腺病毒、呼吸道合胞病毒）。

2）肺栓塞：患者常存在易栓危险因素，如创伤、手术、骨折、恶性肿瘤、口服避孕药等；肺栓塞被认为是深静脉血栓形成（deep venous thrombosis，DVT）的并发症，约 30% 的

DVT 患者可出现有症状的肺栓塞。常见症状包括呼吸困难、气促、胸痛、咯血、晕厥等。血浆 D-Dimer 对肺栓塞的诊断具有较高敏感性。

3）肺血管炎：多发生于育龄期女性，病程较长，可有 ANCA 阳性，部分小血管炎患者可出现肾脏受累。ANCA 阴性肺血管炎患者易为临床所遗漏。

诊疗经过

入室后完善检查：血常规：WBC 5.17×10^9/L，HGB 77g/L；D-Dimer 0.57mg/L；ESR 110mm/h；hsCRP 122.96mg/L；抗核抗体（ANA）、抗可溶性核抗原抗体（ENA）、ANCA 均阴性；补体正常；颈动脉超声见右侧颈总动脉起始段、右侧锁骨下动脉起始段全层及左侧锁骨下动脉起始段前壁局限性管壁增厚。CTPA 及主动脉 CTA 见双侧主肺动脉及其分支、主动脉、右侧头臂干、双侧锁骨下动脉及颈总动脉管壁增厚，部分血管狭窄、闭塞；支气管动脉侧支循环形成；右肺中叶及双肺下叶多发片影（图9.3）。

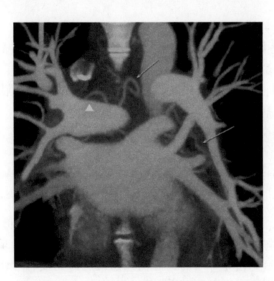

图 9.3 患者入院时 CTPA：双侧主肺动脉管壁增厚，部分肺动脉血管
狭窄、闭塞（三角箭头所示）；侧支循环形成（箭头所示）

诊断为大动脉炎，予甲泼尼龙片（40mg，qd，po）＋复方环磷酰胺（0.1g，qd，po）治疗，患者体温降至正常，复查 ESR 5mm/h，hsCRP 0.45mg/L，血 HGB 117g/L，激素减量至 12mg/d，随访 4 个月，病情稳定。

解析：
大动脉炎的治疗：
1）糖皮质激素：糖皮质激素是治疗活动性大动脉炎的基础药物，急性活动期可用泼尼松 30～60mg/d，当症状减轻，ESR 及 CRP 下降，逐渐减量至最低有效维持剂量。
2）免疫抑制剂：可选用环磷酰胺、甲氨蝶呤、硫唑嘌呤、环孢素 A 等，适合于糖皮质激素疗效差、病情反复活动、激素减量的患者。

3）外科治疗：对单侧或双侧肾动脉狭窄所致的肾性高血压，可于疾病非活动期行血管重建术。虽然血管成形术短期疗效很好，但除非狭窄血管非常短，其长期疗效并不满意。

出院情况

患者体温正常，无咳嗽、咳痰、胸痛等不适。

出院诊断

大动脉炎（肺动脉、主动脉、右侧头臂干动脉、双侧锁骨下动脉、颈总动脉受累）

出院医嘱

1. 规律作息，避免劳累、感染。

2. 继续口服甲泼尼龙 40mg，每日 1 次，服用 1 个月，后每周减 1 片，减到 5 片后门诊随诊。继续复方环磷酰胺 2 片，每日 1 次口服。监测血压、心率、血常规、肝肾功能、血糖、电解质，若白细胞低于 $3.5×10^9$/L，转氨酶升高超过正常上限 2 倍，停用环磷酰胺并及时复诊调整用药，病情变化及时就诊。

3. 定期复查动脉超声、胸部 HRCT、血沉、CRP 等。

病例点评

患者育龄期女性，以发热、咳嗽、胸痛起病，经抗感染治疗仍病情反复。胸部 CT 可见右肺下叶游走性胸膜下阴影，为肺梗死表现。经仔细查体发现患者右颈动脉走行区压痛，辅助检查提示炎性指标增高，右侧颈总动脉起始段、右侧锁骨下动脉起始段全层及左侧锁骨下动脉起始段前壁局限性管壁增厚。CTPA 见双侧主肺动脉及其分支狭窄、闭塞；支气管动脉侧支循环形成。考虑诊断为大动脉炎肺血管受累。大动脉炎被认为是一种主要累及主动脉及其一级分支的血管炎，肺动脉受累被视为其相对少见情况。回顾性研究报道临床肺动脉受累发生率在 0 ～ 13.3% 不等。由于患者以呼吸道症状和反复肺内阴影为首发表现，症状及影像学表现均缺乏特异性，患者常被诊断为肺部感染、肺结核等疾病，而反复抗感染或者抗结核治疗。临床工作中，如果患者为青年女性，反复"肺部感染"，缺少明确的易患因素如免疫抑制状态或者肺结构破坏疾病，或者缺少明确的病原学证据，尤其是当患者出现反复胸膜下楔形阴影时，应该积极寻找其他原因，进行广泛的鉴别诊断，警惕血管炎可能。

参考文献

Arend WP，Michel BA，Bloch DA，et al，1990. The American College of Rheumatology 1990 criteria for the classification of Takayasu arteritis. Arthritis Rheum，33：1129.

Wey CM，Goronzy JJ，2003. Medium-and large-vessel vasculitis. N Engl J Med，349：160.

2

呼吸困难／咳嗽／咯血

10 心源性休克

患者男性，69岁

主诉：活动后胸闷19年，憋气6年，尿少3个月，加重3天。

入院情况

19年前患者出现活动后胸闷、心悸，外院诊断为"冠心病、劳力型心绞痛、高脂血症"，长期药物治疗（具体不详）。

6年前患者饱餐后出现胸闷、憋气、不能平卧，于外院查心脏超声示左房47mm、左室74mm，EF 30%，左心室明显扩大，左房、右心房扩大，室壁运动普遍降低，二尖瓣轻度反流，肺动脉高压（中度）。给予利尿、强心对症治疗，症状缓解出院。此后患者活动耐量逐渐下降，5年前外院行心脏再同步化起搏器（CRT-D）植入术，术后患者症状改善，可爬楼梯1层，可平地步行约500米。4年前患者曾有CRT-D放电1次，随后门诊复诊，口服胺碘酮片治疗3个月。3年前患者出现胸闷、憋气加重，随后CRT-D放电1次，行心肌灌注＋代谢显像示符合心肌梗死改变。给予抗血小板聚集、扩冠、控制心率、降压、降脂、稳定斑块治疗后好转出院。1年前患者在局麻下行CRT-D更换术（型号：Medtronic D394TRG，起搏模式DDD，术后起搏器程控提示功能良好），术后口服阿司匹林、胺碘酮、匹伐他汀、比索洛尔、托拉塞米等药物治疗，平时轻微活动即有胸闷、憋气。

3个月前患者开始出现尿量减少至每日100～200ml，并出现静息状态下胸闷、憋气、大汗，不能平卧，双下肢可凹性水肿，伴咳嗽、咳白色黏痰，无发热、胸痛等症状，就诊外院，查床旁超声示：心肌受累，左室增大（80mm），左心功能降低（EF25%），二尖瓣少量反流，肺动脉高压（46mmHg）；床旁胸片示：左下肺膨胀不全，右下肺渗出性改变，左侧少量胸腔积液。经抗血小板、调脂、利尿、补钾、改善心功能、抗感染等对症处理，症状缓解不明显。2个月前住院治疗，查超声心动图：左房48mm、左室85mm、EF22%，左心增大，二尖瓣少、中量反流，左室壁运动幅度弥漫性减弱。考虑心力衰竭，予强心、利尿、扩冠、抗血小板、抗凝、调脂、控制心率、改善心功能、控制血糖、保护肾功能等治疗，患者胸闷、憋气症状逐渐减轻。住院期间患者出现室颤，CRT-D自动放电2次，予补钾、补镁治疗，并行起搏器程控，不排除房颤下传，将Stability调至40ms。双下肢血管彩超提示：右下肢肌间静脉血栓形成，予克赛抗凝。经住院治疗，患者尿量增加，每日1500～3000ml，胸闷、憋气症状稍缓解，出院后患者无大便带鲜血，患者未到消化科就诊。1个月前患者因胸闷、憋气、尿少再次于外院急诊留观经强心、利尿、扩冠（具体治疗不详）等对症处理，尿量增加（2000ml/d），胸闷、憋气症状缓解后离院返家观察。

离院后患者仍有胸闷、憋气，3天前再次外院急诊就诊，当时予多巴胺＋艾司洛尔＋胺碘酮泵入，口服胺碘酮、地高辛、吗啡、呋塞米、托伐普坦、氯化钾缓释片等对症治疗。

患者出现阵发性室性心动过速，随后出现室颤，CRT-D 间断电除颤约 10 次，过程中患者清楚记忆 CRT-D 放电 10 次。同时出现尿少，24h 尿量约 300ml，加强利尿效果差，患者仍诉胸闷、憋气加重，为进一步治疗来我院急诊。查血常规大致正常；肝肾心功能：ALT 1856U/L，TBil 36.0μmol/L，DBil 24.3μmol/L；Cr 212μmol/L，Urea 21.16mmol/L，K^+ 5.7mmol/L，cTnI 2.67μg/L，NT-proBNP 105117pg/ml；凝血：PT 27.3s，APTT 48.2s。

经抢救室利尿、扩冠、控制心率、护肝、维持水电解质平衡等对症治疗后，患者胸闷、憋气症状改善不明显，自觉口干，24 小时尿量 500ml，伴乳酸升高（Lac 6.1mmol/L），收入 EICU。

查体：神志清楚，轻度烦躁，四肢皮肤苍白、发凉，双肺散在湿啰音，未及哮鸣音，心律齐，心音弱，腹软无压痛，双下肢轻度可凹性水肿。BP 88/55mmHg，HR 70 次 / 分，SpO_2 98%（鼻导管吸氧 3L/min）。

既往史

高脂血症 18 年，规律立普妥降脂治疗。

2 型糖尿病 10 余年，目前使用胰岛素控制血糖（门冬胰岛素 15U 三餐前，来得时 12U 睡前），血糖控制尚可。

发现慢性肾功能不全 3 年，肌酐水平 150 ～ 200μmol/L，平时根据尿量调整利尿药剂量，尿量 1200 ～ 2500ml/d。

入院诊断

1. 冠状动脉粥样硬化性心脏病
　　陈旧性心肌梗死
　　慢性心力衰竭急性加重
　　　心功能Ⅳ级（NYHA 分级）
　　　心源性休克
　　　　肝淤血？
　　　　　肝功能异常
　　　　　凝血功能异常
　　　　心肾综合征可能性大
　　　　　慢性肾功能不全急性加重
　　　　　高钾血症
　　　　　　继发性肺动脉高压
　　心脏扩大
　　心律失常
　　　阵发性心房颤动
　　　短阵房性心动过速
　　　　短阵室性心动过速

阵发性心室颤动

心脏再同步化起搏器植入术后

2. 2型糖尿病

3. 右下肢肌间静脉血栓形成

4. 高脂血症

解析： 心源性休克是心脏不能泵出足量血液从而引起组织（终末器官）灌注不足的临床情况。所有休克类型的特征都是血压相对偏低和有终末器官灌注不足的表现（如精神状态不佳或尿量减少）。心源性休克患者的心脏指数偏低 [$< 2.2L/(min \cdot m^2)$]，左室、右室或双室的充盈压升高，并且混合静脉氧饱和度降低。全身血管阻力（systemic vascular resistance，SVR）通常偏高。其突出特点是动脉系统缺血伴静脉系统瘀血。临床表现通常包括复发性胸痛或有呼吸困难的病史。体格检查通常表现为低血压、四肢发冷、少尿、精神状态改变、皮肤湿冷和呼吸窘迫。实验室检查证实有代谢性酸中毒（血清碳酸氢盐偏低且血清乳酸盐升高）。超声心动图显示左室或右室（或双室）整体收缩功能严重受损、每搏输出量下降及提示充盈压升高，则支持心源性休克的诊断。急性心肌梗死（myocardial infarction，MI）是心源性休克最常见的病因，急性心肌炎、心脏的急性机械性并发症和慢性心力衰竭急性加重也可导致心源性休克。

诊疗经过

患者入EICU后完善相关检查。

1. 常规检查

血常规：WBC 7.96×10^9/L，NEUT% 86.3%，HGB 106g/L，PLT 129×10^9/L。

肝功能：ALT 2906U/L，ALB 34g/L，TBil 53.0μmol/L，DBil 35.9μmol/L。

肾功能：Cr 272μmol/L，Urea 22.96mmol/L，K^+ 5.3mmol/L。

心脏指标：CK 86U/L，CKMB 1.2μg/L，cTnI 1.460μg/L，NT-proBNP 55107pg/ml。

凝血功能：PT 25.9s，INR 2.19，APTT 42.3s。

动脉血气分析：pH 7.395，$PaCO_2$ 35.2mmHg，PaO_2 107.0mmHg，SpO_2 99%，HCO_3^- 21.1mmol/L，Lac 5.8mmol/L。

中心静脉血气分析：pH 7.391，$PaCO_2$ 45.3mmHg，PaO_2 25.1mmHg，$SavO_2$ 32%，Lac 6.0mmol/L。

解析： 中心静脉血氧饱和度 < 70%、动静脉二氧化碳分压差 > 6mmHg、Lac > 4mmol/L 都是反映患者微循环障碍的敏感指标，通过同时采集外周动脉血和中心静脉血进行血气分析即可得到。此患者中心静脉血氧饱和度32%，动静脉二氧化碳分压差45.3-35.2=10.1mmHg，微循环障碍明确。

2. 床旁心脏彩超：心肌病变（三腔起搏器植入术后），全心扩大（左室为主）、主动脉瓣及二尖瓣轻度关闭不全，左室收缩功能重度减低，EF 18%，左室限制性舒张功能减低，主动脉退行性变。

治疗经过

1.心源性休克方面

入院后因患者血压偏低，BP 90/70mmHg，尿量减少（20ml/h），肾功能障碍，血流动力学不稳定，给予右侧颈内静脉穿刺置管，并行持续床旁血滤，模式：CVVHDF，肝素抗凝，参数如下：血流量 120ml/min，前稀释 800ml/h，后稀释 200ml/h，设定超滤量 300ml/h。予左西孟旦强心，脱水利尿减轻心脏前负荷改善心功能，胰岛素控制血糖，降脂、改善心肌代谢等对症治疗。

入院第 2 天患者休克纠正，尿量 50～100ml/h，BP 100/60mmHg，给予停止连续性肾脏替代治疗（continuous renal replacement therapy，CRRT）。当日 10：00 患者突发心率增快，为房颤律，130～170 次/分，诉胸闷、气短，伴血压下降、意识模糊，BP 77/44mmHg，指氧饱和度 93%，呼吸 24 次/分，推除颤仪准备电复律。10：05 患者出现室速，迅速转为心室颤动，CRT-D 自发除颤，后再次发生两次室速、室颤诱发 CRT-D 自动除颤，考虑患者存在交感电风暴，立即给予胺碘酮、艾司洛尔持续静脉泵入抗心律失常治疗，MgSO$_4$ 静脉输注，之后患者转为 80～120 次/分起搏心律，血压逐渐回升，指氧饱和度 99%（储氧面罩吸氧），呼吸 36 次/分，神志恢复。心内科会诊考虑 CRT-D 工作状态及参数均可，暂不用调整。此次考虑为心衰加重致心律失常，继续胺碘酮、艾司洛尔泵入，患者情况逐渐稳定，室速、室颤逐渐消失。后转为口服 β 受体阻滞剂以控制心室率；维持电解质稳定，适当脱水以减轻容量负荷。

住院期间逐渐减少静脉速尿剂量，根据患者症状及尿量加用口服利尿药物，控制入量 1500～2000ml/d，尿量 1500ml/d 左右。肝功能逐渐恢复至 ALT、Bil 正常，肾功能也恢复正常，出院时 SCr 74μmol/L。患者仍间断房颤，心室率波动在 100 次/分左右，无明显憋气、夜间阵发性呼吸困难等表现，予加用口服地高辛强心，利伐沙班片抗凝治疗。

解析：

1.心源性休克的治疗：对心源性休克患者，迅速治疗低血压和灌注不足至关重要。使用药物和非药物方法进行循环支持以逆转低血压、维持重要器官的灌注，并维持尽可能高的冠状动脉灌注压。强心治疗是有指征的，常用的药物包括西地兰（心梗急性期禁用）、多巴酚丁胺、米力农、左西孟旦等。机械辅助强心的方法主要有主动脉内球囊反搏（intra-aortic balloon pump 或 intra-aortic balloon counterpulsation，IABP），少数情况可能会用到左心室、双心室辅助装置和体外膜氧和（extra corporeal membrane oxygenation，ECMO）。对于急性心梗造成的心源性休克，尽快开通冠脉行 PCI 或溶栓，才能有效提升心脏泵血功能。在容量管理方面，此类患者同时存在缺血和水肿的表现，其容量的管理尤为困难，需要行综合的血流动力学监测（如 PICCO，Swan-Gans 导管等）并结合氧代谢指标以确定平衡方向；另一方面，此类患者血压低，但往往同时存在全身血管阻力升高，缩血管药物的使用也存在争议，需要根据临床和血流动力学监测的结果调整。在缩血管药物的使用上，虽然在多巴胺和去甲肾上腺素之间，许多人通常选择使用多巴胺，且当患者对多巴胺反应不佳时才使用后者，但一些证据表明使用去甲肾上腺素的结局可能更好。新的国际指南正把去甲肾上腺素列为首选药物。

2. 交感电风暴：又称心律失常风暴，指的是一种心脏电活动不稳定的状态，以相对短时间内（一般为 24 小时）发生多次 VT（VT 风暴）或 VF（VF 风暴）为特征，大多数电风暴患者存在严重的基础结构性心脏病，而心脏结构正常的患者（如 Brugada 综合征或长 QT 综合征），较少被报道发生电风暴。这种心律失常需使用抗心律失常药物或装置相关疗法（除颤或抗心动过速起搏）来使其终止。

对于未植入植入式心律转复除颤器（ICD）的患者，电风暴有以下多种定义：① 24 小时内发生 2 次或更多次血流动力学稳定的室性快速性心律失常；② VT 终止后很快（5 分钟内）再次发作；③ 24 小时内，持续性和非持续性 VT 导致的室性异位搏动总数超过窦性搏动。

对于植入 ICD 的患者，广义的电风暴定义为 24 小时内因室性快速性心律失常需要 3 次或更多次适当的治疗（包括抗心动过速起搏或电击复律）。

电风暴的触发因素包括：①药物中毒；②电解质紊乱（即低钾血症和低镁血症）；③新发或加重的心力衰竭；④急性心肌缺血；⑤ QT 间期延长（可由药物中毒、电解质紊乱或诸如长 QT 综合征的潜在综合征引起）。

处理上，血流动力学不稳定的室性心律失常患者最初应按照高级心脏生命支持方案进行电复律。对于血流动力学稳定的电风暴患者，推荐静脉内使用胺碘酮作为初始抗心律失常药物，因为胺碘酮对于终止大多数室性心律失常的疗效很好。此外，由于室性快速性心律失常反复发作及除颤器频繁放电可导致肾上腺素能过度激活，一般推荐同时给予 β 受体阻滞剂治疗。

2. 并发症方面

1）凝血方面：患者入院第 3 天，查 PT 54.4s，APTT 大于 150s，输新鲜冰冻血浆 400ml，过程顺利。

2）贫血方面：监测患者血色素较前下降，便潜血（+），不除外应激致胃黏膜损伤及消耗，加用胃黏膜保护剂。入院第 5 天检测血红蛋白 87g/L，予同型红细胞 2U 静脉输注，纠正贫血。

3）感染方面：入院第 4 天患者体温较前升高，T_{max}38℃，轻度咳嗽，少量咳痰，双肺底少量细湿啰音，不除外院内肺部感染，加用头孢他啶抗感染治疗，5 天后体温降至正常。

4）胸腔积液：患者双侧大量胸腔积液，入院第 8 天行右侧胸腔穿刺引流，胸水淡红色，入院第 10 天行左侧胸腔穿刺引流，胸水淡红色，每日引流量 200 ～ 1000ml，后引流量减少拔除。

出院情况

患者精神、食欲好，自觉胸闷、喘憋明显好转，无不适主诉。入量/出量：866/1790ml。心电监护：BP 91/54mmHg，HR 58 次/分，R 23 次/分，SpO_2 99%（不吸氧时）。查体：神志清楚，双肺呼吸音粗，双下肺偶及少量湿性啰音。心律齐，心音低钝，各瓣膜听诊区未及病理性杂音。腹软，无压痛及反跳痛，肠鸣音 3 次/分，双下肢不肿。

出院诊断

1. 冠状动脉粥样硬化性心脏病
　　陈旧性心肌梗死
　　慢性心力衰竭急性加重
　　　　心功能Ⅳ级（NYHA 分级）
　　　　心源性休克
　　　　　肝淤血
　　　　　　肝功能异常
　　　　　　凝血功能异常
　　　　心脏扩大
　　　　心律失常
　　　　　阵发性心房颤动
　　　　　短阵房性心动过速
　　　　　短阵室性心动过速
　　　　　阵发性心室颤动
　　　　　心脏再同步化起搏器植入术后
　　　　继发性肺动脉高压
　　　　心肾综合征可能性大
　　　　　慢性肾功能不全急性加重
　　　　　　高钾血症
2. 肺部感染
3. 2 型糖尿病
4. 双下肢肌间静脉血栓
5. 高脂血症

出院医嘱

1. 心脏方面：限制入量 1500 ～ 2000ml/d，监测尿量 1500ml/d，每日监测体重，避免劳累、感染，保持大便通畅。呋塞米 40mg（2 片），每日 2 次，根据尿量情况增减；地高辛 0.125mg（半片），每日 1 次；曲美他嗪 20mg（1 片），每日 3 次；单硝酸异山梨酯 10mg（半片），每日 2 次；比索洛尔 10mg（2 片），每日 1 次；螺内酯 40mg（2 片），每日 1 次；胺碘酮 0.2g（1 片），每日 3 次；拜瑞妥 10mg（1 片），每日 1 次；心内科门诊随诊。

2. 糖尿病方面：规律糖尿病饮食，监测空腹 / 餐后 2h 血糖，继续来得时 12U 睡前皮下注射，门冬胰岛素 16U 三餐前皮下注射，内分泌科门诊随诊。

3. 如有不适，及时门诊、急诊就诊。

病例点评

患者老年男性，慢性病程，急性加重。临床主要表现为活动后胸闷19年，憋气6年，尿少3个月，加重3天。既往高脂血症、2型糖尿病、慢性肾功能不全病史，同时有冠心病、心功能不全。患者入室时神志清楚，轻度烦躁，四肢皮肤苍白、发凉，自觉口干，血压低（BP 88/55mmHg），尿量减少（20ml/h），同时动静脉二氧化碳分压差增大（10.1 mmHg），中心静脉血氧饱和度低（SvO$_2$ 32%），伴乳酸升高（Lac 5.9mmol/L），休克诊断明确；同时患者基础心脏病严重，床旁超声示心肌收缩力差（EF18%），心脏衰竭指标升高（NT-proBNP 105117pg/ml，cTnI 2.67μg/L），考虑心源性休克诊断明确。原因方面考虑慢性心力衰竭急性加重。分型方面，患者心肌收缩力减弱，心输出量减少，血压降低，脉搏细速，脉压差小，皮肤冷，少尿，考虑为冷休克。

治疗上，经过慎重评估患者容量状态后，给予强心、脱水减轻心脏负荷的治疗，患者的休克状态很快纠正。需要注意的是，我们并未因患者血压低就给予补液，相反，是在强心的基础上给予脱水治疗后患者休克纠正，症状缓解，血压上升。因为过高的容量负荷会加重心功能的恶化，导致心脏收缩乏力，CO下降，此时降低容量负荷反而可能改善心功能，提高CO，提高患者血压。

另一方面，患者入室后肝脏损害明显：转氨酶升高（ALT 2906U/L）、胆红素升高（TBil 53.0μmol/L，DBil 35.9μmol/L），结合病史，患者存在心源性休克，体循环淤血，CVP升高，右房、右室大，考虑肝淤血可能性大，予积极纠正休克后肝功能好转，转氨酶、胆红素恢复正常。肾脏方面：患者入室时Cr波动在200～300μmol/L，考虑和心功能不全、肾缺血有关，心脏情况调节稳定后，患者出院时Cr恢复正常，这也是心源性休克患者治疗成功的常见表现。

此患者治疗过程中突然出现反复的室速、室颤，一度险象环生，考虑交感风暴后，在电击治疗的基础上，给予胺碘酮和β受体阻滞治疗是至关重要的。

参 考 文 献

Califf RM，Bengtson JR，1994. Cardiogenic shock. N Engl J Med，330：1724.

Reynolds HR，Hochman JS，2008. Cardiogenic shock：current concepts and improving outcomes. Circulation，117：686.

患者男性，77岁，农民

主诉：反复憋气、下肢水肿10余年，加重4个月。

入院情况

患者近10余年无明显诱因出现活动后憋气，活动耐量减低，平地只能行走50～100米，否认发热、咳嗽、咳痰、盗汗、胸痛，就诊于当地医院查白蛋白低，B超示胸腔积液及腹腔积液，予以反复抽取积液，抽后积液增长迅速，积液性质不详，自述为渗出性改变，检查回报否认肿瘤性及结核性胸水。予中药对症治疗2个月，积液逐渐减少，憋气及水肿症状改善。8年前起每年劳累、受凉后可出现憋气，逐渐出现右下肢可凹性水肿，后水肿逐渐扩展至双侧，水肿平面最高可至大腿根处，B超示胸腹腔积液，多次住院予以输注白蛋白、对症利尿、中医治疗，症状均可缓解。

3个月前患者再次出现双下肢水肿，逐渐加重，2周前出现阴囊水肿。

就诊我院门诊，完善相关检查：

血常规：WBC 4.96×10^9/L，NEUT 3.82×10^9/L，RBC 4.17×10^{12}/L，HGB 133g/L，PLT 235×10^9/L。

肝肾功能：ALT 24U/L，TBil 7.7μmol/L，ALB 23g/L，Cr 51μmol/L，CK 242U/L，K^+ 3.5mmol/L。

腹部B超：腹腔积液。

胸部CT：双肺多发结核病变可能，部分陈旧；双肺多发小结节；双肺门及纵隔多个淋巴结，部分增大、部分钙化；心影增大，心包增厚；双侧胸腔积液，右侧为著；左侧胸膜钙化小结节。

1天前受凉后出现胸闷、咳嗽、咳痰，为黄痰，量多易咳出；同时出现恶心、呕吐，呕吐物为黄色液体，300～400ml；间断服用托拉塞米5mg利尿，近期服药频率逐渐增加至5mg，每日1次；病程中否认发热、盗汗，神志精神可，食欲尚可，大便1次/天，小便量少，每次30ml，一天3～4次，近期体重未见明显减轻。为进一步诊治，收入急诊科。

查体：T 37℃，P 83次/分，R 19次/分，BP 96/54mmHg，SpO_2 96%（未吸氧）。双侧角膜浑浊，左侧为重。颈静脉怒张，肝颈静脉回流征阳性。双肺呼吸音清，右下肺呼吸音低。心律绝对不齐，脉律不整，脉率小于心率，主动脉瓣区可疑心包叩击音，余各瓣膜听诊区未闻及病理性杂音。腹软无压痛，移动性浊音（＋），包皮高度水肿，阴囊液体20ml。

既往史

结核病史 60 年，未经过规律诊治及定期复查；房颤病史 3 年，未诊治及复查超声心动图；5 年前行胸部"皮下肿物"切除术，术后病理提示鳞状上皮原位癌。

入院诊断

1. 多浆膜腔积液原因待查
   结核性感染可能性大
2. 心房颤动

解析： 胸腔积液分析的首要步骤是判断胸腔积液是漏出液还是渗出液。漏出液主要是由胸内静水压和渗透压失衡导致的。而渗出液可由多种机制引起，包括感染、恶性肿瘤、免疫反应、淋巴管异常、非感染性炎症及创伤。据传统 Light 标准，只要满足下列 3 项标准中至少 1 项，该积液即被确定为渗出液：

1）胸腔积液蛋白质 / 血清蛋白质比值大于 0.5。

2）胸腔积液乳酸脱氢酶（LDH）/ 血清 LDH 比值大于 0.6。

3）胸腔积液乳酸脱氢酶（LDH）值超过实验室正常血清 LDH 值上限的 2/3。

另外，胸腔积液葡萄糖含量低［小于 60mg/dl（3.33mmol/L）］，或者胸腔积液葡萄糖 / 血清葡萄糖比值小于 0.5，则主要的鉴别诊断局限于类风湿性胸膜炎、结核性胸膜炎或其他感染、狼疮性胸膜炎、恶性积液及食管破裂。

而多浆膜腔积液同样需要考虑是漏出性还是渗出性，漏出性需要考虑静水压高，如心包缩窄等，或胶体渗透压下降，如低蛋白血症；渗出液则考虑可能为肿瘤、免疫病、结核活动等引起。

诊疗经过

患者入院后完善相关检查。

1. 常规检查

血常规：WBC 5.91×10^9/L，NEUT 4.94×10^9/L，RBC 4.02×10^{12}/L，HGB 129g/L，PLT 236×10^9/L。

尿常规 + 沉渣：UBG 66μmol/L，BAC 489.8/μL，WBC 阴性，NIT 阴性，PRO 少量（TRACE），BLD TRACE。

凝血功能：PT 13.4s，Fbg 4.14g/L，APTT 32.7s，D-Dimer 0.61mg/L。

血生化：ALT 14U/L，AST 33U/L，ALB 22g/L，TBil 6.9μmol/L，LD 234U/L，GGT 61U/L，PA 152mg/L，Cr 56μmol/L，Ca^{2+} 1.73mmol/L，K^+ 3.3mmol/L。

补体 2 项：C3 1.198g/L，C4 0.104g/L。

BNP：76ng/L。

病原学：（合格痰）抗酸染色阴性，结核 / 非结核分枝杆菌核酸测定阴性。

T-SOPT.TB（血）（A+B）0 FC/106PBMC。

2. 胸水方面

胸水常规：比重 1.011，细胞总数 $412×10^6/L$，白细胞总数 $91×10^6/L$，单核 $81×10^6/L$，黎氏试验阴性；胸水生化：TG 0.06mmol/L，Glu 6.8mmol/L，Cl^- 108mmol/L，TP 10g/L，ALB 8g/L，LDH 26U/L，ADA 52U/L。

T-SOPT.TB（胸水）（A+B）：0FC/106PBMC。

3. 影像学检查

胸水超声：右侧胸腔见液性暗区，定位处深约 10.2cm。

超声心动图：双房增大；下腔静脉增宽，吸气变化率 < 50%；室间隔运动不协调，呈抖动样；各瓣膜形态结构及启闭未见异常；符合缩窄性心包炎，局部心包增厚，少量心包积液，升主动脉增宽。

治疗经过

1. 结核方面

患者结核性缩窄性心包炎诊断明确，肺部影像学可见双上肺渗出性改变，入院后因患者体循环淤血明显。瘀血性肝脏一般比较脆弱，故抗结核方面应用对肝功能损伤小的药物，予异烟肼片 0.3g、乙胺丁醇片 0.75g、莫西沙星 0.4g、利福平 0.45g 每日 1 次口服。因胃肠道反应重，利福平调整为利福喷丁 0.45g，每周 2 次，同时加以利尿治疗，双下肢及腹腔积液明显减少。

同时心外科会诊：结核稳定后行心包剥离手术治疗。

解析：

结核缩窄性心包炎的诊断和治疗：

引起缩窄性心包炎体格检查、血流动力学和影像学表现的关键病理生理特征：心室间相互作用或相互依赖显著增强，心内压和胸内压关系脱节。绝大多数缩窄性心包炎患者体格检查显示颈静脉压（jugular venous pressure，JVP）升高。其他重要但不太常见的特征包括奇脉、Kussmaul 征、心包叩击音、水肿、腹水和（或）恶病质。超声心动显示"室间隔运动不协调，呈抖动样"为相对特异的表现。

对于新诊断为缩窄性心包炎、血流动力学稳定并且无慢性窄缩证据（没有恶病质、体重减轻、静息时心输出量减小、蛋白丢失性肠病所致低白蛋白血症和（或）慢性充血或心源性肝硬化所致肝功能受损的证据）的患者，可以先尝试保守治疗，先以治疗原发病为主，结核性的先抗结核治疗。心包切除术是慢性症状性缩窄性心包炎患者唯一的根治性治疗选择。内科治疗（应用利尿剂）可用作一种权宜治疗措施，可用于不适合进行外科手术的患者。虽然大多数患者在心包切除术后症状有显著的改善，但是围术期并发症发病率和死亡率也很高。

2. 房颤方面

与家属及患者多次沟通，因患者依从性较差，未能定期检测 INR，暂不予抗凝治疗，嘱患者定期复查超声心动图。

出院情况

患者诉近期无特殊不适，食欲减退较前改善不明显。查体：BP 105/60mmHg，SpO$_2$ 96%（未吸氧），心律绝对不齐，心室率波动于 90～120 次 / 分，双侧角膜浑浊，左侧为重；颈静脉怒张，双肺呼吸音清，未闻及干湿啰音；肝颈静脉回流征阳性，移动性浊音阴性；双下肢不肿。

出院诊断

1. 结核性缩窄性心包炎
   多浆膜腔积液
2. 持续性心房颤动

出院医嘱

1. 健康饮食，注意休息，避免着凉，适当活动。
2. 结核病方面：继续口服异烟肼片 0.3g、乙胺丁醇片 0.75g、莫西沙星 0.4g，每天一次；利福喷丁胶囊 0.45g 每周两次（周三、周六），定期监测肝肾功能，注意药物相关副作用，当地结核病医院随诊。
3. 缩窄性心包炎方面：继续口服呋塞米片 20mg，螺内酯片 20mg 每天两次利尿；氯化钾缓释片 1.0g，每天三次补钾；口服多潘立酮 10mg 每天三次（餐前服用）辅助消化。定期测量体重；定期复查血钾，警惕电解质紊乱。定期测量肘静脉压，心外科门诊随诊，决定手术相关事宜。
4. 患者持续性房颤，目前暂未发现血栓；因患者依从性差，不能定期监测凝血，暂不加用抗凝药物；警惕相关栓塞事件，定期复查超声心动图，如有不适，及时心内科门诊、急诊就诊。
5. 如出现不适门诊、急诊就诊。

病例点评

患者老年男性，慢性病程。临床主要特点：① 患者结核病史，隐匿起病，反复活动后憋气，双下肢水肿，胸腹腔积液；② 利尿剂治疗有效；③ 外院检查提示低蛋白血症，影像学提示双肺多发结核病灶。

原发病病因方面需要考虑：

1）感染：患者隐匿起病，病史漫长；居住环境艰苦，工作劳累；同时患者有结核病史 60 年，未经规律诊治，影像学提示双肺结核病灶，感染方面首先考虑结核。结核全身感染和结核性胸膜炎都可解释患者的发病情况。结核感染的临床表现取决于结核细菌的数量及宿主的健康状况。该患者病程中反复出现积液，考虑患者健康状况不佳，CT 示在陈旧性结核基础上可见新鲜渗出性表现，不除外开放性结核，此时应积极留取痰抗酸染色，此类患者一旦发现抗酸染色阳性，需及时转诊至传染病医院。

2）肿瘤：癌性胸腹腔积液进展一般迅速，恶性程度高，致死率强。患者慢性病程，病程长，且身体无慢性消耗性表现，故癌症方面可能性不大。

3）免疫疾病：患者自身抗体阴性，无多系统受累症状，也无口腔溃疡、雷诺现象、面部红斑等表现。

需要注意的是，此患者入室查体时颈静脉怒张明显，肝颈静脉回流征阳性，为慢性缩窄性心包炎的诊断提供了重大线索，结合双下肢水肿、有结核的重大嫌疑，应考虑结核性缩窄性心包炎引起的多浆膜腔积液的可能性。缩窄性心包炎患者的超声心动图可能提示室间隔运动不协调，室间隔抖动样改变，具有特征性。本病例提示我们，在发现多浆膜腔积液时，除了常规筛查感染、肿瘤、免疫性疾病以及能导致低蛋白的肝肾疾病外，临床医生还必须要警惕机械性问题如缩窄性心包炎（行心包切除术来治疗）、心包填塞（行心包积液引流治疗）以及限制型心肌病。

参 考 文 献

Adler Y，Charron P，Imazio M，et al，2015. ESC Guidelines for the diagnosis and management of pericardial diseases：The Task Force for the Diagnosis and Management of Pericardial Diseases of the European Society of Cardiology（ESC）Endorsed by：The European Association for Cardio-Thoracic Surgery（EACTS）. Eur Heart J，36：2921.

Troughton RW，Asher CR，Klein AL，2004. Pericarditis. Lancet 2004，363：717.

12 心肌淀粉样变

患者男性，64 岁

主诉：胸闷、憋气半个月。

入院情况

患者半个月前因痔疮于外院住院时出现胸闷、憋气，平卧时加重，偶有夜间阵发性呼吸困难。伴尿量减少，每日约 400ml，双下肢、阴囊部可凹性水肿。无胸痛及肩背痛，无发热，无咳嗽、咳痰及咯血。

外院查血生化：ALB 20.9g/L，余肝功能正常。

肿瘤指标：AFP、CA19-9、CA153、CEA、PSA 正常。

心肌酶：cTnT 1.918μg/ml，NT-proBNP 4374pg/ml。

心电图：较既往心电图无动态变化。

下肢静脉超声：皮下水肿。

心脏超声：左房增大，室壁运动节段性异常，EF 62%，心肌病变。

予输入血白蛋白及利尿治疗，患者胸闷、憋气好转，每日尿量约 1200ml，水肿减轻，复查 ALB 31.9g/L，NT-proBNP 1473 pg/ml。但患者持续血压偏低，最低 60/40mmHg，给予多巴胺静脉泵入（具体用量不详），经 120 转入我院。

入院查体：T 35.5℃，HR 118 次 / 分，R 15 次 / 分，BP 75/57mmHg，SpO_2 99%。神清语利，查体合作。颈静脉无怒张，双肺呼吸音清，未闻及啰音，心律齐，腹软无压痛，双下肢轻度可凹性水肿。

因患者循环系统不稳定，病情危重，收入 EICU 治疗。发病以来，患者神清，精神差，小便如上述，大便约 1 次 /2 天，睡眠差，体重无显著变化。

既往史

2014 年 4 月因脑出血遗留左侧肢体无力、癫痫，经康复训练后现生活可自理，长期口服奥卡西平（0.15g，bid）、德巴金（1 片，bid），近半年未发作癫痫。

2015 年 5 月因心肌梗死行冠状动脉介入治疗（PCI），于前降支、回旋支各放入 1 枚支架，术后口服阿司匹林 1 年，口服波立维至今，同时发现甲状腺功能减低，现口服优甲乐（100μg，qd）。

发现低蛋白血症 1 年余，病因不详。

痔疮病史 8 年。

入院诊断

1. 休克原因待查
   低血容量休克?
   心源性休克?
      心肌病变
2. 冠状动脉粥样硬化性心脏病
   冠脉支架术后
3. 陈旧性脑出血
   继发性癫痫
4. 甲状腺功能减低
5. 低蛋白血症
6. 痔疮

解析：心肌病为与心功能不全有关的心肌疾病。根据解剖学和生理学，分为以下类型：

1）肥厚型心肌病（hypertrophic cardiomyopathy，HCM）

2）扩张型心肌病（dilated cardiomyopathy，DCM）

3）限制型心肌病（restrictive cardiomyopathy，RCM）

4）致心律失常性右心室心肌病 / 发育不良（arrhythmogenc right ventricular cardiomyopathy，ARVC/D）

5）未分类的心肌病

心肌病变又可以按照原因分为两组：原发性心肌病（主要累及心脏）和继发性心肌病（伴有其他器官系统受累）。

原发性心肌病又被进一步分为遗传性、获得性和混合性心肌病。遗传性心肌病包括HCM、ARVC/D、左心室心肌致密化不全、PRKAG2 和 Danon 糖原累积病、传导缺陷、线粒体肌病以及离子通道病。获得性心肌病包括心肌炎、应激性心肌病（章鱼壶心肌病）、围生期心肌病、心动过速性心肌病、胰岛素依赖型糖尿病母亲的婴儿所患的心肌病。混合性心肌病包括 DCM 和 RCM。

心肌病表型的识别主要依靠超声心动图评估。在大部分情况下，二维和多普勒超声心动图可明确心脏的解剖学和功能特征，这些特征对 DCM、HCM、ARVC 及 RCM 有诊断意义。

DCM 的特点是左心室腔扩大（心室腔的形状趋向于变为更不像卵圆形，而更接近于球形），心室壁的厚度正常或下降，室壁增厚不良和（或）心内膜向内的收缩运动减弱。常见病因包括病毒感染和基因突变。冠状动脉疾病和心脏瓣膜病通常被称为"缺血性心肌病"或"瓣膜性心肌病"，也会导致心室扩大，但按照现行的 AHA/ESC 分类系统，它们不属于心肌病的范畴。

HCM 的特点是有伴左心室肥大，偶尔可伴右心室肥大，HCM 患者的左心室容量正常或下降，通常存在舒张功能障碍。在约 1/4 的患者中，存在跨阻塞区域的收缩期压力梯度（肥厚梗阻），HCM 是由多种基因突变引起的一种临床异质性疾病。左心室肥厚最常见的继发原因是高血压和主动脉瓣狭窄。但按照现行的 AHA/ESC 分类系统，它们不属于心肌病的范畴。

限制型心肌病(RCM)的特点是心室未扩张且未肥厚(未增厚),但有心室充盈受损(舒张期经二尖瓣的血流速度异常),通常双侧心房中度至明显增大(继发于心房压的增加)。RCM 的病因可被分类为家族性非浸润性疾病、浸润性疾病(如淀粉样变性)、累积病(如Fabry 病)和其他疾病(如糖尿病性心肌病、硬皮病、心内膜心肌纤维化)。

诊疗经过

1. 循环方面

入院后留置深静脉,持续去甲肾上腺素泵入维持循环,BP 100/60mmHg[去甲肾上腺素 0.2 ～ 1μg/(kg·min)],维持 CVP 8 ～ 10mmHg。

患者无发热,查血象略高,PCT 小于 0.5ng/ml,经扩容后无容量反应性,无感染灶,排除分布性休克。病史中无恶心、呕吐,无腹泻,不存在有效血容量的体外丢失和体内丢失,排除低血容量性休克。患者无梗阻性因素,不考虑梗阻性休克。

考虑患者心源性休克可能性大,入院后予地高辛(0.25mg, qd)口服强心治疗,加用多巴酚丁胺 5μg/(kg·min)泵入,患者血压逐渐上升,逐渐减停去甲肾上腺素。入院第 4 天逐渐减停多巴酚丁胺,患者心率在 80 次 / 分左右,血压 90/60mmHg 左右,意识状态、皮温、乳酸正常,每日尿量在 1500ml 左右,入量在 1500ml 左右。

2. 心脏方面

结合既往有心肌梗死、PCI 病史,入院后加用拜阿司匹林(0.1g, qd)、氯吡咯雷(75mg, qd)抗血小板聚集,美托洛尔(47.5mg, qd)。

心脏彩超:左室增厚心肌回声增强,EF 55%,浸润性心肌病可能性大。

血清免疫固定电泳(IgA+G+M):IgG λ 型 M 蛋白阳性(+)。

尿免疫固定电泳 3 项:M Pro. 阳性(+)。

血液科会诊:①建议完善 24 小时尿 λ(备注尿量),血游离轻链,IgD 定量 + 电泳,全身 DWI 或中轴 X 线。②舌体 + 齿龈 + 腹壁脂肪活检。③骨穿 + 活检。④交代猝死风险。

心内科会诊:诊断心肌淀粉样变明确,洋地黄禁用。

立即停用地高辛。

患者考虑后拒绝进一步行血液科相关检查。

解析: 淀粉样变是由多种蛋白质的低分子量亚单位组成的原纤维在细胞外组织发生沉积造成的。淀粉样变有几种主要的形式。常见的淀粉样变性的主要类型包括淀粉样轻链蛋白(amyloid protein)型(AL 型,原发性)和淀粉样 A 蛋白(amyloid protein A)型(AA型,继发性)。临床上淀粉样变性的其他主要形式包括透析相关性淀粉样变性(β-2 微球蛋白的原纤维沉积)、遗传性淀粉样变性、年龄相关性系统性淀粉样变性以及器官特异性淀粉样变性。

原发性 AL 型淀粉样变性由浆细胞病引起,是由来源于免疫球蛋白轻链片段的蛋白质发生沉积所致。95% 以上受累患者中可通过免疫固定电泳和血清游离轻链(free light chains, FLC)测定检测出尿液和(或)血清中存在单克隆蛋白。可与多发性骨髓瘤并发。AL 型淀粉样变性是一种系统性疾病,可表现出多种症状或体征,巨舌或牙齿压痕导致的舌侧面呈扇贝形是AL淀粉样变的典型特征,还可以出现大量蛋白尿(通常在肾病范围内)、水肿、肝脾肿大以及腕管综合征。皮下脂肪的浸润通常无症状,但此部位方便活检。心脏受累可导致心脏收缩或舒张功能障碍,以及出现心力衰竭的症状。心脏受累时可出现的其他表现包括心律失常或心脏传导阻滞所致的晕厥,以及冠状动脉中淀粉样蛋白沉积导致的心绞痛或梗死。心肌淀粉样变性多见于AL型淀粉样变性。

继发性(AA型)淀粉样变性是慢性疾病的潜在并发症,这些慢性活动性或反复发作性炎症导致血清淀粉样蛋白A的产生,它是一种急性期反应物,可形成淀粉样沉积物。如类风湿关节炎(rheumatoid arthritis,RA)、脊柱关节病或炎症性肠病、慢性感染以及家族遗传性周期性发热综合征。最常见的受累器官系统是肾脏(约80%),也可见到心脏和其他器官受累。

3. 内分泌方面

甲状腺激素:TSH3 11.945μIU/ml,FT4 1.274ng/dl,T3 0.805ng/ml,T4 7.67μg/dl,FT3 2.85pg/ml,结合既往有甲减病史,加量优甲乐为125μg,qd。

完善检查:ACTH 151.0pg/ml,血总皮质醇F 28.98μg/dl,考虑患者皮质功能减退,加用氢化可的松琥珀酸钠(100mg,qd),3天后改为泼尼松龙(30mg,qd)口服。

解析:

淀粉样变的治疗:不同类型淀粉样变性的治疗随原纤维产生原因的不同而不同。例如,AL型淀粉样变性的治疗目的是控制浆细胞病,方法包括高剂量美法仑加自体造血干细胞移植,或使用美法仑/地塞米松治疗;AA型淀粉样变性的治疗目的是控制基础感染或炎症性疾病;而对于透析相关性淀粉样变性患者,则要改变透析模式或者考虑进行肾移植。

预后:AL型淀粉样变性的预后根据器官受累的性质、数量和程度不同而有很大差异,累及心脏(cTnT或NT-proBNP升高)的患者预后差。患者的中位生存期可能短至4~6个月,感染和心脏或肝脏功能衰竭是导致死亡的主要原因。有研究发现,心力衰竭占死亡原因的51%,而肾衰竭和感染各占15%。

因淀粉样变心脏受累伴心源性休克,患者预后不佳(生存期<6个月),患者家属为减轻患者痛苦,拒绝行骨穿及其他进一步检查,要求对症支持治疗。

出院情况

患者一般情况好,无胸闷、憋气症状,无腹痛、腹泻等不适,大小便正常。查体:T 36.0℃,HR 78次/分,R 15次/分,BP 95/55mmHg,SpO₂ 99%。神清语利,查体合作,双肺呼吸音清,未及明显啰音,心律齐,腹软无压痛。双下肢无明显水肿。

出院诊断

1. 心源性休克

   心肌淀粉样变
2. 冠状动脉粥样硬化性心脏病

冠脉支架术后

3. 甲状腺功能减低

4. 肾上腺皮质功能减退

5. 陈旧性脑出血

癫痫

6. 痔疮

7. 高脂血症

出院医嘱

1. 加强营养，避免受凉感冒、避免情绪激动，保持二便通常。

2. 床上适当活动，避免劳累，血液科、心内科门诊随诊。

3. 内分泌科门诊复诊调整激素用量。

4. 若出现胸闷、憋气、排尿不畅等不适，及时就诊。

病例点评

患者主诉胸闷、憋气，病史中有少尿、低血压的表现，结合其全身水肿、静脉系统高压表现，考虑患者诊断为"休克原因待查，心源性休克可能性大"。需要除外心包填塞导致的梗阻性休克，但患者心脏超声未发现心包积液，不支持该诊断。心源性休克的主要特点为低心输出量伴有中心静脉压显著升高和颈静脉怒张，合并容量不足时，静脉怒张可不明显。此型休克多继发于心脏疾病进行性恶化或急性心脏病变（急性心肌梗死、心瓣膜或室间隔破裂等）、心动过缓和心律不齐导致的心脏舒缩功能异常、回心血量减少和心输出量降低。此患者既往有心肌梗死病史，有心肌酶增高，心脏彩超提示节段性室壁运动异常，需要考虑心肌梗死引起的缺血性心肌病加重导致心源性休克，但患者心室不大，EF值下降不明显，不符合缺血性心肌病导致的心脏扩张改变。而患者入EICU后超声提示"左室增厚心肌回声增强，考虑浸润性心肌病可能性大"，符合限制型心肌病的表现，加之患者血、尿中都检测到M蛋白，诊断考虑AL型淀粉样变性心肌受累。此患者虽经支持治疗，心源性休克缓解，但心肌淀粉样变患者治疗效果差，禁忌多，远期预后不良。

参 考 文 献

Arbustini E，Narula N，Dec GW，et al，2013. The MOGE（S）classification for a phenotype-genotype nomenclature of cardiomyopathy: endorsed by the World Heart Federation. J Am Coll Cardiol，62：2046.

13 黄甲综合征

患者男性，66 岁

主诉：全身水肿 2 年，加重伴胸闷 3 个月。

入院情况

2 年前患者无明显诱因出现双下肢可凹性水肿，左侧为著，夜间可平卧，活动耐量可。后水肿逐渐加重，并向上蔓延至颜面部，晨起眼睑水肿明显，当地医院予"中药"及口服托拉塞米治疗（剂量不详），自觉水肿较前好转。

1 个月前患者停用托拉塞米，2 周后感全身水肿加重并出现蹲位胸闷，偶有干咳，无胸痛、心悸，夜间可平卧，活动耐量大致如前，就诊于外院。

血常规、尿常规、便常规、肝肾功能、凝血功能、腹盆 CT、痰抗酸染色均未见显著异常。

胸部 CT 提示"右侧胸腔积液伴右肺中下叶肺膨胀不全，右肺散在钙化灶，冠状动脉、主动脉壁多发钙化灶"。

行胸腔穿刺引流术，引出黄色微混浊液体 2000ml，胸水总细胞数 2200/μl，白细胞数 1210/μl（多核细胞 2%，单核细胞 98%），总蛋白 38.5g/L（血清总蛋白 58.9g/L），LDH 107.0U/L（血清 LDH 121.1U/L），CA125 2656U/ml（血清 CA125 119.8U/ml），CEA 3.08μg/L（血清 CEA 6.13μg/L），ADA 5.5U/L（血清 ADA 未查）。胸水中未见瘤细胞。

予以利尿治疗，患者仍有全身水肿，蹲起时胸闷感较前无明显好转，为进一步诊治经急诊收入综合病房。

发病以来，否认光过敏、皮疹、关节痛、脱发等，精神饮食睡眠可，二便如常，体重无明显变化。

入院查体：T 36.4℃，R 20 次 / 分，HR 115 次 / 分，BP 141/84mmHg，SpO$_2$ 96%（未吸氧）。面部轻度水肿，右侧触觉语颤减低，叩诊浊音，无胸膜摩擦感；双肺呼吸音清，右肺呼吸音低，未闻及干湿啰音。心腹查体阴性。双下肢非可凹性水肿，皮肤粗糙，可疑象皮肿，左右大致对称，双手水肿，双手指甲黄染。

既往史

外院诊断"冠心病"7 年，3 年前行造影提示前降支、右冠狭窄（最大 60%），未行介入治疗，服用阿司匹林、氢氯吡格雷、阿托伐他汀治疗至今。2 年前诊断重度睡眠呼吸暂停综合征。

入院诊断

1. 全身水肿、右侧胸腔积液待查
2. 冠状动脉粥样硬化性心脏病
    左前降支、右冠状动脉双支病变
    心功能 I 级
3. 睡眠呼吸暂停综合征（重度）

解析： 患者为老年男性，慢性病程，主要表现为全身水肿 2 年，加重伴胸闷 3 个月，胸部影像学提示"右侧胸腔积液，右肺中下叶不张，右肺散在钙化灶，心包积液"，胸水检查提示渗出性改变，白细胞数 1210/μl，以单核细胞为主，未见瘤细胞。因此患者入院诊断考虑：右侧胸腔积液待查。胸腔积液分为渗出液及漏出液。根据 Light 标准，胸腔积液检查满足下列 3 条≥ 1 条者，可诊断为渗出性胸腔积液：①胸水总蛋白 / 血清总蛋白 > 0.5；②胸水 LDH/ 血清 LDH > 0.6；③胸水 LDH > 2/3 倍血清 LDH 正常值上限。该患者满足①②，结合胸水蛋白定性（+）、细胞数较多等特征，可诊断为渗出性胸腔积液。患者目前胸腔积液定性为单侧渗出性胸腔积液，可能的病因有：

1）结核性胸腔积液。结核性胸腔积液为单侧渗出性胸腔积液最常见的病因。患者胸水检查白细胞数轻度增多，以单核细胞为主（98%），胸部影像学提示右肺散在钙化灶，不排除陈旧结核灶的可能，综合考虑结核可能性大；但患者起病以来无低热、盗汗、乏力等消耗表现，胸水腺苷脱氨酶（ADA）水平正常，1 次痰抗酸染色阴性，为不支持点。入院后可考虑可完善 PPD、T-SPOT.TB 等基础筛查，积极诱导排痰行抗酸染色，重复胸腔穿刺留取胸水行抗酸染色 + 胸水 ADA/ 血清 ADA 检查。若其胸水 ADA/ 血清 ADA > 1，对于结核有重要诊断意义。

2）恶性胸腔积液（malignant pleural effusion，MPE）。患者既往有长期大量吸烟史，血清肿瘤标志物 CA125、CEA 升高，胸水 CA125 显著升高超过正常值上限近 70 倍，胸水 CA125/ 血清 CA125 ≫ 1，肿瘤不能除外。据报道，胸水 CA125 升高 > 35U/ml 对于鉴别结核性胸腔积液与 MPE 有提示意义，特异度达 90%；胸水 CEA > 20ng/ml 或胸水 CA125/ 血清 CA125 > 1 对于诊断 MPE 特异度达 70% ~ 80%，均提示患者可能为 MPE。但患者起病以来消耗症状轻，胸部影像学未有提示肿瘤灶的相关证据，胸水细胞学未见瘤细胞，为不支持点。可积极诱导排痰查瘤细胞，重复胸腔穿刺留取胸水行细胞学检查。

3）系统性疾病。系统性疾病所致胸腔积液多为双侧对称，该患者为单侧胸腔积液，单纯系统性疾病难以解释疾病全貌。但结合患者全身水肿 2 年及影像学提示心包积液，需排查是否合并系统性疾病的情况。

漏出性水肿方面：①心源性水肿：患者既往有冠心病史，且水肿起自下肢并向上蔓延，心源性水肿不能除外；但患者晨起水肿加重，夜间可平卧，活动耐量可，叩诊心界不大，为不支持点。②肾源性水肿：患者既往无肾脏基础疾病，无夜尿增多、尿量及性状改变史，外院查肾功能、尿常规无异常，腹部 CT 未提示肾脏异常，暂不支持肾源性水肿。③其他：患者白蛋白水平正常，不支持低白蛋白性水肿；既往无肝脏疾病史，查体未见皮肤黄染、肝脏肿大等体征，外院查肝功能正常，不支持肝源性水肿。

渗出性水肿方面：患者查体双下肢皮肤粗糙，可疑象皮肿，需考虑是否有渗出性水肿。①内分泌代谢性疾病，如甲亢、甲减均可出现黏液性水肿，但查体甲状腺不大，未闻及杂音，为不支持点。②结缔组织病，如系统性红斑狼疮、类风湿关节炎均可出现水肿、浆膜腔积液，但目前患者暂无皮疹、关节痛等症状及其他多系统受累证据，目前暂不考虑。

诊疗经过

患者入院后完善相关检查。

1. 常规检查

血常规：WBC 6.78×10^9/L，HGB 158g/L，PLT 158×10^9/L。

尿常规：尿蛋白 TRACEg/L。

便常规：大致正常。

肝肾功能、心肌酶、NT-proBNP：未见异常。

炎症指标：Fer（铁蛋白）39ng/ml，ESR 4mm/h，hsCRP 2.49mg/L。

血肿瘤标志物：AFP、CEA、CA125、CA19-9、CA242、CA72-4、CA15-3、非小细胞肺癌标志物 Cyfra211、TPS、NSE、前列腺特癌筛查指标 PSA-T、PSA-F、鳞状细胞癌抗原（SCCAg）均正常。

入院后给予患者完善胸腔穿刺＋置管。

胸水常规：外观黄色微浊，细胞总数 180×10^6/L，白细胞总数 80×10^6/L，单核细胞 65×10^6/L，多核细胞 15×10^6/L，黎氏试验阳性，比重 1.021。

胸水生化：TP 33g/L，ADA 4.2U/L，ALB 27g/L，LD 90U/L，Glu 5.9mmol/L，TC 0.86mmol/L，TG 0.08mmol/L，Cl^- 114mmol/L。

血生化：TP 54g/L，TC 1.67mmol/L，ALB 38g/L，LD 182U/L，ADA 5.4U/L，TG 0.67mmol/L。

胸水肿瘤标志物：CEA 3.2ng/ml，CA125 1549.0U/ml。

血肿瘤标志物：CEA 8.11ng/ml，CA125 64.4U/ml。

乳糜试验：（＋）。

胸水中未见肿瘤细胞。

反复查体发现患者双手指甲黄染，甲根月牙消失，经皮肤科会诊后考虑黄甲综合征可能性大。黄甲综合征经典指甲表现见图 13.1。

予呋塞米（60mg，qd）利尿治疗，患者水肿逐渐消退。

解析：黄甲综合征（yellow nail syndrome，YNS）是一种系统性淋巴回流障碍性疾病，又称慢性遗传性淋巴水肿，具体原因不清，好发于中老年人，其特点是三联征：淋巴水肿（非指凹性水肿，多发生于下肢，也可累及上肢及面部）；呼吸系统异常（胸腔积液、支气管扩张及慢性鼻窦炎等）；无甲小皮和甲弧影的生长缓慢的黄甲。甲逐渐增厚、变得不透明和弯曲，并丧失甲弧影和甲小皮。也可出现甲周组织肿胀和甲剥离。其胸水多为总蛋白较高，类似于渗出性胸水，但 LDH 及胆固醇表现为漏出性改变。部分患者淋巴管显像可有异常。原发 YNS 罕见，可能为常染色体显性遗传或常染色体隐性遗传；YNS多为继发性，常见继发因素包括：恶性肿瘤、结核病、结缔组织病、甲状腺疾病、糖尿病、睡眠呼吸暂停综合征（obstructive sleep apnea hypopnea syndrome，OSAHS）、肾病综合征、血色病等。诊断主要依靠临床表现，大部分患者均有指甲异常。治疗方面若伴有呼吸道感染需对症抗炎，若有胸水对症处理即可。此患者甲色黄，甲根月牙消失，有全身水肿，且胸水结果符合黄甲综合征表现，考虑诊断此病可能性大。

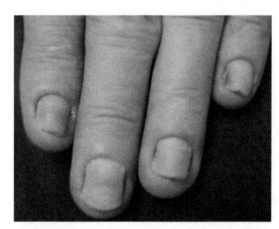

图13.1　黄甲综合征经典指甲表现（图片来源：UpToDate）

2. 筛查继发因素

肿瘤方面：免疫球蛋白，血清蛋白电泳，血清免疫固定电泳，血清游离轻链均阴性。

结核方面：PPD试验阴性，T-SPOT.TB（血）：MLC+IFN（A+B）0 SFCs/10^{6}PBMC；TB-SPOT（胸水）：MLC+IFN（A+B）0 SFCs/10^{6}PBMC。

免疫方面：ANA、ANCA、ENA阴性。

甲状腺疾病方面：TSH，T3，T4均正常，A-TPO 67.06IU/ml，A-Tg 18.21IU/ml。

糖尿病方面：HbA1c 5.0%，GH 0.1ng/ml，IGF1 134ng/ml。

肾病综合征方面：24h尿蛋白0.11g。

呼吸睡眠暂停综合征方面：中度暂停，重度低氧。

3. 影像学检查

双上下肢深静脉B超：未见明显血栓形成。

心脏超声：主动脉瓣退行性变，轻度主动脉瓣关闭不全，微量心包积液。

喉镜：鼻中隔偏曲，双侧鼻腔可见少量黏涕，双侧中鼻道未见明确新生物；鼻咽部黏膜光滑，悬雍垂较长，肥厚；双侧声带表面光滑，运动对称，闭合严；声门下阴性，双侧梨状窝阴性；Muller试验：口咽平面吸气较平静呼吸时面积缩小约70%。

出院情况

患者一般情况良好，无咳嗽、咳痰，无胸痛、气促等不适，活动耐量可，夜间可平卧。查体：神志清、精神好，双肺呼吸音清，右肺呼吸音低，未闻及干湿啰音。心腹查体阴性，双下肢无水肿。

出院诊断

1. 黄甲综合征可能性大
2. 睡眠呼吸暂停综合征（中度暂停，重度低氧）
3. 冠状动脉粥样硬化性心脏病
   双支病变（LAD，RCA）
4. 高脂血症

出院医嘱

1. 继续服用呋塞米 60mg/d（早 40mg，下午 20mg）利尿消肿治疗。
2. 冠心病方面，继续服用拜阿司匹林 0.1g（1 片），每日 1 次；氯吡格雷 75mg（1 片），每日 1 次；美托洛尔 6.25mg（1/4 片），每日 2 次；阿乐 20mg（2 片），每晚 1 次治疗，心内科门诊随诊。
3. 完善全身淋巴管造影检查，呼吸内科门诊随诊。

病例点评

患者老年男性，慢性病程，主要表现为全身水肿进行性加重伴胸闷，影像学提示右侧胸腔积液、右肺散在钙化灶、心包积液，外院胸水检查提示为渗出性，白细胞中以单核细胞为主，未见瘤细胞。常见诊断包括结核、肿瘤及系统性疾病。后经过仔细查体发现双手指甲黄染，考虑患者为 YNS 的常见发病人群，有黄甲、淋巴水肿及慢性胸腔积液三联征。且胸水常规特点为细胞数不多，生化方面总蛋白水平较高，但胆固醇及 LDH 水平不高。遂考虑 YNS。在筛查继发因素方面，最终考虑睡眠呼吸暂停引起 YNS 可能性大。

胸闷、水肿均为急诊科常见症状，胸腔积液也常需鉴别诊断分析。除了感染、免疫、肿瘤等常见病外，当患者有非常规表现时，不能简单用"不典型表现"一概解释，而需仔细查体，拓宽思路，探明究竟。此患者虽不是急症，但为胸腔积液的分析诊断做了一个好的示例。

参 考 文 献

Fabien Maldonado，Jay HR，2009. Yellow nail syndrome. Current Opinion in Pulmonary Medicine，15：371-75.

14 肺动静脉畸形

患者女性，32 岁

主诉：咯血 5 天。

入院情况

患者 5 天前无诱因突发咯血，色鲜红，量较少，共咯血 4～5 口，每次约 10ml，立即前往医院就诊。完善检查：血常规：WBC $9.45×10^9$/L，RBC $5.31×10^{12}$/L，HGB 151g/L，PLT $179×10^9$/L；肺部 CT：右肺中上叶、双肺下叶可见片状、斑片状模糊影，双肺散在索条影，右支气管内见少许软组织影，考虑血块可能性大。

转入我院急诊继续治疗。在就诊过程中再次咯血，达 10 次以上，量较前增多，约 10～50ml/次，伴有胸闷、憋气，呼吸困难进行性加重，测 BP 119/73mmHg，HR126 次/分，R49 次/分，$SpO_2$83%（未吸氧），遂收入抢救室。入抢救室后予以监护、吸氧、止血、左氧氟沙星抗感染，并立即完善胸主动脉 CTA，考虑左下肺存在肺动静脉瘘（图 14.1），胸外科会诊建议介入栓塞治疗，家属拒绝，故暂予内科保守治疗。患者入抢救室后仍有间断咯血，量少，多为痰中带血丝，指氧进行性下降，最低至 86%，逐渐升高氧疗条件（由鼻导管升至储氧面罩）方可维持 95% 以上，再次同家属交代病情及介入治疗的必要性，家属同意介入栓塞治疗，故行胸支气管动脉造影 + 栓塞术，术中见肺动静脉瘘形成，予以栓塞止血，术后继续给予心电监护及抗感染等治疗。患者未再出现大咯血，监测 HGB 稳定在 120g/L 左右，指氧维持在 93%～97%（鼻导管吸氧 3L/min），病情稳定，遂转入急诊综合病房继续治疗。患者发病以来，饮食、睡眠可，二便正常，体重无明显变化。

入院诊断

咯血

　肺动静脉畸形

　介入栓塞术后

　　Ⅰ型呼吸衰竭

　肺部感染

解析：肺动静脉畸形（pulmonary arteriovenous malformation，PAVM）是肺静脉及动脉间的异常交通。肺动静脉畸形又被称为肺动静脉瘘、肺动静脉瘤、肺海绵状血管瘤以及肺毛细血管扩张。虽然 PAVM 在临床上不常见，但在常见肺部问题（包括低氧血症、肺结节及咯血）的鉴别诊断中，PAVM 是一个重要的考虑。由 PAVM 导致的症状和体征

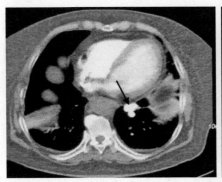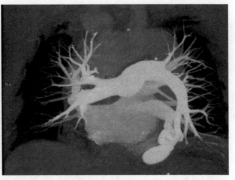

图 14.1 患者主动脉 CTA 结果

包括：呼吸困难、咯血和直立性低氧血症。根据相关统计，80%～90% 的 PAVM 病例与遗传性出血性毛细血管扩张症（hereditary hemorrhagic telangiectasia，HHT）有关，为先天性。与 PAVM 有关的症状通常在 30～59 岁出现。而 HHT 的症状（如由鼻毛细血管扩张导致的鼻出血或皮肤上的毛细血管扩张表现，常在 20 岁之前出现。PAVM 的咯血可能是大量的，好发于妊娠后期。据推测，在妊娠期间，血容量、心输出量及血管膨胀性的增加均可使 PAVM 恶化，这些都可使经过 PAVM 的血流量增加。这在晚期妊娠时尤其可能出现。

PAVM 患者最常见的体征是皮肤及黏膜的毛细血管扩张，这是由潜在的 HHT 导致的。它们通常是扁平的或略呈丘疹型，红宝石色，直径为 1～3mm，且与周围皮肤的分界清楚。此外，压之易变白，最常位于面部、舌、双唇和双侧上肢的远端。

大多数有 PAVM 症状的患者，胸片检查结果异常。在传统胸片上，典型的 PAVM 有如下特征：①圆形或卵圆形密度均匀的肿块；②边界清楚；③偶尔分叶；④直径通常为 1～5cm，偶尔可达 9～10cm；⑤在有多发性 PAVM 的患者中，病变通常有 2～8 个；⑥线状阴影代表供血血管，这些血管的直径通常为 4～7mm，动脉从肺门发出，静脉朝向左心房。

CT 对检测 PAVM 比传统的胸片更敏感。CT 可识别几乎所有的 PAVM。偶尔需进行肺血管造影来确定诊断。

诊疗经过

患者入院后完善相关检查。

1. 常规检查

血常规：WBC $7.95×10^9$/L，RBC $4.42×10^{12}$/L，HGB 123g/L，PLT $171×10^9$/L。

肝肾功能：大致正常。

凝血功能：PT 12.2s，APTT 30.5s，Fbg 5.92g/L，D-Dimer 0.72mg/L。

血气分析：pH 7.425，$PaCO_2$ 40.7mmHg，PaO_2 104.0mmHg，Lac 1.1mmol/L。

2. 肿瘤指标：均阴性。

3. 病原学：痰细菌培养：革兰氏阴性球杆菌；尿培养：青霉菌属，其余均阴性。

治疗经过

1. 咯血方面

患者入院后仍间断咯暗黑红色痰，考虑为陈旧性积血，监测血红蛋白正常，无活动性咯血表现。

2. 肺部感染方面

监测患者体温仍有升高，留取血、痰、尿培养，见痰中革兰氏阴性球杆菌，尿中青霉菌属，继续亚胺培南抗感染治疗，体温逐渐降至正常，1 周后降阶梯为厄他培南抗感染治疗，4 天后停用厄他培南，两次复查肺部 CT，肺部影像学表现逐渐好转，肺内积血逐渐吸收。

3. 其他

患者入院后静息状态下心率较快，为 110 次 / 分左右，指氧 97%（鼻导管吸氧 2L/min），活动后心率可达 150 次 / 分，指氧可低至 85%（未吸氧），考虑与患者肺部大量积血相关，加用美托洛尔控制心率，继续监测患者生命体征，随着患者呼吸状态好转逐渐降至正常，不吸氧条件下心率在 80 次 / 分左右，指氧在 95% 左右。

解析： 处理咯血第一步是确定出血部位，应立即调整患者体位，使推测的出血部位处于重力依赖区域。第二步是建立通畅气道：大咯血患者如果有严重的呼吸急促、气体交换差、血流动力学不稳定或快速持续咯血，应对其行气管内插管，最好选择大口径气管内导管。如果为单侧肺出血，通过采用下列某一种插管和机械通气技术有可能防止溢出物流入非出血肺：使用标准的单腔气管内导管插入右或左主支气管进行单侧肺通气，或者插入双腔气管内导管进行双侧肺通气。

所有患者都应该行 X 线或 CT 血管成像明确出血原因和出血部位。

纠正所有大咯血患者已知的或怀疑存在的凝血功能异常；咯血病人的止血方法包括静脉应用垂体后叶素、酚妥拉明或其他止血药，局部处理包括冰盐水和（或）止血药的灌洗等。

对于 CT 阴性的大咯血患者，可采用床旁可弯曲支气管镜作为初始干预，以评估并尝试控制出血。用支气管镜技术控制肺出血的措施包括气囊填塞、冰盐水灌洗、使用局部血管收缩剂或局部凝血剂、激光治疗和电烙术。

对于经 CT 或支气管镜病变部位明确的大咯血患者，可采用动脉造影栓塞术；效果不佳时考虑急诊手术治疗，具体流程可参照图 14.2。

出院情况

患者神清，精神可，无咯血、咳嗽、咳痰不适主诉。查体：双肺听诊呼吸音清，右肺呼吸音稍低，未闻及明显干湿啰音。心律齐，心音正常，未闻及瓣膜杂音。腹软，无压痛、反跳痛及肌紧张。双下肢无水肿。

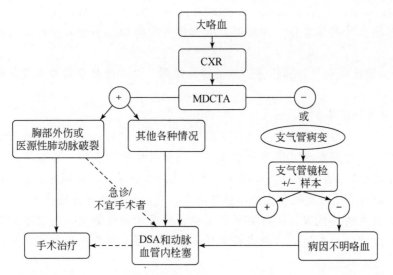

图 14.2　大咯血处理流程（CXR，胸片；MDCTA，多层 CT 血管成像；DSA，数字减影血管造影）

出院诊断

1. 咯血
2. 肺动静脉畸形
   介入栓塞术后
3. Ⅰ型呼吸衰竭
4. 肺部感染

出院医嘱

1. 规律作息，营养饮食，注意卫生，避免感染。
2. 继续口服氨溴索每日 3 次，每次 30mg，乙酰半胱氨酸每日 2 次，每次 600mg。
3. 注意体温、咳嗽、咳痰情况，若有体温升高、咳嗽加重、咳痰血丝增多，尽快呼吸科门诊就诊。
4. 如有再发大咯血，尽快急诊就诊。
5. 呼吸科门诊随诊。
6. 如有病情变化，门诊、急诊随诊。

病例点评

患者青年女性，既往无肺部疾病史，突发咯血需要考虑以下几个方面：

1）气道疾病是引起咯血最常见的原因，常见的疾病有支气管炎、支气管扩张、肿瘤、异物、气道创伤、血管与气管支气管瘘形成等。

2）肺实质疾病，感染性疾病如肺炎、肺脓肿、肺曲霉球、肺结核，炎症性或免疫性疾病如肺出血肾炎综合征、血管炎，凝血相关疾病如血小板减少性疾病或使用抗凝剂等。

3）肺血管性疾病，如肺栓塞、肺动静脉畸形、二尖瓣狭窄或左心衰导致肺毛细血管压升高。

4）医源性损伤等。

我国最常见的咯血原因是肺结核、肺癌和支气管扩张。肺动静脉畸形为相对少见的原因，部分患者能发现其皮肤及黏膜有毛细血管扩张的表现，多数肺动静脉畸形患者能在胸片或CT上有所发现。此患者起病凶险，咯血量大，伴明显低氧，经药物保守治疗无效，介入治疗时发现存在肺动静脉畸形，最后成功进行栓塞止血。

大咯血病人病情危重，随时有窒息可能，病情加重时需要密切监护观察、吸氧，必要时紧急插管保护气道，且病人常常反复发作，需及时与病人及家属交代病情，密切观察。

参 考 文 献

刘业成，杜铁宽，朱华栋等，2017.非创伤性出血的急诊处理专家共识/意见.中华急诊医疗杂志，26（8）：850-56.

3
消化道出血

患者男性，29岁

主诉：呕血、黑便3小时。

入院情况

患者于今日 17：30 无明显诱因排黑色稀便 1 次，18：00 呕吐 1 次，呕吐物为暗红色，内含胃内容物，约 100ml，伴上腹隐痛，后再次排黑色稀便 1 次。19：00 患者就诊于当地医院，呕吐鲜血，约 200ml，伴头晕、心慌，无发热、胸痛、腹痛等不适。查血常规：HGB 115g/L，PLT 66×10^9/L。患者为求进一步治疗经 120 转至我院，以"消化道出血"收入抢救室。

患者近 1 周腹泻，每天排黄色稀便 4～6 次，小便正常；饮食无特殊，体重近期无明显改变。

既往史

儿童时期因"贫血"住院治疗（具体治疗方案不详）；10 年前自觉膝关节疼痛，间断口服解热镇痛药治疗，近 1 个月未服用解热镇痛药。

家族史

哥哥发现"血铜"升高，目前口服"青霉胺"治疗，患者本人未行相关检查。

入院诊断

1. 消化道出血
2. 肝豆状核变性可能性大
3. 消化性溃疡不除外

解析： 患者以呕血、黑便为主要临床表现，消化道出血（gastrointestinal bleeding，GIB）诊断明确，引起消化道出血的原因有多种，此患者需考虑以下疾病：

1）肝硬化胃底静脉曲张出血：患者需有肝硬化病史或有能导致肝硬化的病因，如常见的乙肝肝硬化、酒精性肝硬化。此患者青年男性，既往"贫血"病史，本次因 GIB 入抢救室。发现患者哥哥"血铜"增高。虽患者既往无肝脏疾病史，需要警惕肝豆状核变性。肝脏病变起病可隐匿，可以以肝硬化的多种并发症起病，故患者需高度怀疑肝豆状核变性导致肝硬化—食管胃底静脉曲张—消化道出血。肝豆状核变性是由常染色体隐性遗传的基因异常引起细胞铜转运障碍所致的疾病，确诊年龄在 5～35 岁，胆汁排铜受损导致铜在若干器官内蓄积，主要受累器官为肝脏、脑和角膜，随着时间推移，肝脏出现进行性损伤并最终出现肝硬化。

2）消化性溃疡：患者青年男性，GIB 需考虑是否存在溃疡疾病，但患者无周期性上腹疼痛病史，目前考虑可能性小，入抢救室后可完善电子胃镜，进一步明确。

3）药物原因：患者有长期间断口服非甾体抗炎药史，需考虑药物所致的胃黏膜损伤，但患者停药已至少 1 个月，不支持该诊断。

诊疗经过

患者入院后完善相关检查。

1. 常规检查

血常规：WBC 7.58×10⁹/L，HGB 88g/L，PLT 77×10⁹/L。

血生化：ALT 42U/L，ALB 27g/L，TBil 30.7μmol/L，DBil 9.3μmol/L，Cr 81μmol/L，LIP 161U/L，AMY 42U/L。

血气分析：pH 7.371，$PaCO_2$ 38.6mmHg，PaO_2 139mmHg，SpO_2 99.2%。

凝血功能：PT 18.7s，APTT 42.7s，Fbg 1.28g/L，D-Dimer 0.64mg/L。

呕吐物潜血：阳性。

降钙素原 PCT：小于 0.5ng/ml。

2. 影像学检查

腹部超声：肝脏弥漫性病变；胆囊多发结石，胆囊壁毛糙，增厚；脾大。

胃镜检查回报：食管胃底静脉曲张（重度）套扎治疗术。（图 15.1）

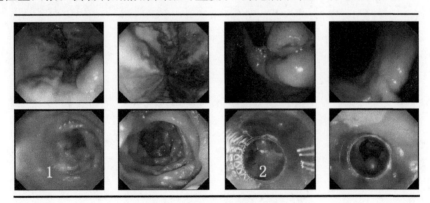

图 15.1　患者胃镜检查结果

3. 专科检查

患者入院后查体发现双眼角膜周边可见黄棕色色素环，眼科会诊予裂隙灯检查证实为双眼角膜 K-F 环（图 15.2）。

4. 病因检查

血清铜蓝蛋白：6.5mg/dl（降低）。

Coombs 试验：阴性。

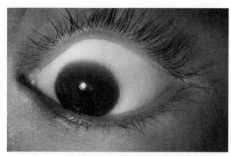

图 15.2　肉眼观察到的患者角膜 K-F 环

治疗经过

1. 消化道出血方面

入院后给予禁食水、心电监护、奥美拉唑、生长抑素止血治疗，同时予限制性液体复苏，积极备红细胞，行急诊胃镜并予胃镜下套扎术治疗，后消化道出血稳定，逐渐过渡肠内营养。

2. 原发病方面

请消化内科会诊，嘱出血停止后加用青霉胺片（0.375g，tid）口服。

解析： 肝豆状核变性（Wilson 病）的临床表现主要涉及肝脏、神经系统和精神方面以及角膜，许多患者会出现症状组合。肝豆状核变性的肝脏表现包括急性肝衰竭伴 Coombs 阴性溶血性贫血、急性肝炎、慢性肝炎、肝硬化、脂肪变性和无症状性肝脏生化检验异常。无论出现何种症状，在确诊肝豆状核变性时通常都存在一定程度的肝疾病。在具有提示肝豆状核变性临床特征的患者中，我们首先进行肝脏生化检验、全血细胞计数、血清铜蓝蛋白和血清铜水平、眼部裂隙灯检查 K-F 环和 24 小时尿铜排泄量的测定。

肝豆状核变性的治疗：

1）治疗原则：早期治疗、终生治疗。脑型肝豆状核变性治疗前应做神经症状评估和脑 MRI 检查，药物治疗后需进行监测。

2）药物治疗：主要有两大类，一是络合剂，能促进体内铜离子排出，如青霉胺、二巯丙磺酸钠等。二是阻止肠道对外源性铜的吸收，如锌剂、四硫钼酸盐。

3）对症治疗。

4）饮食治疗：避免进食含铜量高的食物，高氨基酸或高蛋白饮食；勿用铜制的食具和用具。

5）肝移植治疗。

3. 疗效评估

患者经积极止血治疗后，呕血及黑便症状好转，多次复查血常规提示血红蛋白平稳。嘱消化科继续对原发病进行诊治。

出院情况

患者无呕血、黑便，无心慌、胸痛，无头晕、头痛。心电监测示：BP 110/65mmHg，

R17次/分，HR 70次/分，SpO$_2$ 100%（鼻导管吸氧2L/min）。查体：神清，角膜可见K-F环，巩膜无黄染，双肺呼吸音清，未闻及干湿啰音，心律齐，未闻及病理性杂音，腹软，全腹无压痛及反跳痛，双下肢无水肿。

出院诊断

　　肝硬化（Child C）
　　　　肝豆状核变性
　　　　重度食管胃底静脉曲张
　　　　　　上消化道出血
　　　　脾大
　　　　血两系减少

出院医嘱

　　1. 尽快消化科门诊就诊，明确是否加用肝豆状核变性相关药物治疗及对肝硬化相关合并症进行处理。
　　2. 软食，避免食用富含铜的食物，特别是贝类、坚果、巧克力、蘑菇和动物内脏。避免使用导致肝脏损伤的药物，定期监测血红蛋白及大便性状。

病例点评

　　患者青年男性，主要表现为呕血、黑便，在常规消化道出血的诊治过程中，询问患者家族史时发现，该患者有一哥哥"血铜"升高，长期青霉胺治疗，加之患者在儿童时期有贫血病史，考虑到有肝豆状核变性的可能性。进一步检查发现血清铜蓝蛋白降低小于10mg/dl、有Coombs试验阴性溶血性贫血的表现、双侧角膜K-F环（+），根据肝豆状核变性的诊断评分系统，大于4分，可以诊断此病。加之患者腹部超声提示肝硬化、脾大表现；胃镜示重度食管胃底静脉曲张。考虑肝豆状核变性导致肝硬化失代偿期诊断明确。

　　肝豆状核变性发病机制主要为ATP7B基因突变损害了铜与原铜蓝蛋白的结合和铜排泄入胆汁，后者导致铜的主要清除途径受阻，引起了肝豆状核变性的临床表现和病理改变。如果不予治疗，肝豆状核变性通常会致命。肝脏铜蓄积最终会导致肝硬化逐渐加重而致命，或出现神经系统病变，进展直至患者出现严重智力障碍、运动不能和缄默。而接受并依从肝豆状核变性治疗的患者预后很好，即使是进展期肝病的患者也是如此。因此诊断此病后，在消化道出血的常规处理和胃镜止血的基础上，在出血停止后加用了青霉胺片促进体内铜离子排出，并给患者做低铜饮食指导，嘱患者消化科门诊继续诊治，以控制肝硬化的进展。

　　此病例提示我们询问病史和查体的重要性，一例看似普通的消化道出血最后诊断出肝豆状核变性，为患者后续的病因治疗提供了帮助。

参 考 文 献

European Association for Study of Liver，2012. EASL Clinical Practice Guidelines： Wilson's disease. J Hepatol，56：671.

患者男性，55岁

主诉：间断黑便伴乏力1年余，意识模糊1天。

入院情况

1年前患者劳动过程中出现乏力，当天排暗黑色成形便1次，约70ml，黑便持续4天，就诊于当地医院，查HGB约60g/L（未见报告），其余结果不详。入院3天后查胃镜提示陈旧性出血点，结肠镜阴性，予止血、输血、补液治疗后好转，HGB上升至100g/L，遂出院。

2个月前患者无明显诱因再次出现黑便1次，量和性质与上次相同，伴乏力，再次就诊于当地医院，查HGB66g/L，出血后4天行胃镜检查未见异常，此次黑便持续6～7天，给予输血、止血、补液治疗后好转。我院查HGB 95g/L，大便潜血阴性。腹部CT+小肠重建：大量肝内胆管结石，肝内胆管扩张，脾脏增大，建议查胶囊内镜，但由于患者血红蛋白稳定，未行检查。

1天前患者无诱因出现胸闷、气短，持续数十分钟，活动后好转，下午2点左右和夜间睡觉时再次出现胸部不适，影响睡眠。次日凌晨小便后突感双下肢乏力，伴有头晕、意识模糊、视物模糊等症状，同时向右侧摔倒，右肩着地，患者清楚自己摔倒过程，未出现黑便，外院查HGB 65g/L，考虑"消化道出血"，转入我院急诊综合病房。

入院查体：T 36.5℃，P 94次/分，R 16次/分，BP 113/55mmHg，SpO$_2$ 100%。发育正常，营养中等，贫血面容，自主体位，神志清楚，查体合作，浅表淋巴结无肿大，指甲苍白，全身皮肤未见出血点、蜘蛛痣等。睑结膜苍白，巩膜无黄染，瞳孔对光反射灵敏。唇黏膜苍白。呼吸均匀，胸廓正常，无畸形，肺部叩诊双侧为清音，双肺呼吸音低，未闻及明显干湿啰音。心律齐，心率94次/分，心音正常，各瓣膜区未闻及病理性杂音。腹部平坦，全腹触诊软，无压痛和反跳痛，肝脏肋下未及，脾脏肋下及边，肠鸣音正常。双下肢按压无水肿。

既往史

胆石症病史20余年，平素服用"胆石通"治疗。

因贫血于外院曾予输血治疗。患者平时鼻出血次数较多。

入院诊断

1. 消化道出血？

2. 重度贫血

3. 缺铁性贫血

4. 慢性失血可能性大

5. 肝内胆管结石

6. 肝功能异常

解析： 不明原因消化道出血病因分析：消化道出血患者中，5% ~ 10% 的患者在进行标准的内镜检查和放射影像学检查后仍不明出血来源。大约75%的此类患者出血源于小肠。其余病例归因于漏诊的上消化道或下消化道疾病。小肠出血有很多潜在病因，部分取决于年龄，年龄小于40岁的患者更可能存在炎症性肠病、Meckel 憩室、Dieulafoy 病变或小肠肿瘤（如胃肠道间质细胞瘤、淋巴瘤、类癌、腺癌或息肉）。年龄较大的患者更可能存在血管病变、糜烂或与非甾体类抗炎药相关的溃疡导致的出血，这类患者确实存在肿瘤导致的出血，但是与小于40岁的患者相比，肿瘤在这类患者的小肠出血病因中所占比例较小。这和我们平时的"年龄愈大肿瘤风险越高"的常规印象不一致。

诊疗经过

患者入院后完善检查。

血常规：HGB 62g/L → 输 2uRBC → 62g/L → 63g/L（入院第 2 天）（小细胞低色素性）。

肝肾功能：ALT 136 U/L → 124 U/L → 173U/L，ALB 36g/L，TBil 33.3μmol/L（↑），DBil 23.4μmol/L（↑），Cr 56μmol/L，Urea 8.29 mmol/L → 6.48 mmol/L → 4.48mmol/L。

凝血功能、心肌酶、胰功能、PCT 等未见明显异常。

铁 4 项 + 叶酸 +VB$_{12}$：Fe 26.0μg/dl，TRF 2.96g/L，TIBC 370μg/dl，IS 7.0%，TS 6.2%，Fer 13ng/ml，VB$_{12}$ 734pg/ml，SFA 11.5ng/ml。

肿瘤标志物：AFP、CEA、CA125、CA19-9 等未见明显异常。

肝胆胰脾超声：肝内胆管强回声堆积，结石不除外；脾大。

核素检查：未见明显出血灶。

电子胃镜检查：慢性浅表性胃炎；贫血胃黏膜相。

肠镜：未见明显异常。

患者拒绝行小肠镜检查。

胶囊内镜：小肠多发毛细血管扩张，周围可见贫血性晕轮，小肠上中部可见咖啡色沉渣，但未及活动性出血。考虑不除外遗传性出血性毛细血管扩张症累及肠道。

补充查体：患者口唇和颊黏膜处可见毛细血管扩张表现。

治疗上予患者禁食水、输血、补液、抑酸，复查 HBG 稳定，无进行性下降，症状好转，肠鸣音正常，考虑出血已停止，过渡饮食，加用保肝、补铁等对症治疗，向患者及其家属充分交代病情，结合胶囊内镜和查体表现，遗传性出血性毛细血管扩张症累及黏膜和肠道可能性大。肝内胆管结石方面，肿瘤标志物未见明显异常，肝外科会诊建议定期监测，随诊观察。

解析： 遗传性出血性毛细血管扩张症（HHT）最初于19世纪作为一种家族性疾病得到识别，患者存在可引起鼻和胃肠道出血的异常血管结构。到了20世纪40年代，HHT的其他血管异常也有报道，尤其是肺、肝脏和脑循环的动静脉畸形（AVM）。该病最早的征象通常是鼻出血，常发生于儿童期。皮肤黏膜和胃肠道毛细血管扩张随年龄增长而逐渐发生。针对HHT的国际共识诊断标准基于以下4条标准：

1）自发性、复发性鼻出血

2）多发性皮肤黏膜毛细血管扩张

3）内脏受累，如胃肠道、肺、脑或肝脏AVM

4）存在一名患有HHT的一级亲属

当满足其中3~4项、2项或0~1项标准时，分别界定为"确诊"、"疑似"和"不太可能"为HHT。针对内皮因子、ALK-1或SMAD4基因突变的正式基因检测可证实诊断，但诊断HHT并不需要基因检测。

对于HHT患者，目前大多数现有药物治疗都没得到随机对照试验的验证。处理中的主要目标在于预防已知可能发生的并发症，并及时治疗症状性AVM的并发症。

消化道出血病情评估：小肠出血可能是隐性的或显性的。隐性出血是指大便隐血检查结果阳性，且没有患者或临床医生可见的失血证据，可伴或不伴缺铁性贫血。显性出血是患者或临床医生可见的出血，可表现为呕血、黑便或便血。对于初始评估结果为阴性的消化道出血患者，评估方法取决于出血是隐性的还是显性的、患者是否有严重出血的征象，以及患者的健康状况是否足以承受侵入性内镜检查。如果初始检查不充分，或者如果显性出血复发已经停止，则评估通常从重复上消化道内镜和（或）结肠镜开始；如果怀疑存在近段小肠病变，应进行推进式小肠镜检查，而不是行上消化道内镜检查；对于血流动力学稳定且没有严重出血征象的患者，下一步通常是进行视频胶囊内镜检查；对于血流动力学不稳定或有严重出血征象的患者，可能需要侵入性更大的评估形式（如血管造影）。

出院情况

患者病情平稳，无出血倾向，无腹痛、呕吐等不适，每日解褐色便1~2次，考虑与补铁相关。查体：BP 113/62mmHg，HR 80次/分。贫血貌，睑结膜轻度黄染，心肺腹查体无特殊，双下肢无水肿。

复查血常规+网织红细胞分析：RET% 5.45%，RET $183.50×10^9$/L，WBC $4.03×10^9$/L，HGB 84g/L，PLT $198×10^9$/L。

出院诊断

1. 遗传性出血性毛细血管扩张症

    消化道出血

    缺铁性贫血

2. 肝内胆管结石
　　肝功能异常

出院医嘱

1.注意休息，少渣饮食，适当活动，避免感染，警惕再次出血。

2.继续予速力菲补铁治疗，如出现黑便、血便、乏力、心悸等失血征象，及时就诊，止血并明确出血部位。待血红蛋白正常，继续补铁治疗3个月。

3.继续予葡醛内酯、易善复保肝治疗，定期复查肝功能、肝脏CT，监测肝内胆管结石的变化，肝外科门诊随诊。

4.消化科随诊。

病例点评

　　患者中年男性，慢性病程。临床上主要表现为乏力和黑便，便潜血阳性，血红蛋白明显下降，BUN轻度升高，考虑为消化道出血诊断明确。患者大于40岁，出血呈突发突止表现，曾查3次胃镜、2次结肠镜均未见明显异常，为不明原因消化道出血（OGIB），考虑病变位于小肠可能性较大。小肠CT重建未见明显小肠占位性病变，考虑血管性扩张性病变可能性大。后根据不明原因消化道出血诊治推荐流程，行胶囊内镜检查，发现小肠多发毛细血管扩张表现，结合患者反复鼻出血、查体发现患者口唇和颊黏膜处可见毛细血管扩张表现。最终诊断遗传性出血性毛细血管扩张症。此患者对症治疗后出血停止，但因尚无特异性药物，需要警惕反复消化道出血和其他内脏出血。

参 考 文 献

Faughnan ME，Palda VA，Garcia-Tsao G，et al，2011. International guidelines for the diagnosis and management of hereditary haemorrhagic telangiectasia. J Med Genet，48：73.

4

腹胀 / 腹痛 / 腹泻

17 中毒性腹泻

患者男性，68 岁

主诉：呕吐、腹泻、无尿1天。

入院情况

患者1天前进食"葫芦炖牛肉"后出现呕吐，为非喷射性，共10余次，起初为胃内容物，后逐渐转变为水样，偶带血丝，呕吐物总量无法计量，伴有腹泻，共10～20次，均为水样腹泻，无腹痛、发热等症状。患者自觉乏力，精神不振，测 BP 84/53mmHg，收入抢救室。

完善相关检查：

大便常规、悬滴试验未见异常。

血气分析：pH 7.311（↓），$PaCO_2$ 26.0mmHg（↓），PaO_2 76.6mmHg（↓），Lac 6.5mmol/L（↑），HCO_3^- 12.8mmol/L（↓）。

血常规：WBC 17.06×10⁹/L（↑），NEUT% 89.3%（↑），HGB 167g/L，PLT 250×10⁹/L。

血生化：Cr 206μmol/L（↑），Urea 10.06mmol/L（↑），余大致正常。

胰酶、心肌酶谱、凝血功能大致正常。

PCT ＜ 0.5ng/ml。

予以厄他培南（1g, qd）静脉滴注抗感染、快速扩容补液、甲氧氯普胺对症止吐治疗后，呕吐情况稍有好转，仍有间断腹泻。

复查血气分析：pH 7.207，$PaCO_2$ 27.1mmHg，PaO_2 69.8mmHg，Lac 5.7mmol/L，HCO_3^- 10.3mmol/L。

血常规：WBC 17.06×10⁹/L（↑）→ 22×10⁹/L（↑）。

PCT ＜ 0.5ng/ml → 10 ng/ml。

Cr 206μmol/L → 312μmol/L。

cTnI 0.07 ug/L → 0.283ug/L。

因患者持续血压低、无尿，收入 EICU。

既往史

2008 年曾因食用"牛蹄筋"后出现剧烈呕吐、腹泻，于我院 ICU 住院治疗（具体情况不详），予以透析治疗 7～8 次，好转后出院，未长期监测及复诊。

入院诊断

1. 呕吐、腹泻、无尿原因待查

　　中毒性腹泻可能性大
　　感染性腹泻不除外
2. 低血容量性休克
3. 感染性休克?
4. 急性肾损伤

　　解析： 急性腹泻是指排便次数＞3次/d，便质稀薄、水样，每天排便量超过200g或虽少于200g，但排便次数多于3次，可伴有肛门周围不适，里急后重或大便失禁。腹泻按病因分为感染性腹泻和非感染性腹泻。感染性腹泻占85%，其中病毒感染占60%，以诺如病毒、轮状病毒、腺病毒为主；免疫抑制患者常见巨细胞病毒感染；细菌感染约占20%，其中以金黄色葡萄球菌、难辨梭菌、霍乱弧菌、大肠杆菌为多见。非感染性腹泻占15%，原因包括食物过敏、肠内营养、炎症性肠病、乳糖不耐受、肠易激综合征、药物所致。痢疾志贺菌1型（Sd1）和霍乱弧菌是腹泻流行最重要的病因。重度血容量不足是成人急性腹泻最重要的并发症。然而，也可发生多种其他全身性并发症，包括菌血症、溶血尿毒综合征、吉兰-巴雷综合征和反应性关节炎。对急性腹泻成人患者的临床评估应着重于确定腹泻的类型（水样或血性）和容量不足的程度。在发展中国家，大多数成人腹泻临床病例不需要进行微生物学诊断。

诊疗经过

　　予患者禁食水，持续监护生命体征、出入量，积极补液扩容治疗纠正休克，继续厄他培南抗感染，经积极治疗后，腹泻症状逐渐好转，由原来的稀水样泻，变为成形大便，排便次数1次/天，并逐渐恢复自主进食，无腹部不适症状。患者血压逐渐回升，可升至110～120/50～80mmHg，乳酸逐渐降至正常，尿量逐渐增多。血白细胞：$22×10^9/L$ → $7.89×10^9/L$；PCT逐渐降至正常；复查肾功能：血肌酐312μmol/L → 98μmol/L，cTnI 0.283μg/L → 0.039μg/L。

　　解析： 腹泻的治疗原则为早诊断、早治疗、早隔离，及时纠正脱水、电解质紊乱，合理用药，预防并治疗并发症。液体和电解质的充分补充和维持是治疗所有腹泻疾病的关键。
　　感染性腹泻的抗生素选择：
　　1）水样或蛋花样便腹泻多为病毒或产毒素性细菌感染，此类腹泻占大多数，建议不常规给予经验性抗菌药物治疗，但继发细菌感染时可选用敏感抗生素治疗。
　　2）黏液脓血便伴有明显中毒症状不能用脱水解释者多为侵袭性细菌感染，应尽早抗生素治疗，可选用静脉滴注喹诺酮类、氨基糖苷类，也可选用β-内酰胺类。
　　3）伪膜性肠炎为难辨梭状芽孢杆菌，应立即停用已用抗生素，选甲硝唑、万古霉素、利福平等口服。
　　4）霉菌性肠炎首选停用抗生素，选择制霉菌素、酮康唑或克霉唑口服。
　　5）阿米巴痢疾及蓝氏贾第鞭毛虫肠炎选择甲硝唑口服。

出院情况

患者一般情况良好，未诉特殊不适，已正常自主进食，无腹泻及腹痛表现。今晨体温 36.8℃。查体：HR 89 次 / 分，SpO$_2$ 98%（鼻导管吸氧 2L/min），BP 121/64mmHg，R 16 次 / 分。双肺呼吸音清，未闻及干湿啰音，腹软，无压痛、反跳痛及肌紧张，双下肢无水肿。

出院诊断

1. 食物中毒可能性大
2. 急性胃肠炎不除外
3. 低血容量性休克
    急性肾损伤
    急性心肌损伤

出院医嘱

1. 清淡饮食，注意休息，避免过度劳累。
2. 出院后记录出入量，定期监测肾功能、心肌酶变化。
3. 定期复查电解质。
4. 如有不适，及时就诊。

病例点评

通常情况下，食物中毒是由进食含有病原体的食物引起，这些病原体包括细菌、病毒或寄生虫。广义上，服用了有毒动植物导致的中毒表现也属于食物中毒。

患者老年男性，本次因非常规饮食后出现剧烈呕吐、腹泻，并出现低血压、无尿，检查发现白细胞升高，肌酐进行性升高，持续无尿，考虑食物中毒可能性大，患者本次呕吐前进食"葫芦炖牛肉"，自述葫芦味道较苦，查阅文献发现葫芦属一年生草质藤木，是葫芦瓜中的一种，味特苦、有毒，不能食用。其主要成分是苦味素、皂苷及葫芦素 B。苦味素属于四环三萜化合物，主要以苷的形式存在于果实及根茎中，进食后即可发生消化道中毒症状，特别以腹泻为主。偏僻农村常煮服少量以治疗"便秘"。我国常有苦葫芦中毒报道，其中毒可导致中毒性休克，且呈顽固性休克表现，休克症状难以纠正，有的患者可导致血流灌注严重不足，严重缺血、缺氧后多脏器功能衰竭。患者本次以大量腹泻、呕吐起病，并出现典型循环衰竭、肾功能受损，大量补液治疗后循环方能稳定，和文献报道类似。

此外，患者本次进食"葫芦炖牛肉"所产葫芦为自家种植，卫生条件未经国家检疫部门认可,存在可疑不洁饮食风险;且呕吐、腹泻较重,血象升高以中性粒细胞升高为主,抗感染治疗后腹泻情况稍有好转,存在合并胃肠道感染的可能。但患者发病过程始终无发热,腹泻以水样泻为主,大便常规未见红细胞和白细胞,不支持细菌性肠道感染。

参 考 文 献

Guerrant RL,Van Gilder T,Steiner TS,et al,2001. Practice guidelines for the management of infectious diarrhea. Clin Infect Dis,32:331.

18 阿米巴肝脓肿

患者男性，28岁

主诉：发热12天，左上腹痛5天。

入院情况

10天前患者无明显诱因出现发热，T_{max} 38.8℃，无其他伴随症状，自服退热药物无缓解，就诊于外院，查血常规：WBC $12.3×10^9/L$，NEUT% 77.4%，HBG 142g/L，PLT $206×10^9/L$，肝肾功能大致正常，胸片示双肺纹理略增重，考虑患者为"上呼吸道感染"，先后予阿莫西林舒巴坦（1.5g，qd，ivgtt×5d）、莫西沙星（0.4g，qd，ivgtt×2d）治疗，患者仍有发热，复查血常规：WBC $15.5×10^9/L$，NEUT% 86.4%；尿常规、CMV、EBV-DNA均阴性；ESR 49mm/h。4天前患者出现右上腹疼痛，呼吸时疼痛加重，伴恶心，腹部超声示肝右叶片状低回声，脾脏增大。腹盆增强CT：肝右叶低回声占位，边缘有强化。考虑患者为"肝脓肿可能性大"，予厄他培南（1.0g，qd，ivgtt×3d）治疗。1天前患者于局麻下行肝脓肿穿刺引流术，引流出果酱色液体约100ml，行细菌、真菌涂片检查均阴性。为进一步诊治收入急诊综合病房。患者发病以来明显乏力，精神、饮食、睡眠稍差，二便正常，近期无体重变化。

入院查体：T 37.4℃，HR 109次/分，R 22次/分，BP 107/65mmHg，SpO_2 96%（未吸氧）。神志清楚，全身皮肤黏膜未见黄染、出血点及破溃。双肺呼吸音清，未闻及干湿啰音及胸膜摩擦音，心律齐，各瓣膜听诊区未闻及病理性杂音。周围血管征阴性。腹部平坦，左上腹可见引流管，引流通畅，未见胃肠型及蠕动波，未见腹壁静脉曲张，全腹软，无压痛、反跳痛及肌紧张，腹部无包块，肝肋下两横指，质韧，脾肋下未触及，Murphy征阴性，肾区无叩痛，移动性浊音阴性，肠鸣音正常。

既往史

2012年诊断为梅毒，应用青霉素治疗3周，滴度降至正常。

个人史

近一年出差频繁（成都、西安、山东），有食用生食历史。偶有吸烟，20支/月；近一年饮酒频繁，2～3两/次，1～2个月/年，病前1周每日饮酒。

入院诊断

肝脓肿

解析： 肝脓肿分为细菌性肝脓肿和阿米巴性肝脓肿，以细菌性肝脓肿多见。我院曾多次总结分析肝脓肿的临床特点：

1）多发生于50岁左右，男性偏多，以肝右叶单发脓肿最常见。

2）多发生于有以下基础疾病的患者，如糖尿病、恶性肿瘤、胆系疾病（胆结石、胆囊炎、胰腺炎及有肝胆腹部手术史），其中糖尿病占主要因素。

3）临床多表现为发热、右上腹/肝区痛，发热主要为高热，伴有畏寒、寒战，其他症状有恶心、呕吐、咳嗽、胸闷、憋气、胸腔积液、腹水、肝大、皮肤巩膜黄染等。

4）实验室检查：WBC、NEUT升高，血沉升高，肝功能轻-中度异常，部分患者胆红素升高。

5）影像学检查：CT平扫：均为低密度区，常呈圆形或椭圆形，部分为多房或簇状，不规则形少见，边缘多不清楚，且CT值较低，当出现液化坏死时，在低密度灶中出现更低均质密度灶，脓腔内积气为肝脓肿的特征性表现，但出现率低。超声：典型肝脓肿病程初期，病变区呈分布不均匀的低至中等回声；随病程进展，脓肿区开始出现坏死、液化，呈蜂窝状结构，回声较低，液化处无回声；慢性肝脓肿的脓肿壁回声较强，可有钙化。

6）病原学检测：肺炎克雷伯杆菌感染最常见，以ESBL阴性为主，其他常见微生物包括：大肠杆菌、链球菌、阿米巴、耐甲氧西林金黄色葡萄球菌、凝固酶阴性葡萄球菌、屎肠球菌、绿脓杆菌和阴沟肠杆菌等。

诊疗经过

入院后完善相关检验检查。

血常规：WBC 11.35×10^9/L，NEUT% 80.2%，HGB 127g/L，PLT 402×10^9/L。

尿、便常规：大致正常。

血生化：GGT 110U/L，ALP 264U/L，DBil 10.4μmol/L，Cr 55μmol/L。

凝血功能：PT 14.4s，Fbg 4.04g/L，APTT 33.1s，D-Dimer 1.04mg/L。

炎性指标：hsCRP 216.87mg/L，Fer 890ng/ml，ESR 67mm/h，PCT 小于 0.5ng/ml。

免疫指标：免疫球蛋白、补体、血清蛋白电泳大致正常。

肿瘤标志物：未见异常。

感染方面：TPPA 阳性（+），RPR 1：1 阳性（+）。

粪便常规：结肠阿米巴滋养体。

寄生虫及幼虫鉴定（便）：结肠阿米巴滋养体。

肝脏穿刺引流液查寄生虫：阿米巴滋养体。

复查引流液细菌涂片：偶见革兰氏阴性杆菌。

奴卡氏菌涂片、抗酸染色、真菌涂片均阴性。

肝、胆、脾、胰超声：肝剑下 2.7cm，肝右叶见混合回声，8.7cm×6.7cm，形态规整，囊壁较厚，前方紧邻肝被膜，内充满细密点状低回声，内部可见导管影。

腹部 CT 平扫：与外院老片比较，新见"肝脓肿"引流术后改变；肝右叶低密度灶范围较前稍增大。

治疗经过

入院后予患者头孢哌酮舒巴坦钠（3g，q8h）+ 甲硝唑（0.5g，q12h）静脉滴注抗感染治疗，患者体温持续正常。入院 4 天后引流管无脓液引出，复查腹部 CT 示肝区病灶较前增大，请介入科会诊，不能除外引流管堵塞，给予患者抽取引流液，共抽取咖啡色引流液 250ml。3 周后复查炎性指标：hsCRP 1.09mg/L，ESR 22mm/h，均较前下降。将静脉甲硝唑过渡为（0.4g，tid，po），将头孢哌酮舒巴坦钠改为头孢曲松（2g，qd，ivgtt），监测体温正常。复查超声：肝右叶见低回声，5.3cm×3.5cm，未见明显液性区。4 周后予拔除肝区引流管。

解析：肝脓肿治疗：细菌性肝脓肿以肺炎克雷伯为多见，治疗上主要包括第三代头孢菌素（头孢哌酮/舒巴坦、头孢噻肟、头孢曲松）、氟喹诺酮类（左氧氟沙星、莫西沙星）及碳青霉烯类（亚胺培南、美罗培南）为主，当发现阿米巴感染时，需要使用甲硝唑治疗，但阿米巴感染常常合并继发性细菌感染，通常需要联用抗细菌药物，疗程 1～3 个月，平均 40 天。另外，肝脓肿的治疗需要重视病灶本身的控制，建议在常规抗生素基础上联合 CT 或超声引导下脓肿穿刺引流，可缩短治愈时间。对于直径小于或等于 5cm 的脓肿的引流，建议细针抽吸；直径大于 5cm 的脓肿引流，建议经皮导管引流。极少数情况下上述保守治疗无效，可考虑切开引流或行肝叶切除术治疗。

出院情况

患者一般情况可，未诉特殊不适。查体：BP 116/72mmHg，HR 78bpm，SpO$_2$ 99%（未吸氧），T 36.2℃，双肺听诊呼吸音清，未闻及干湿性啰音，心律齐，未闻及病理性杂音，右上腹可见引流管瘘口，愈合尚可，腹软，无压痛及反跳痛，双下肢无水肿。

复查血常规：WBC 4.00×10^9/L，NEUT% 28.8%，HGB 136g/L，PLT 220×10^9/L。肝肾功能大致正常。炎症指标：hsCRP 1.09mg/L，ESR 22mm/h。

出院诊断

1. 肝脓肿

　　阿米巴感染

　　混合感染不除外

2. 梅毒治疗后

出院医嘱

1. 注意休息，加强营养，注意饮食卫生。

2. 继续抗感染治疗至病灶完全吸收，期间每2周复查1次腹部B超，观察病灶变化情况。

3. 继续监测体温及腹部症状、体征，若出现发热，及时门诊、急诊就诊。

4. 不适及时门诊、急诊就诊。

病例点评

患者青年男性，急性病程，主要表现为发热及右上腹部疼痛。查体：腹软，肝肋下两横指，无明显压痛及反跳痛。辅助检查：白细胞及血沉升高，腹盆增强CT提示肝右叶低回声占位，边缘有强化；引流液以及粪便寄生虫可见结肠阿米巴，引流液见少量G⁻杆菌，因此肝脓肿诊断明确，病原学考虑阿米巴感染同时合并细菌混合性感染可能性大。予头孢哌酮、舒巴坦联合甲硝唑抗感染及肝脓肿持续引流后，患者体温逐渐正常，引流液抽出后脓腔逐渐缩小，抗感染疗程3个月。

近些年，随着医疗卫生条件的改善，肝脓肿的病原中阿米巴感染越来越罕见，以细菌，特别是肺炎克雷伯杆菌多见，然而阿米巴感染用普通针对细菌的抗生素效果不佳，容易导致治疗失败。此病例提醒我们，在治疗肝脓肿的时候需要重视病原学诊断，警惕少见病原。

参考文献

Kasper, DL, Zaleznik, DF, 2005. Intra-abdominal infections and abscesses.//Kasper, DL, Braunwald, E, Fauci, AS, et al. Harrison's Principles of Internal Medicine. 16th ed. McGraw-Hill: 749.

Mohsen AH, Green ST, Read RC, McKendrick MW, 2002. Liver abscess in adults: ten years experience in a UK centre. QJM, 95: 797.

4

腹胀／腹痛／腹泻

患者女性，26岁

主诉：发热、腹胀、纳差1个月余。

入院情况

患者于1个月前无明显诱因出现发热，体温38.0℃左右，多在傍晚及夜间出现，伴畏寒，当地诊所给予退热药及克林霉素（具体不详）输液治疗3天，体温可降至正常。但随后患者出现腹胀、纳差，饮食量较前减少约50%，每餐主食约1两，伴恶心，呕吐1次胃内容物，同时发现腹胀膨隆，伴尿频，约数分钟1次，无尿急、尿痛，伴一过性解绿色稀便，有恶臭，可见未消化食物。口服山楂丸等药物后，患者腹胀症状有所好转，但腹围无明显减小。就诊当地县医院查腹部B超提示腹水，立位腹平片提示肠梗阻，遂就诊当地市医院，查血常规正常；肝肾功能：ALB 31.9g/L，余大致正常；尿常规：蛋白（-）。肿瘤标志物：CA125 349.14 U/ml → 250.09 U/ml（正常 0 ~ 40U/ml），AFP、CEA、CA15-3、CA19-9均正常。腹部超声：腹腔积液，深度9.6cm。胸腹部CT平扫：左侧胸膜增厚，双侧胸腔积液，左侧部分包裹；腹膜密度增高，腹水；右侧附件区团块状肿物，建议进一步复查；盆腔积液。腹腔积液检查：呈深黄色，略浑浊，总蛋白44g/L，ADA 24.5U/L，葡萄糖略下降，氯正常。病理诊断：（腹水）间皮细胞，淋巴细胞少量，未见核异质细胞。结核方面筛查：PPD试验阳性，TB-DNA阴性，血浆结核杆菌特异性细胞免疫反应检测阳性。起初按"腹水待查、不全性肠梗阻"给予禁食水、依替米星及左氧氟沙星联合抗感染及双歧杆菌治疗，患者腹胀症状略有好转，后考虑不除外结核性腹膜炎，10天前开始三联抗结核治疗，口服利福平（0.45g，qd）、异烟肼（0.3g，qd）、乙胺丁醇（0.75g，qd）治疗，患者仍有发热，腹胀亦无改善。今以"腹水待查"收住急诊综合病房。

发病以来，患者精神可，饮食如上所述，小便正常，睡眠差，体重下降约5kg。

查体：T_{max} 36.8℃，体型消瘦，呼吸平稳，下肺呼吸音弱，左下肺为著。腹部膨隆，腹围84cm，脐上可见腹白线疝，疝口宽大，中腹部及下腹部轻度压痛，无明显反跳痛。移动性浊音（+），肠鸣音正常。肛诊：左侧卧位，进指可触及一肿块，不易推动。双下肢无水肿。

既往史

否认结核接触史，否认疫区、疫水接触史，否认特殊化学品及放射性物质接触史。无吸烟、饮酒等不良嗜好。

月经婚育史

初潮 12 岁，行经天数 3 ～ 5 天，月经周期 28 ～ 32 天，末次月经 2015 年 10 月 5 日，平时月经量及色均正常。2014 年 12 月足月顺产 1 子。

家族史

父亲患有"乙肝"，母亲、1 姐 1 弟体健。

入院诊断

1.腹水原因待查
    结核性腹膜炎？
    右侧附件恶性占位？
2.腹白线疝

解析：
腹水原因待查需要进行以下鉴别诊断：

1）门静脉高压：肝前性：门脉血栓 / 瘤栓、区域性门脉高压；肝性：肝硬化、肝癌、肝小静脉闭塞；肝后性：布 - 加综合征、右心衰、缩窄性心包炎。

2）低白蛋白血症：肾病综合征、蛋白丢失性肠病、重度营养不良。

3）腹膜疾病：恶性腹水（如卵巢癌、腹膜恶性间皮瘤）、感染性腹水（如结核或真菌性感染）、嗜酸性粒细胞胃肠炎等。

4）其他病因：乳糜性腹水、胰源性腹水、黏液性水肿、腹腔积血。腹腔穿刺对于确定患者腹水的病因至关重要。

腹水应进行的初始检查包括：外观评价（如：澄清、血性、混浊、乳状）、血清 - 腹水白蛋白梯度（SAAG，SAAG= 血清 ALB- 腹水 ALB，当 ≥ 11g/L 为门脉高压性腹水，特异性 97%，当 < 11g/L 为非门脉高压性复水）、细胞计数和分类、总蛋白浓度。帮助确诊的其他实验室检查包括：需氧菌和厌氧菌血培养瓶床旁接种行培养、葡萄糖浓度（恶性肿瘤、感染或肠穿孔）、乳酸脱氢酶浓度（恶性肿瘤、感染或肠穿孔）、革兰氏染色（疑似肠穿孔）、淀粉酶浓度（胰源性腹水或肠穿孔）、结核涂片、培养和腺苷脱氨酶活性（结核性腹膜炎）、细胞学和可能进行的癌胚抗原水平（恶性肿瘤）、甘油三酯浓度（乳糜性腹水）、胆红素浓度（肠或胆囊穿孔）及血清脑钠肽前体（心力衰竭）。

诊疗经过

患者入院后完善相关检查。
1.常规检查
血常规：WBC $6.27×10^9$/L，NEUT% 70.3%，HGB 127g/L，PLT $328×10^9$/L。

血生化：K$^+$ 4.2mmol/L，ALT 11U/L，ALB 38g/L，Cr 55μmol/L，Urea 4.24 mmol/L，Glu 4.3mmol/L。

尿常规：PRO TRACEg/L，余阴性。

便常规 +OB、β-HCG（血）、甲状腺功能：阴性。

炎性指标：ESR 41mm/h，hsCRP 72.77mg/L。

肿瘤标志物：CEA 轻度升高，余阴性。

感染四项：阴性。

血 T-SPOT.TB：MLC+IFN（A+B）228+1296 SFCs/10^{6}PBMC。

2. 腹水相关检查

常规：黄色微浊，比重 1.035，单核细胞 % 92.3%，细胞总数 751×10^6/L，白细胞总数 247×10^6/L。

生化：TP 53g/L，ADA 44.2U/L，ALB33g/L（同一天的血 ALB 40g/L，计算得到 SAAG 7g/L），LD 157U/L，Glu 3.7mmol/L，Cl$^-$ 106mmol/L。

乳糜试验（腹水）：阴性。

腹水 CA125 1144.0 U/ml，余正常；未见瘤细胞。

腹水找结核菌：阴性。

腹水 T-SPOT.TB：MLC+IFN（A+B）800+1200 SFCs/10^{6}PBMC。

3. 免疫指标

抗核抗体谱（18 项）、抗 ENA 抗体（4 项 +7 项）、ANCA3 项阴性。

4. 影像学检查

超声：腹部超声提示右肝中高回声，血管瘤可能，胆囊壁稍增厚，腹腔积液；门静脉系统超声提示肠系膜上静脉受腹水及肠气影响显示不满意，脾静脉、门静脉未见明显异常。妇科超声提示右附件区管状无回声，不除外输卵管积液、盆腔积液。

胸腹盆增强 CT：左肺下叶多发斑片、索条及结节影；左肺下叶部分肺组织膨胀不全；左侧胸腔积液；纵隔内、右侧心膈角多发淋巴结；少许心包积液；双附件区囊实性占位，考虑恶性病变可能；腹盆腔大量积液，盆腔引流管置入后；腹膜及大网膜增厚，伴多发结节及索条影，考虑转移灶可能；肠系膜脂肪密度模糊增高；右侧心膈角、腹膜后、骶前及双侧腹股沟多发淋巴结；肝右叶多发稍低密度影，转移不除外。

PET/CT：①右侧附件区代谢增高影（大小 4.0cm×3.0cm×3.5cm，SUV 2.87 ～ 7.2），腹盆腔大量积液，肝缘代谢增高灶（SUV$_{max}$ 4.1），腹膜、大网膜增厚并代谢增高（SUV$_{max}$ 5.2），肠系膜脂肪密度增高并轻度代谢增高（SUV$_{max}$ 1.4），右侧胸膜局限性增厚，左侧胸膜弥漫性增厚并代谢增高（SUV 2.0 ～ 2.9），卵巢癌广泛转移与结核均有可能，建议进一步检查。②左肺下叶少量炎症。左侧内乳淋巴结肿大，考虑为炎性反应。

治疗经过

1. 腹水方面

因诊断考虑结核性腹膜炎可能性大，入院后继续口服利福平（0.45g, qd）、异烟肼（0.3g, qd）、乙胺丁醇（0.75g, qd）、吡嗪酰胺（0.5g, tid）抗结核治疗，同时予葡醛内酯保肝，维生素 B₆ 口服预防周围神经炎。

入院后给予腹腔穿刺并置管引流，当日引流 1000ml，后引流量逐渐减少，5 天后拔除腹引管。

患者一般情况好转，仍有低热，腹胀减轻，饮食量增多。

解析：结核病（tuberculosis，TB）治疗的主要目的包括：根除结核分枝杆菌感染、预防耐药性的产生、预防疾病复发。结核性腹膜炎的抗菌治疗方案与肺结核相同。治疗分为初始阶段和继续治疗阶段。初始阶段通常为 2 个月，是基于对可能的药物敏感性的了解，因担心异烟肼耐药，在既往未治疗过的结核病的初始阶段，使用 4 种药物（通常是异烟肼、利福平、吡嗪酰胺和乙胺丁醇）。此方案目的是在异烟肼原发性耐药发生率较高（4% 或以上）的人群中，减少利福平继发性耐药的发生。在大多数情况下，继续治疗阶段包括异烟肼和利福平持续治疗 4 个月（总疗程为 6 个月）。在下列情况中，继续治疗阶段应延长至 7 个月（总疗程为 9 个月）：①初始胸片显示空洞型肺结核并且初始阶段治疗 2 个月后痰培养呈阳性的患者。对于存在空洞或培养呈阳性（但不是同时具备）的患者，延长继续治疗阶段的决定应个体化制定。②治疗初始阶段不使用吡嗪酰胺的患者。

2. 双侧附件占位方面

妇产科会诊考虑患者结核性腹膜炎可能性大，卵巢恶性肿瘤不除外，予全麻下行腹腔镜探查＋腹膜结节活检＋盆腹腔粘连分解术。术中见整个盆腹腔粘连封闭，肠管粘连成团，紧密粘连于腹壁下及盆壁周围，盆腔完全不能暴露，腹腔仅能探见一角，可见腹膜及肠管表面布满粟粒样结节，腹腔多量黄绿色腹水，手术极困难，术中诊断考虑结核性腹膜炎可能性大，术后予禁食、禁水、不禁药、补液等对症治疗，3 天后患者有自主排气、排便，恢复进食。术后病理结果：（腹膜结节）纤维结缔组织显急性及慢性炎，可见上皮样肉芽肿及多核巨细胞。

3. 腹白疝方面

基本外科会诊：可佩戴腰带。

4. 疗效评估

入院后给予四联抗结核治疗，并给予腹水穿刺引流，患者腹胀症状明显改善，进食较前略有增加，体温峰值下降，T 37.7℃ → 37.2℃，多在下午或夜间出现，偶有盗汗。炎性指标：ESR 41mm/h → 27mm/h，hsCRP 72.77mg/L → 50.91mg/L。

出院情况

患者近 2 天体温最高为 37.2℃，腹胀、腹痛症状明显好转，昨日已自行排便，为红色成形便（考虑与服用利福平相关）。查体：生命体征平稳，心肺查体阴性，腹软，无明显压痛及反跳痛，双下肢无水肿。

出院诊断

1. 结核性腹膜炎

2. 腹白线疝

3. 右肝血管瘤

出院医嘱

1. 清淡饮食，注意营养，注意饮食卫生，注意休息，避免感染。

2. 继续异烟肼（0.3g，qd）、利福平（0.45g，qd）空腹、乙胺丁醇（0.75g，qd）、吡嗪酰胺（0.5g，tid）口服抗结核治疗，同时口服葡醛内酯片（100mg，tid）保肝，维生素 B_6（10mg，tid）预防视神经炎。

3. 定期监测血常规、肝肾功能、血沉、hsCRP 等常规指标。

4. 建议于当地结核病专科医院进一步诊治。

5. 腹白线疝，基本外科门诊就诊。

6. 肝血管瘤，肝外科门诊就诊。

7. 如有不适，及时门诊、急诊就诊。

病例点评

　　患者青年女性，产后8个月出现发热、腹围增大，病程1个月余，CT 提示多浆膜腔积液，腹水显著，同时 CT 发现双侧附件囊实性占位，腹膜及大网膜增厚，伴多发结节，影像学高度怀疑妇科肿瘤转移，PEC/CT 亦不能除外妇科肿瘤，且血 CEA 轻度升高，腹水 CA125 明显增高，都提示可能存在肿瘤。但同时检查发现血液及腹水 T-SPOT.TB 升高，且腹水 T-SPOT.TB 升高水平较血液更明显，考虑结核病也很有可能，遂行腹腔镜探查，发现腹膜布满粟粒样结节，病理提示发现上皮样肉芽肿及多核巨细胞，支持结核病诊断，从而进一步明确了结核病诊断，推翻了恶性肿瘤诊断。该患者为分娩后女性，平时休息不佳，睡眠质量差，体型消瘦，身体处于免疫力低下状态，在此基础上易发生结核杆菌感染。结核性腹膜炎的感染最常发生于腹膜内潜伏结核病灶再激活之后，这些病灶是由肺内原发结核病灶经血行播散而形成。诊断金标准是腹水或腹膜活检组织的培养中有分枝杆菌生长。通常需行直视下腹膜活检来做出诊断。活检发现上皮样肉芽肿和腹腔镜下发现粟粒样结节也可提示此诊断。

　　此病例提示临床医生，发现腹盆腔占位及大网膜结节，不要想当然认为是恶性肿瘤多发转移，结核病导致的腹膜粟粒性播散也可能有类似表现，诊断需要慎重，这种情况下，腹腔镜探查为理想方案。

参 考 文 献

Runyon BA，1994. Care of patients with ascites. N Engl J Med，330：337.

患者女性，34岁

主诉：上腹痛伴呕吐5天。

入院情况

患者5天前中午进食油腻食物1小时后感左上腹疼痛，未觉疼痛放射，VAS评分6～8分，伴有呕吐，呕吐胃内容物，量较多，非喷射性，呕吐5～6次，呕吐后腹痛缓解，呕吐后未进食，无发热等不适，未予特殊处理。4天前患者早餐后1小时再次呕吐，呕吐后腹痛缓解，之后2天又再次发生如上情况，患者自行服用谷维素（具体不详）后症状无缓解，期间排便一次，量中等，成形，呈黄褐色。

昨日就诊于我院急诊，查体：生命体征平稳，皮肤巩膜黄染，双肺呼吸音清，未闻及干湿啰音，心律齐，各瓣膜区未闻及病理性杂音，腹软，中上腹轻度压痛，无反跳痛，Murphy征（+），肠鸣音3次/分，双下肢无水肿。

辅助检查：

血常规：WBC 8.04×10^9/L，NEUT% 72.9%，HGB 135g/L，PLT 184×10^9/L。

肝胰功能：ALT 388U/L，TBil 142.5μmol/L，DBil 104.2μmol/L，AMY 1418U/L，LIP 45207U/L。

腹部B超：胆囊多发结石，胆囊壁毛糙增厚，胆总管增宽，主胰管可见。

CT：胆囊多发结石，胆囊壁水肿、胆汁淤积、胆管末端结石；胰腺水肿，胰周少量渗出。

治疗上予禁食水，厄他培南（1g，qd，ivgtt）抗感染，奥美拉唑（40mg，q12h，ivgtt）、奥曲肽（0.1mg，q8h，im）、补液营养支持等治疗后，患者腹痛缓解，无恶心呕吐，今晨大便一次，自诉大便内可见到结石排出，为求进一步诊治转入我科。

既往史

发现胆囊结石3个月；否认高脂血症，无嗜酒史；磺胺类药物过敏。

入院诊断

1. 急性轻症胰腺炎
   胆源性可能性大
2. 胆囊结石
3. 急性胆囊炎

解析： 急性胰腺炎的诊断需要满足以下 3 条标准中的 2 条：①急性发作的持续性剧烈上腹部疼痛，常放射至背部；②血清脂肪酶或淀粉酶升高超过正常上限 3 倍或以上；③影像学检查（增强 CT、MRI 或经腹超声检查）发现有急性胰腺炎的特征性表现。确诊为急性胰腺炎后，应尽快确定潜在病因，胆石症、高甘油三酯血症、酒精性、内镜逆行胰胆管造影术（endoscopic retrograde cholangiopancreatography，ERCP）术后、药物、创伤等均可引起急性胰腺炎。

已经提出的作为胆石性胰腺炎可能的始发事件的两个因素包括：由于胆石在排出的过程中，壶腹部一过性阻塞，导致胆汁反流进入胰管；或者继发于胆石的壶腹部的梗阻或胆石通过导致的水肿。胆石性胰腺炎患者，大多数结石会进入十二指肠。然而，小部分患者会因结石阻塞胆道或 Vater 壶腹而导致持续性胆管和胰管阻塞，进而引起急性胰腺炎和胆管炎。

上腹痛的常见的病因还包括：

1）消化性溃疡病：患者可能有长期上腹痛病史，疼痛通常为间歇性，并不放射至背部。患者可能有非甾体类抗炎药使用史或幽门螺杆菌感染史。消化性溃疡病患者实验室检查显示淀粉酶和脂肪酶水平正常。

2）胆总管结石或胆管炎：胆总管结石和胆管炎患者可能有胆结石病史或胆道操作史，如 ERCP 操作史。ALT 和 AST 浓度通常会在胆道梗阻的早期升高。随后血清胆红素和碱性磷酸酶水平升高，并超过血清 ALT 和 AST 的浓度，血清淀粉酶和脂肪酶水平正常。

3）胆囊炎：急性胆囊炎患者通常主诉腹痛，这种腹痛最常见于右上腹或上腹正中，可能放射至右肩或背部。与急性胰腺炎患者不同，急性胆囊炎患者在触诊胆囊窝周围区域时不适感通常增加，并可能伴有吸气停止（Murphy 征）。可有 ALT、AST 和淀粉酶的轻度升高，并伴高胆红素血症，但是如果淀粉酶或脂肪酶升高超过正常上限 3 倍，通常和胆囊炎无关。腹部 CT 扫描显示胆囊壁水肿和胆囊周围的条纹征。

4）内脏穿孔：内脏穿孔患者会出现突然发作的腹痛，并且有腹膜刺激征，表现为与急性胰腺炎无关的肌卫、强直和反跳痛。患者淀粉酶可能升高，但升高不太可能达到正常上限的 3 倍。直立位胸片、腹片和腹部 CT 扫描可见游离气体。腹部 CT 扫描其他可能的发现包括游离液体、蜂窝织炎和伴毗邻部炎症的肠壁病变。

5）肠梗阻：肠梗阻患者有腹痛，伴厌食、呕吐、顽固性便秘，或便秘且血清淀粉酶和脂肪酶升高。患者可能有腹部手术史或者克罗恩病史。患者体格检查可能发现既往的手术瘢痕或疝。腹部 CT 扫描除了可观察到伴气液平面扩张的肠袢外，还可见梗阻的病因和位置（转移点）。

6）肠系膜缺血：肠系膜缺血患者的疼痛通常出现在脐周，并且和体格检查的发现不成比例。患者可能有肠系膜缺血的危险因素，包括高龄、动脉粥样硬化、心律失常、严重的心脏瓣膜病、近期的心肌梗死和腹腔内的恶性肿瘤等。尽管患者的淀粉酶或脂肪酶水平可能升高，但是其升高的程度没有急性胰腺炎患者显著。腹部 CT 扫描可能提示局灶性或节段性肠壁增厚，或肠道积气并伴门静脉积气。此外，可能提示有动脉或静脉血栓形成或肝脾梗死。

7）肝炎：患者可能出现急性右上腹痛、厌食和全身不适，也可能会注意到深色尿、无胆色粪、黄疸和瘙痒症。急性肝炎患者体格检查可有巩膜黄染、肝大，有压痛感。值得注意的实验室检查结果是血清氨基转移酶（通常＞1000U/dl）、血清总胆红素和直接胆红素显著升高，以及碱性磷酸酶显著升高伴淀粉酶和脂肪酶正常。

诊疗经过

　　患者入院后查血脂四项：正常范围。行腹部超声：胆囊大小6.9cm×3.8cm→7.7cm×4.0cm，壁毛糙增厚，内见强回声堆积，范围约6.5cm×1.7cm，胆总管1.2cm→1.0cm，胆囊体积大，胆囊壁毛糙增厚，胆囊多发结石，肝内外胆管扩张。治疗上予禁食水、抑酸、抑酶、补液及经验性抗感染治疗。入院后立即行ERCP诊疗，术中过程顺利，见胆总管全程扩张，切开乳头0.8cm后，取出黑褐色结石一枚，留置7Fr ENBD管，术后可有胰酶的一过性升高，保守治疗后下降，入院1周后拔除鼻胆管。

　　解析： 急性轻症胆源性胰腺炎的治疗包括禁食水、抑酸、抑酶，控制疼痛、抗感染、静脉补液以及纠正电解质和代谢紊乱。大部分轻度胰腺炎患者不需要进一步治疗。轻度胰腺炎患者通常仅给予静脉补液治疗就能控制，因为病情会很快恢复，患者可在1周内重新经口进食。中度胰腺炎患者通常需要营养支持，重度胰腺炎患者几乎均需要营养支持，因为这些患者在5～7天内不太可能重新经口进食，建议使用鼻空肠置管营养。对于胆源性胰腺炎而言，ERCP检查应在胆石性胰腺炎和胆管炎患者的病程早期（入院后24小时内）进行。ERCP的其他适应证包括胆总管梗阻（影像学上可见结石）、胆总管扩张或不伴胆管炎的肝功能检测指标升高。在没有胆总管梗阻的情况下，无胆管炎的胆石性胰腺炎患者（轻度或重度）没有进行ERCP的指征。当没有胆管炎存在，但怀疑胆道梗阻时，可进行磁共振胰胆管造影（magnetic resonance cholangiopancreatography，MRCP）或超声内镜（endoscopic ultrasonography，EUS）检查，以明确胆总管中是否有结石，或者可在24～48小时后再次检测肝功能，以确定这些指标是否改善。对于发生急性胆管炎及持续梗阻的患者，尽早（＜24小时）通过ERCP乳头切开术或外科手术进行胆管取石可能会降低胆石性胰腺炎的严重程度。对于有胆石性胰腺炎和持续梗阻但不伴胆管炎的患者，尽管可能需要进行ERCP检查，但是早期ERCP仍然存在争议。

　　所有胆石性胰腺炎患者（包括进行了内镜下括约肌切开术者）在缓解后都应该进行胆囊切除术。轻度胰腺炎的患者通常可在恢复后7天内安全地进行胆囊切除术，并且可在该次住院期间完成。重度坏死性胰腺炎的患者应该在活动性炎症平息和积液缓解或稳定后再进行胆囊切除术。

出院情况

　　患者已开始进食米汤，无腹痛、无呕吐等不适。查体：T 36.3℃，R 18次/分，心肺查体无特殊，腹软，无压痛及反跳痛，肠鸣音正常，双下肢无水肿。血常规：WBC 4.84×10⁹/L，NEUT% 25.5%，HGB 117g/L，PLT 192×10⁹/L；肝肾及胰腺功能：ALT 97U/L，TBil 24.2μmol/L，ALB 40g/L，Cr 86μmol/L，Urea 3.20mmol/L，AMY 64U/L，LIP 1254U/L。

出院诊断

1. 急性轻症胆源性胰腺炎
2. 急性胆囊炎
3. 胆石症

出院医嘱

1. 注意休息，规律作息、饮食，低脂清淡饮食，忌暴饮暴食。
2. 存在胆囊切除指征，尽早外科门诊就诊，评估手术事宜。

解析： 2018 年美国胃肠病协会（American Gastroenterological Association，AGA）急性胰腺炎治疗指南已推荐胆石症患者出院前行胆囊切除术。即使无法出院前完成胆囊手术，也建议尽快外科评估手术事宜。

3. 口服多烯磷脂酸护肝治疗，定期复查肝功能，丙氨酸氨基转移酶（ALT）正常后停药。
4. 注意监测腹部症状、肝肾功能和胰腺功能变化，如有不适，及时门诊、急诊就诊。

病例点评

患者青年女性，急性起病，病程 5 天，以上腹痛、呕吐为主要症状，发病前有进食油腻食物史，查体中上腹轻度压痛。辅助检查：血淀粉酶、脂肪酶升高 3 倍以上，胆红素及转氨酶升高；B 超提示胆囊多发结石，胆总管增宽；CT 提示胆囊多发结石、胆汁淤积、胆管末端结石。既往胆囊结石病史 3 个月。此患者具有典型的急性胰腺炎的表现（腹痛、胰功能改变和影像学改变）。

胰腺炎病因鉴别诊断：

1）胆源性胰腺炎：胆石症及胆道感染是急性胰腺炎主要病因。患者既往有胆囊结石病史，B 超提示胆总管 12mm（正常内径平均值 4mm），胆囊多发结石，考虑胆源性胰腺炎明确。

2）酒精性胰腺炎：患者发病前无大量饮酒，平素也不嗜酒，暂不考虑酒精直接导致胰腺炎发生。

3）脂源性胰腺炎：患者发病前无大量油腻饮食摄入病史，既往无高脂血症，入院查甘油三酯不高，可除外。

4）自身免疫性胰腺炎、药物等因素，无相关证据。

局部并发症：全腹无压痛及反跳痛，CT 可见胰腺水肿，胰周少量渗出、未见及胰腺坏死、假囊肿及脓肿等表现，不考虑存在局部并发症。

严重程度分类：患者无持续脏器功能损害，无器官衰竭表现，Ranson 评分 0 条，不存在局部并发症，考虑为轻型胰腺炎。

另外，患者进食后上腹痛伴呕吐，既往有胆囊结石，Murphy 征（＋），CT 提示胆囊壁水肿，B 超提示胆囊壁增厚毛糙，考虑同时存在急性胆囊炎。

参 考 文 献

Banks PA，Freeman ML，2006. Practice Parameters Committee of the American College of Gastroenterology. Practice guidelines in acute pancreatitis. Am J Gastroenterol，101：2379.

Tenner S，Baillie J，DeWitt J，et al，2013. American College of Gastroenterology guideline： management of acute pancreatitis. Am J Gastroenterol，108：1400.

4

腹胀／腹痛／腹泻

患者男性，42 岁

主诉：腹痛 2 天，加重 1 天。

入院情况

患者 2 天前晨起时无诱因出现上腹痛，伴腹胀、恶心、未呕吐，无腹泻、排气停止，无发热，自行服用"胃康宁颗粒"，无好转。就诊于外院，查血常规 WBC $12.99 \times 10^9/L$，NEUT% 73.6%，HGB 199g/L，PLT $276 \times 10^9/L$。血生化：ALT 18U/L，GGT 220U/L（↑），TBil 8.4μmol/l，Ca^{2+} 2.27mmol/L，Cr 70μmol/l，UA 820μmol/l（↑），AMY 1117IU/L（↑）。腹部超声示胰腺稍饱满，脂肪肝。立位腹平片示中腹部局限肠管积气扩张。腹部 CT 示胰腺肿胀，周围可见渗出。考虑急性胰腺炎，予奥美拉唑抑酸、奥硝唑 0.5g 抗感染及生长抑素 3mg 静脉滴注治疗。1 天前患者腹痛症状加重，伴呼吸困难，转入我院。

查体：BP 75/45mmHg，HR 143 次 / 分，SpO_2 90%（鼻导管吸氧 5L/min）。急性病容，喘憋明显。双下肺呼吸音低，可闻及细湿啰音；心律齐；腹膨隆，上腹及右上腹有压痛，无肌紧张，肠鸣音弱，约 1 次 / 分。

考虑急性胰腺炎、休克，收入抢救室，行右颈深静脉穿刺置管，予快速补液及应用血管活性药物纠正休克，亚胺培南抗感染等对症支持治疗，监测患者血压在 85/55mmHg 左右。

辅助检查：

降钙素原：大于 10ng/ml。

凝血功能：Fbg 4.88g/L，D-Dimer 9.23mg/L。

血生化：cTnI 0.597μg/L，Cr（E）184μmol/L，Glu 14.7mmol/L，Ca^{2+} 1.37mmol/L，K^+ 3.6mmol/L，LIP 1299U/L，AMY 190U/L。

血脂：TC 8.58mmol/L，TG 62.96mmol/L。

血常规：WBC $13.26 \times 10^9/L$，HGB 209g/L，PLT $355 \times 10^9/L$。

血气分析：pH 7.35，$PaCO_2$ 35.1mmHg，PaO_2 55.1mmHg。

腹部 B 超：脂肪肝，胆囊形态稍饱满，胰腺弥漫性改变，主胰管增宽，胰周及腹腔积液。

胸部 X 线：双肺散在浸润影。

为进一步治疗收入急诊重症监护室。发病以来，患者未进食，有排气，无排便，经甘油灌肠后有少量大便，无小便。

既往史

饮酒史 8 年，偶饮酒，最多可饮 1 斤多白酒。

入院诊断

急性重症脂源性胰腺炎
　分布性休克
　急性呼吸窘迫综合征
　急性肾功能不全
　急性心肌损害
　低钙血症

解析： 急性胰腺炎可以分为以下三种类型：

1）轻症急性胰腺炎（mild acute pancreatitis，MAP），特点为没有出现器官衰竭，无局部或全身性并发症。

2）中重度急性胰腺炎（mild-severe acute pancreatitis，MSAP），特点为短暂性器官衰竭（48 小时内缓解）和（或）局部或全身性并发症，不伴持续性器官衰竭（＞ 48 小时）。

3）重度急性胰腺炎（severe acute pancreatitis，SAP），特点为可能累及 1 个或多个器官的持续性器官衰竭。

急性脂源性胰腺炎发病机制：高甘油三酯血症时，胰腺及胰周的高浓度甘油三酯可被胰脂肪酶水解而产生大量游离脂肪酸。超饱和的游离脂肪酸对胰腺组织有以下损伤作用：①诱发酸中毒，激活胰腺组织中胰蛋白酶原；②损伤血管内皮细胞，增加血液黏稠度，促使微血栓形成，导致胰腺微循环功能障碍；③游离脂肪酸对细胞膜毒性作用，直接导致腺细胞损伤。

病情加重机制：胰腺细胞损伤产生的可溶性因子如肿瘤坏死因子和血小板活化因子激活炎症。炎症激活过程中粒细胞和巨噬细胞激活产生促炎性因子（白细胞介素 1、白细胞介素 6、白细胞介素 8、前列腺素、白三烯等）、蛋白水解酶、脂解酶、反应性氧代谢物释放。这些物质可与胰腺微循环相互作用，增加血管通透性，最终引起全身炎症反应综合征（systematic inflammatory response syndrome，SIRS）和多器官功能障碍综合征（multiple organ dysfunction syndrome，MODS）包括急性呼吸窘迫综合征、急性肾损伤、心肌损伤等，使病情急剧恶化。

急性呼吸窘迫综合征（acute respiratory distress syndrome，ARDS）是一种急性弥漫性炎症性肺损伤，可导致肺血管通透性增加、肺重量增加和肺含气组织减少，其临床标志是低氧血症和影像学示双肺阴影，而其病理标志是弥散性肺泡损伤，即肺泡水肿伴或不伴局灶性出血、急性肺泡壁炎症和透明膜。

ARDS 柏林定义：一旦排除了心源性肺水肿以及引起急性低氧血症性呼吸衰竭和双侧浸润的其他原因，可以诊断为 ARDS。ARDS 的柏林定义要求满足下列所有条件才能诊断：

4　腹胀／腹痛／腹泻

1）呼吸系统症状必须在已知的临床损伤发生后1周内开始，或在过去1周内患者必须出现新的症状或症状加重。

2）胸片或CT扫描上必须存在符合肺水肿的双肺阴影。这些阴影必须不能完全用胸腔积液、肺叶塌陷、肺塌陷或肺结节来解释。

3）患者的呼吸衰竭必须不能完全用心力衰竭或液体过剩来解释。如果不存在ARDS危险因素，则需要进行客观评估（如超声心动图）排除流体静力性肺水肿。

4）必须存在中至重度氧合障碍，由动脉氧分压与吸入氧分数的比值（PaO_2/FiO_2）来定义。

低氧血症的严重程度定义了ARDS的严重程度：

1）轻度ARDS呼吸机参数设置为呼气末正压通气或持续气道正压≥$5cmH_2O$时，$PaO_2/FiO_2 > 200mmHg$但≤$300mmHg$。

2）中度ARDS呼吸机设置为PEEP≥$5cmH_2O$时，$PaO_2/FiO_2 > 100mmHg$但≤$200mmHg$。

3）重度ARDS呼吸机设置为PEEP≥$5cmH_2O$时，$PaO_2/FiO_2 ≤ 100mmHg$。

诊疗经过

1. 总体病情评估

患者因急性重症脂源性胰腺炎，循环系统、呼吸系统、肾脏、心肌受累入EICU，入院Marshall评分：PaO_2/FiO_2为220（2分）；血压降低（最低75/45mmHg，需血管活性药物）（1分）；Cr最高184mmol/L（2分）。APACHE II评分10分，Ranson评分2分。

2. 循环方面

患者就诊初期血压低、心率快，伴体温升高，PCT > 10ng/ml，考虑分布性休克，予亚胺培南抗感染及补液支持治疗，病程中曾予去甲肾上腺素泵入，血压逐渐回升，HR 60～70次/分，BP 110/70mmHg，每日可自主排尿2000ml左右。同时cTnI逐渐恢复正常。

3. 呼吸方面

患者入EICU当晚出现呼吸频率加快，R 40～50次/分，SpO_2 85～90%（储氧面罩吸氧），给予气管插管机械通气，通气方面给予小潮气量通气，保护性通气策略，并给予保守的液体管理以及降低氧利用的策略。4天后患者血氧饱和度逐渐上升，7天后脱机拔管后鼻导管吸氧，血氧饱和度可维持在98%以上。

4. 肾脏方面

入院初患者肌酐184μmol/L，考虑不除外感染性休克所致急性肾损伤，经积极补液支持后，肾功能逐渐恢复到Cr 72μmol/L，考虑补液支持有效，未予血液净化治疗。

5. 原发病胰腺炎方面

结合患者病史、查体和辅助检查考虑急性重症脂源性胰腺炎。积极予禁食水、抑酸、抑酶及液体复苏治疗，同时予大黄、液状石蜡、甘油灌肠剂通便。

6. 高脂血症方面

予胰岛素泵入降脂，同时行血浆置换两次。

解析： 胰岛素在临床上不仅用于降血糖，对于高甘油三酯血症患者的紧急降脂治疗也有很好的效果。

3 天后复查血脂：TC 3.89mmol/L，TG 3.50mmol/L。后患者腹痛、腹胀明显好转，复查腹盆增强 CT 及胰腺薄扫，提示胰腺周围仍见明显渗出，但未见胰腺周围包裹性积液及坏死等，未见腹腔占位。2 天后介入科予置入空肠营养管。当日夜间起予尝试 5% 葡萄糖 250ml 鼻饲喂养。后一日给予 5% 葡萄糖 1000ml 鼻饲，均无不适主诉。4 天后开始肠内营养混悬液（SP）鼻饲，耐受可，无明显腹痛、腹胀及其他不适主诉，可自行解成形软便，但鼻饲 SP 过程中血脂进行性升高，改用不含脂肠内营养剂（爱伦多）鼻饲，并逐渐加量至 480g/d，同时控制血糖、保肝及对症支持治疗。

解析： 急性脂源性胰腺炎的治疗：首次评估时，应该通过临床检查以评估早期的液体丢失、器官功能衰竭，并计算 APACHE Ⅱ 评分和全身炎症反应综合征评分来评估急性胰腺炎的严重程度。对于脂源性胰腺炎患者需要尽快将血脂降至正常，对危重患者血浆置换是可以考虑的方法。急性胰腺炎本身的治疗为支持治疗，包括禁食水、抑酸、抑酶、控制疼痛、静脉补液（尤其是最初 24 小时）以及纠正电解质和代谢紊乱。大部分轻度胰腺炎患者不需要进一步治疗，可在 3 ～ 7 天内恢复。由于伴有一过性（<48 小时）或持续性（＞ 48 小时）器官功能衰竭和局部或全身并发症，所以中度和重度胰腺炎患者需要接受更为密切的监测。对于重度胰腺炎的患者，一般通过内镜或放射引导下放置鼻空肠管进行肠内营养，而不是进行肠外营养。如果在 48 ～ 72 小时内没有达到肠内营养的目标速度以及重度急性胰腺炎没有缓解，则应补充肠外营养。

出院情况

患者无明显头痛、恶心、呕吐、腹胀、腹痛等不适。查体：BP 110/70mmHg，HR 70 次 / 分，R 20 次 / 分，SpO$_2$ 98%。双肺呼吸音清，未及明显干湿啰音，心律齐，心音可，腹软，无明显压痛、反跳痛，双下肢无水肿。血脂：TC 2.33mmol/L，TG 2.57mmol/L。

出院诊断

急性重症脂源性胰腺炎
　分布性休克
　急性呼吸窘迫综合征
　急性肾功能不全
　急性心肌损害
　低钙血症

出院医嘱

1. 出院后低脂、清淡饮食，忌暴饮暴食；注意休息，避免感染。

2.继续鼻空肠营养管营养，定期监测肝功能、血脂、胰腺功能等，1个月后复查腹盆CT，消化科门诊随诊。

3.继续降脂、保肝治疗。

4.如有不适，及时门诊、急诊就诊。

病例点评

　　患者中年男性，急性病程。患者表现为上腹痛，结合患者胰酶、甘油三酯明显升高及影像学检查，考虑急性脂源性胰腺炎诊断明确，患者存在多脏器功能损伤，持续超过48小时，考虑重症胰腺炎诊断明确。患者腹部超声提示主胰管增宽，需要警惕肿瘤的可能，后完善腹部增强CT未见肿瘤。

　　急性脂源性胰腺炎治疗方面除了禁食水、胃肠减压、抑酸、抑制胰酶分泌外，首先要积极进行液体复苏，由于血管内大量液体漏出至组织间隙，导致循环血容量急剧下降，积极的液体复苏可防治多系统功能障碍。补液目标：①3～6小时内早期目标导向治疗（early goal-directed therapy，EGDT）达标。②迅速解除血液浓缩，血液浓缩反映血容量丢失的情况，且严重影响预后。有文献报道，HCT≥47%或入院24h内HCT不能下降是胰腺组织发生坏死的独立高危因素，HCT在入院24h内明显降低可显著改善预后。

　　清除血脂最快的方法是血浆置换，可以尽快将甘油三酯降至安全范围（TG＜5.65mmol/L）。胰岛素治疗也可以加快减低甘油三酯，胰岛素可通过增强LPL（一种加速乳糜微粒和VLDL代谢为甘油和游离脂肪酸的酶）活性降低血清甘油三酯水平。胰岛素也抑制脂细胞中的激素敏感性脂肪酶，激活敏感性脂肪酶是分解脂肪细胞甘油三酯和释放游离脂肪酸进入血液循环的关键酶。通常以0.1～0.3U/（kg·h）速度开始予普通胰岛素静脉输入。注意补充葡萄糖预防低血糖。每天监测血脂，若甘油三酯水平低于500mg/dl（数日内），则应停止静脉内胰岛素。另外，有报道肝素泵入也可降低甘油三酯，但其应用尚有争议。

参 考 文 献

Tenner S，Baillie J，DeWitt J，et al，2013. American College of Gastroenterology guideline：management of acute pancreatitis. Am J Gastroenterol，108：1400.

The ARDS Definition Task Force，2012. Acute Respiratory Distress Syndrome：The Berlin Definition. JAMA，May 21，2012：Epub ahead of print.

患者男性，53 岁

主诉：反复上腹痛伴大便不成形 1 年余，加重 10 天。

入院情况

1 年前患者出现发作性上腹疼痛，为持续性钝痛，每次持续约半小时，呈条带状分布，伴冷汗，剑突下灼烧感。否认放射痛，自觉与进食、呼吸、体位无关。间断排黄色不成形便，约 2 ~ 3 次 / 天，排便后腹痛不能缓解。无发热、皮肤巩膜黄染、恶心、呕吐等不适。

就诊当地医院，查 WBC 12.3×10⁹/L，CRP 46mg/L。肝功能 + 胰功能：AMY 389U/L，LIP 1768U/L；TBil 12.1μmol/L（↑），DBiL 4.9μmol/L。血脂：阴性。CT：右肺中叶、下叶、后底段多发模糊小结节；胰周渗出；胆囊壁不厚；胆管不宽。当地医院考虑诊断"急性胰腺炎"，予禁食水、抑酸护胃、生长抑素、头孢曲松抗感染处理后，患者腹痛消失，腹泻情况较前变化不大。此后患者腹痛发作 4 次，性质同前，有时伴腹泻，为黄色不成形便，约 3 ~ 5 次 / 天，常伴双眼巩膜、皮肤黄染，皮肤瘙痒，尿色加深，每于对症支持后症状好转。

10 天前患者腹痛再次发作，就诊当地医院，查血常规：WBC 7.7×10⁹/L，NEUT% 55.3%，HGB 124g/L，PLT 332×10⁹/L。

血生化：ALT 213U/L（↑），AST 136U/L（↑），ALP 452U/L（↑），GGT 913U/L（↑），TBil 62.1μmol/L（↑），DBiL 48.9μmol/L。

胰腺功能：AMY 129U/L，LIP 244.8U/L。

免疫指标：ANA 15 项阴性。

肿瘤标志物：CA199 44.49U/ml（↑）。

腹部三维超声：肝门部胆道梗阻，胰腺普遍增大，表面呈波浪状，胰头显著。

胰腺增强 CT：胰腺形态规整，胰周渗出基本吸收；肝外胆道壁增厚，肝内胆管较前扩张，腹膜后多发淋巴结肿大。

MRCP：肝内胆管扩张，胰管轻度扩张。

考虑胰腺炎原因不明，给予对症支持后，患者腹痛无明显好转，来我院急诊就诊。

辅助检查：

血常规：阴性。

尿常规：尿胆红素（↑），PRO、WBC、RBC 阴性。

血生化：ALT 473U/L（↑），AST 174U/L（↑），ALP 819 U/L（↑），GGT 1833U/L（↑），TBil 121.3μmol/L（↑），DBiL 95.3μmol/L。

胰腺功能：AMY 61U/L，LIP 109.1U/L（↑）。

CA199：58.73U/ml（↑）。

抗核抗体（ANA）1：100，余正常。

IgG4：22.6g/L（↑）。

胰腺（增强 +MRCP）：胰头部饱满，胰管节段性扩张及狭窄，不除外自身免疫性胰腺炎；肝门胆管壁增厚、狭窄，肝内胆管扩张，硬化性胆管炎？

诊断考虑"自身免疫性胰腺炎"，收入院。

发病以来，患者食欲、食量、睡眠尚可，小便量正常，尿色偏深，大便情况如上述。体重较前下降 15～20kg。病程中无心悸、手抖，无气促、咳嗽、咳痰，无泡沫尿、口干、眼干、口腔溃疡、关节肿痛表现。

入院查体

T 36.3℃，P 82 次 / 分，R 19 次 / 分，BP 116/77mmHg，SpO_2 97%（未吸氧），BMI 23.03kg/m²。双颌下腺肿大，巩膜黄染，眼眶无突出，浅表淋巴结未触及肿大。双肺未及啰音，心律齐，未及杂音，中上腹轻压痛，无反跳痛、肌紧张，双下肢无水肿。

入院诊断

IgG4 相关疾病可能性大

　　自身免疫性胰腺炎？

　　IgG4 相关性硬化性胆管炎？

　　双侧颌下腺受累可能

　　肺部受累不除外

解析：免疫球蛋白 G4 相关性疾病（immunoglobulin G4-related disease，IgG4-RD）又称 IgG4 相关疾病，属于免疫介导疾病，一般最常发生于中老年男性。其特征性表现是以 IgG4 阳性浆细胞和小淋巴细胞为主的淋巴浆细胞组织浸润，可能伴有纤维化、闭塞性静脉炎，绝大多数患者存在血清 IgG4 水平升高。该病通常累及一个以上的器官，主要表现为：

1）IgG4 相关性自身免疫性胰腺炎（autoimmune pancreatitis，AIP）。

2）IgG4 相关性硬化性胆管炎。

3）IgG4 相关性间质性肺炎和肺部炎性假瘤。

4）IgG4 相关性肾病，尤其是肾小管间质性肾炎。

5）腹膜后纤维化：常发生于慢性主动脉周围炎这个大背景下，且常累及输尿管，导致肾积水和肾损伤。

6）唾液腺疾病：可表现为大涎腺肿大或硬化性涎腺炎。同时发生泪腺、腮腺和下颌下腺肿大曾被称为"Mikulicz病"。单纯性下颌下腺肿大曾被称为"Küttner瘤"。

7）眼眶病：常并发眼球突出，原因为泪腺肿大、眼外肌受累或其他眼眶假瘤。

8）Riedel 甲状腺炎和桥本甲状腺炎的一个亚组。

免疫球蛋白 G4 相关性疾病（IgG4-RD）的主要诊断依据是特征性组织病理学的活检。梅奥诊所提出的自身免疫性胰腺炎的诊断标准（即"HISORt"标准）最常用，包括下述任一项或多项：

1）具有诊断价值的组织学（histology）发现。

2）计算机断层扫描（computed tomography，CT）和（或）胰造影术的特征性影像学表现。

3）血清学检查（serologic testing）发现血清 IgG4 水平升高。

4）其他（other）器官受累。

5）胰腺及胰腺外临床表现对糖皮质激素治疗（therapy）的反应（response）。

诊疗经过

患者入院后完善相关检查。

1. 常规检查

血、尿、便常规：未见明显异常。

血生化：TBil 42μmol/L → 34.7μmol/L（↑），DBil 31.3μmol/L → 26.3μmol/L（↑），GGT 281U/L（↑），ALP 245U/L（↑），AST 41U/L，ALT 64U/L，Cr（E）72μmol/L，CysC 1.09mg/L（↑），UA 503μmol/L → 591μmol/L（↑），K$^+$ 4.5mmol/L，ALB 41g/L，LD 248U/L。

ESR 32mm/h（↑）。

甲状腺、凝血功能阴性。

PCT、TB-SPOT 阴性。

IgG 17.04g/L（↑），T-IgE 79.3KU/L（↑）。

肿瘤指标：TPS 175.69U/L（↑），余阴性。

血清蛋白电泳：阴性。

免疫指标：ANCA 3 项、ANA 18 项、原发性胆汁性肝硬化相关自身抗体谱（-）。

血清 IgG 亚类测定：IgG3 186mg/L（↑），IgG4 10300mg/L（↑），IgG1 10100mg/L，IgG2 5730mg/L。

2. 影像学检查

超声：双侧颌下腺大小未见异常，内回声不均，可见片状低回声。双侧腮腺未见明显异常及异常回声。颈部、锁骨上窝超声未见肿大淋巴结。左半肝肝内胆管扩张明显，较宽处约 0.6cm。胆总管 0.7cm，管壁毛糙；门脉 1.0cm。

超声内镜：全胰腺形态饱满，回声减低，整个胰腺内部回声欠均，有散在低回声和高回声，胰管呈不规则狭窄，超声造影见内部回声增强。胆总管壁呈低回声弥漫增厚，最厚达 4mm，呈"葱皮样"分层改变，明显扩张，达 1cm，伴局部狭窄。胆管下端未见明显异常回声或占位性病变。胰头回声偏低，未见明确异常回声占位。

胰腺穿刺液送病理未见瘤细胞；胰腺组织病理见致密的淋巴浆细胞浸润、席纹状纤维化和闭塞性静脉炎，轻度组织嗜酸性粒细胞增多，符合 IgG4 相关疾病改变。考虑自身免疫性胰腺炎，IgG4 相关性胆管炎。

治疗经过

临床诊断为 IgG4-RD 可能性大，经检查无感染证据，和家属协商权衡利弊后，予中等量激素泼尼松龙（40mg，qd）治疗，逐渐减量，使用激素治疗期间予补钙、维生素 D。患者腹痛、腹泻症状逐渐减轻，黄疸逐渐消退。逐步饮食过渡顺利。

解析： IgG4 相关性疾病的治疗：此类疾病自然病程和预后并不明确，可出现自发改善，但未经治疗时常见复发。且大多数患者存在进展速度不一的慢性疾病。建议所有存在症状性活动性 IgG4-RD 的患者都进行治疗，其中部分患者需要紧急治疗。部分无症状的 IgG4-RD 患者也需要治疗。在所有未经治疗的活动性 IgG4-RD 患者中，糖皮质激素是诱导缓解的一线药物，除非存在相关禁忌证。诱导缓解治疗成功后，某些患者可获益于维持治疗。成功诱导缓解并停药后复发的患者，需要再次接受糖皮质激素治疗。复发后，应考虑在缓解维持期间为糖皮质激素加用类固醇助减剂。

糖皮质激素的使用方法上，建议泼尼松（40mg/d），持续 4 ~ 6 周后逐渐减量，每周减 5mg。其目的在于用最小剂量的糖皮质激素维持疗效，部分患者可实现完全停药。治疗反应表现为症状改善、肿块大小或脏器肿大缩小、器官功能改善，且常有血清 IgG4 水平下降。绝大多数患者的初始糖皮质激素治疗有效，大多数患者的糖皮质激素治疗在 2 ~ 4 周内起效，然而某些患者的治疗需要数月才能起效，有些患者会出现复发，还有一些患者的初始治疗效果不佳或完全无效。停止治疗后常见复发。高达 40mg/d 的泼尼松治疗无效或不能减量到 5mg/d 以下的患者，以及对所需剂量的糖皮质激素疗法有严重相对禁忌证的患者，可考虑使用利妥昔单抗。对于同时存在 IgG4 相关性胆管炎的患者，可考虑给予 2mg/kg 的硫唑嘌呤治疗。

出院情况

患者无腹痛、腹泻等不适主诉，大小便正常。查体：BP 115/78mmHg，HR 85 次 / 分，颌下腺肿大较前好转，巩膜及皮肤无黄染，心肺查体阴性，腹平软，无压痛、反跳痛及包块。双下肢无水肿。

出院诊断

1. IgG4 相关疾病
   自身免疫性胰腺炎
   IgG4 相关性胆管炎
   双侧颌下腺受累
   肺部受累不除外
2. 高尿酸血症

出院医嘱

1. 注意休息，低脂、低嘌呤饮食，加强营养，避免饱食、感染、过度受累。

2. 原发病方面：继续泼尼松龙 40mg/ 日 ×4 周，之后减为 35mg/ 日 ×1 周，每周减 5mg，减量至 20mg/ 日时随诊；激素治疗期间需补充钙、维生素 D，必要时予护胃治疗。

3. 定期复查 IgG4、胰腺 CT 薄扫或超声内镜、胸部 CT，定期消化内科门诊随诊。

4. 高尿酸血症方面：多饮水，低嘌呤饮食，定期复查血尿酸，必要时碱化尿液。

5. 消化科门诊就诊，不适时及时门诊、急诊就诊。

病例点评

患者中年男性，慢性病程，此次发病初期以急性胰腺炎起病。临床表现为上腹痛、大便不成形，淀粉酶及脂肪酶升高，影像学示胰周渗出，病程后期出现梗阻性黄疸。查体双侧颌下腺肿大，皮肤巩膜黄染。化验检查示 TBil 升高，以 DBiL 为主，多次查 IgG4 升高。CT 示胰腺饱满，胆管壁增厚，双肺小结节。胰腺组织病理符合 IgG4 相关疾病，诊断 IgG4 相关疾病较明确。此患者在外院多次胰腺炎发作，初次发作时就除外了胆源性和脂源性，后多次发作，未再检查明确原因。后筛查自身免疫性胰腺炎，发现 IgG4（+），行超声内镜取病理最终明确诊断。多系统评估方面：胰腺方面，以急性胰腺炎起病，胰酶升高，CT/MRCP 见胰周渗出，胰管扩张，胰腺受累明确；胆管方面，梗阻性黄疸，胆管壁增厚，胆管酶、胆红素升高；颌下腺方面，患者查体双颌下腺肿大，B 超提示双侧颌下腺回声不均，可见片状低回声，考虑颌下腺受累明确；肺部方面，患者无咳嗽、气促等呼吸道症状，但胸 CT 提示双肺多发小结节，考虑肺部受累不除外。

此患者为 IgG4 相关的系统疾病，有多脏器受累，包括胰腺、胆道、颌下腺，肺部也可疑受累。治疗上予激素治疗为主，患者对中等量激素反应良好，支持 IgG4 相关的系统疾病的诊断。

此病例提示我们，在患者反复发作胰腺炎而找不到原因时，需要考虑到自身免疫性胰腺炎的可能并寻找相关系统性损害的证据。

参 考 文 献

Kamisawa T，Zen Y，Pillai S，et al，2015. IgG4-related disease. Lancet，385：1460.

Stone JH，Zen Y，Deshpande V，2012. IgG4-related disease. N Engl J Med，366：539.

4 腹胀／腹痛／腹泻

23 急性间歇型卟啉病

患者女性，24 岁

主诉：间断腹痛 2 个月余。

入院情况

患者 2 个月前经期后突发持续性剧烈腹部绞痛，以脐周为著，伴后背放射痛，无呕吐、发热等其他伴随症状，就诊于外院，查血常规：HBG 107g/L（↓），RBC $3.65×10^{12}$/L（↓），MCHC 26.6pg（↓），MCH 319g/L（↓），白细胞、血小板正常。血生化、凝血功能、感染四项、免疫指标、尿 β-HCG 阴性，尿胆原（+/−）。子宫双附件超声未见异常，腹部平片见结肠区肠管积气影，腹盆 CT 平扫见结肠扩张积气、肠内大量粪影。考虑肠梗阻可能，予以输液治疗（具体不详）后腹痛无明显缓解，返家后腹痛自行减轻，口服"中药"治疗（具体不详）后腹痛完全缓解。

10 天前（月经前 1 周）患者再发腹痛，腹痛性质同前，但出现抽搐、口吐白沫、意识丧失，持续发作约 10 分钟后自行缓解。就诊当地医院监测血常规：WBC $3.19×10^9$/L，RBC $3.68×10^{12}$/L，HBG 102g/L，PLT 正常，血生化：ALT 59U/L（↑），K^+ 3.3mmol/L（↓），Na^+117mmol/L（↓）。尿蛋白 1+，尿酮体 1+，尿胆原 1+，肝胆胰脾双肾主动脉 B 超、腹盆 CT 平扫、超声心动图、心电图均未见异常。对症支持后效果不佳，脐周腹痛持续，阵发加重。

3 天前就诊我院急诊，查血常规、血生化大致同前，卧位腹平片见左下腹肠段扩张，结肠积气，结肠内大量粪便影；红细胞游离原卟啉（FEP）：8.9μg/g（↑），尿卟胆原（PBG）：（+），尿卟啉（+）。

解析：间歇型卟啉病急性发作常常出现肠道扩张、积气，甚至误诊为肠梗阻而行开腹手术。

不明原因的腹痛伴癫痫大发作需要考虑到急性间歇型卟啉病的可能。

急性间歇型卟啉病相关抗利尿激素分泌异常综合征（SIADH）引起的顽固性低钠血症很常见，这是急性间歇型卟啉病发作时的特点。

患者诊断考虑"卟啉病"，予禁食水、抑酸、高糖、补液、氯丙嗪镇痛、甘油灌肠剂通便后症状稍有缓解，为进一步诊治收入急诊综合病房。发病以来，精神、饮食、睡眠差，小便正常，大便不畅，无皮疹、关节痛，否认口干、眼干等，体重未予关注。

查体：神清，双肺未及啰音，心律齐，腹软，弥漫轻压痛，无反跳痛、肌紧张，肠鸣音弱，双下肢无水肿。

入院诊断

1. 急性间歇性卟啉病可能性大
2. 低钠血症（SIADH 可能性大）
3. 肝功能异常

解析： 对于不明原因的反复发作内脏神经症状（包括腹痛、便秘、呕吐等）、肌无力、头、颈、胸及肢端疼痛及有精神症状的成年患者，需警惕急性间歇性卟啉病可能。家族史阴性并不能除外该病诊断。对于有症状的患者，尿卟胆原阳性可确诊该病。但需在急性期完善血卟啉、红细胞游离原卟啉、尿卟啉等检查。酶活性检测或基因检测可确诊该病。患者出现腹痛时，需与急腹症如腹膜炎、胰腺炎等鉴别；出现精神神经症状时，需与皮肌炎、周围神经病等鉴别；出现尿胆原阳性时，需与铅、金、砷、酒精、苯、四氯化碳中毒、再生障碍性贫血、实质性肝病、结缔组织病、白血病等引起的症状性卟啉尿相鉴别。

诊疗经过

1. 常规检查

血常规：WBC 5.84×10^9/L，HGB 126g/L，RBC 4.40×10^{12}/L，PLT 186×10^9/L。

血生化：ALT 128U/L，血 Na^+ 在 3 天内逐渐补到 137mmol/L。

凝血功能：APTT 32.4s，D-Dimer 0.66mg/L，余大致正常。

PCT：小于 0.5ng/ml。

尿 HCG：阴性。

尿钠：86mmol/L，尿渗透压：384 mOsmol/kg。

解析： 正常容量的低钠血症患者，如果尿钠 > 40mEq/L，尿渗透压 > 100 mOsmol/kg，基本可以初步确定是 SIADH。

ESR：14mm/h。

尿、便常规：未见异常。

2. 影像学检查

腹部平片立位未见明显异常。

头常规 MRI+T2×+DWI：左侧上颌窦黏膜下囊肿；双侧筛窦黏膜稍厚。

3. 其他检查

送外院毒物筛查：血铅、尿铅阴性。

晒尿实验（+）（图 23.1）

解析： 急性间歇性卟啉病患者刚排出的尿液颜色可正常，但经阳光暴晒一段时间后，PBG 转变为尿卟啉或粪卟啉，尿色加深呈咖啡色。

基因检测：存在 PBGD/HMBS 基因突变。

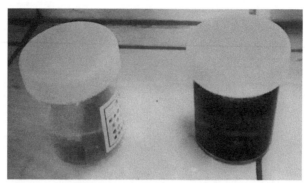

图 23.1　左侧为患者新鲜尿样，右侧为晒后 4 小时尿样

治疗经过

继续予患者禁食禁水、持续静脉输注 10% ～ 50% 的高浓度糖，每日葡萄糖入量在 300g 左右，同时补液、抑酸治疗，氯丙嗪联合杜冷丁止痛、对症支持治疗，患者腹痛逐渐缓解。同时，针对 SIADH 患者的顽固低钠血症，给予限液、口服盐胶囊治疗，患者血钠逐渐升高，病情稳定，逐步由流食→软食→普食过渡饮食，并减停高糖治疗，患者无不适。

解析： 急性间歇性卟啉病的治疗：
对于急性间歇性卟啉病急性发作的治疗包括以下部分：
1）尽可能停用会诱发肝卟啉病的药物，戒酒、戒烟。
2）迅速治疗可能引起发作的并发感染及其他疾病。
3）合理治疗高血压、疼痛及电解质紊乱，尤其是由于抗利尿激素分泌异常综合征引起的低钠血症。
4）予患者床旁肺量测定以检测早期延髓性麻痹，肺活量持续下降者应立即转入重症监护病房监护，必要时提供机械通气支持。
5）药物治疗推荐氯高铁血红素治疗。
静脉糖原负荷建议用于轻度发作早期治疗，推荐采用 300 ～ 500g 静脉用葡萄糖治疗，通常以 10% 的溶液给药。然而，大量自由水的稀释效应可能使低钠血症风险增加，如能耐受，可给予口服葡萄糖聚合物溶液。如不能经口进食或肠饲，则可能需要胃肠外营养（高营养支持）方案。

出院情况

患者精神可，无不适主诉。查体：双肺听诊呼吸音清，未闻及明显干湿啰音。心律齐，心音正常，未闻及瓣膜杂音。腹软，无压痛、反跳痛及肌紧张，肠鸣音 3 次/分。双下肢无水肿。

出院诊断

1.急性间歇性卟啉病
　抗利尿激素分泌异常综合征

　　低钠血症
2. 肝损害
　　药物性不除外

出院医嘱

1. 出院后注意休息，适量活动，正常饮食，避免感染及受凉。

2. 避免卟啉病的药物诱发因素，包括：酒精、安替比林、巴比妥类、卡马西平、异丙基甲丁双脲、氯硝西泮、达那唑、双氯芬酸、麦角衍生物、雌激素、甲/乙琥胺、苯乙哌啶酮、灰黄霉素、肼苯哒嗪、胃复安、眠尔通、硝苯地平、呋喃妥因、苯妥英、孕酮和合成孕激素、吡嗪酰胺、利福平、安体舒通、柳氮磺吡啶、复方新诺明、他莫昔芬、丙戊酸等，定期监测血常规、血钠变化，血液科门诊随诊。

3. 出院后监测腹部症状变化，若再次出现卟啉病发作，可于当地医院继续治疗，持续心电、血压、血氧监护，禁食禁水；治疗上限容量2000ml/日，注意监测血钠变化，警惕补钠过快引起脱髓鞘病变；予高糖静脉输入治疗，保证每日糖入量250～300g；出现腹痛时可予氯丙嗪对症止痛。

4. 如有不适，随时门诊、急诊就诊。

病例点评

　　患者青年女性，急性起病，反复出现腹痛，本次月经前后突发两次腹痛，主要表现为脐周绞痛，伴有神经症状及不全肠梗阻表现，查红细胞游离卟啉原及尿卟胆原均为阳性，考虑诊断"急性间歇性卟啉病"明确。治疗方面予静脉糖原负荷，保证总入量，监测电解质平衡，经积极处理后患者腹痛症状逐渐缓解。

　　卟啉病发病机制为血红素合成过程中特异酶缺乏所致的卟啉病代谢紊乱性疾病，因卟啉和（或）卟啉前体增多、浓缩异常和排泄增多，导致组织中蓄积，主要累及神经系统和皮肤，表现为光感性皮肤损害、腹痛及神经精神异常。根据卟啉代谢紊乱出现的部位不同，可分为骨髓性血卟啉病及肝性血卟啉病，根据血红素合成酶缺乏的种类，可分为先天性红细胞生成性卟啉病、红细胞生成性原卟啉病、X性联铁失用性贫血、急性间歇型卟啉病、ALA脱水酶缺乏性卟啉病、混合型卟啉病、遗传性粪卟啉病、迟发性皮肤卟啉病，以上分型可通过染色体检测突变基因来鉴别。其中急性间歇型血卟啉症最为常见，20～40岁起病，女性多见，可因服用药物、饮酒、感染、精神刺激等诱发，女性病人可与月经、妊娠相关。表现为间歇性腹痛、自主神经功能失调、神经精神症状，部分患者可出现低热、出汗、血压增高、体位性低血压、心动过速，发作时可有尿色变红或尿色正常但阳光照射30分钟后变红。

　　鉴别诊断方面，患者以消化道症状及精神症状为主要表现，需考虑以下疾病：

　　1）急腹症：包括急性阑尾炎、胆囊炎、胰腺炎、肠梗阻、泌尿系统结石等，以上疾病可表现为腹痛,可放射到肩背部、腰部等。但患者病程中无发热、腹膜炎等炎症表现,腹部查体无明显压痛、反跳痛及肌紧张,血象无升高,胆红素正常。腹部 CT 未见异常,不支持急腹症的诊断。

2)铅中毒:铅中毒可引起卟啉代谢障碍出现腹痛,尿胆原多正常,患者无铅接触史,送检毒物筛查阴性,可以除外。

当遇到不明原因的反复腹痛伴有神经精神症状的患者,要高度警惕急性间歇性卟啉病的可能,特别是女性患者腹痛发作和月经周期相关时。

参 考 文 献

Anderson KE,Bloomer JR,Bonkovsky HL,et al,2005. Recommendations for the diagnosis and treatment of the acute porphyrias. Ann Intern Med,142:439.

患者女性，27 岁

主诉：间断腹胀 5 个月。

入院情况

5 个月前患者进食火锅后出现腹胀、上腹疼痛，呈绞痛，进行性加重，持续无缓解，伴恶心、呕吐，呕吐物为胃内容物及黄色水样物，伴腹泻，开始为黄色稀便，后为水样便，就诊于外院，查体腹膜刺激征（+）。血常规：WBC 11.91×10⁹/L，HGB 170g/L，PLT 55×10⁹/L。凝血功能：D-Dimer 1953ng/ml，余正常。肝肾功能、白蛋白正常。尿常规未查。腹部 CT 示腹部高位肠梗阻并空肠水肿，腹腔大量积液。考虑弥漫性腹膜炎，肠扭转可能，行全麻下行剖腹探查＋肠扭转复位＋肠粘连松解＋阑尾切除术，术中共抽吸 1400ml 黄色清亮腹水，术后恢复良好。3 个月前患者出现腹胀，眼睑及颜面部水肿，晨起为著，并自觉腹胀，就诊于外院，查结核三项阴性，腹部超声及腹部 CTA 提示大量腹盆腔积液及下腔静脉血栓形成。予下腔静脉支架植入，期间测门静脉压力正常。住院期间因腹胀加重予放腹水 2 次，共 3000ml，为淡黄色漏出液，细菌培养阴性。后口服利尿剂出院。出院后患者仍有明显腹胀，并逐渐出现双下肢水肿，再次就诊于外院，复查血管增强 CT 提示下腔静脉血栓较前增大，并延伸至肾静脉。血常规：WBC 2.8×10⁹/L，HGB 73g/L，PLT 66×10⁹/L；血 ALB 21.6g/L；尿常规：尿蛋白 1g/L，潜血 80cells/uL，24 小时尿蛋白 17g。再次予以下腔静脉滤器植入＋成形术，并予溶栓、抗凝、利尿、补充白蛋白、抗感染治疗，患者仍有腹胀，为进一步诊治，就诊我院。

查体：神清，皮肤无出血点，双肺未及啰音，心律齐，腹部膨隆，无明显压痛，移动性浊音（+），双下肢可凹性水肿。

既往史

3 年前查血小板减少，外院骨穿提示血小板减少症，曾予以激素治疗，后激素逐渐减停，血小板曾恢复至正常，后未规律监测。

入院诊断

1. 腹水、贫血、血小板原因待查
2. 肾病综合征
3. 下腔静脉血栓形成
    滤器、支架植入术后

4. 肠扭转复位术 + 阑尾切除术后

解析： 患者为青年女性，以腹水起病，腹腔积液的诊断首先需要鉴别是门脉高压性腹水或是非门脉高压性腹水，需要计算血清-腹水白蛋白梯度（serum ascites albumin gradient，SAAG），SAAG= 血清 ALB- 腹水 ALB，≥ 11g/L 为门脉高压性腹水，< 11g/L 为非门脉高压性，门脉高压性腹水与非门脉高压性腹水常见原因见表 24.1。

表 24.1 门脉高压性腹水与非门脉高压性腹水常见原因

门脉高压性腹水	非门脉高压性腹水
肝硬化、酒精性肝炎、肝癌、肝脏衰竭	肿瘤
布 - 加综合征、右心衰竭、缩窄性心包炎	炎症：结核、肠穿孔/梗阻
门静脉血栓、区域性门静脉高压	胰源性、胆源性
黏液性水肿	低蛋白血症：肾病综合征、失蛋白肠病
	CTD

患者低蛋白血症、大量蛋白尿、水肿，肾病综合征诊断明确。需进一步鉴别肾病综合征是原发性还是继发性。继发性原因包括：过敏性紫癜肾炎、系统性红斑狼疮肾炎、乙肝肝炎病毒相关性肾炎、糖尿病肾病、肾淀粉样变性、骨髓瘤性肾病，需逐一排除。

下腔静脉血栓形成：血栓形成原因见表 24.2，需鉴别。

表 24.2 血栓形成的先天性和获得性原因

先天性	获得性
蛋白 C、蛋白 S 缺乏	药物（HIT）
抗凝血酶Ⅲ缺乏	抗磷脂综合征（APS）
活化蛋白（APC）抵抗	恶性肿瘤
	肾病综合征/吸收不良综合征
	避孕药/雌激素替代
	阵发性睡眠性血红蛋白尿
	骨髓增殖性疾病

诊疗经过

患者入院后完善相关检查。

1. 常规检查

血常规：WBC $3.43×10^9$/L，NEUT $1.52×10^9$/L，RBC $2.65×10^{12}$/L，HGB 75g/L，PLT $102×10^9$/L。

肝肾功能：Cr 89μmol/L，Urea 24.61mmol/L，ALT8U/L，ALB18g/L。

同期腹水生化：ALB 9g/L（SAAG=18-9=9g/L，考虑为非门脉高压性腹水），ADA 1.3U/L，LD 26U/L。

腹水常规：外观浅黄色透明，细胞总数 $350×10^6$/L，白细胞总数 $27×10^6$/L，黎氏试验弱阳性。

尿常规：WBC（-），RBC（+），Pro 1g/L。

24h 尿蛋白：16.81g。

2. 免疫 - 肿瘤指标

抗核抗体谱：抗 dsDNA 抗体＞800IU/ml，抗 rRNP 强阳性（+++），ANA（+）HN1：160。

狼疮抗凝物（LA）（+）、抗心磷脂抗体（ACL）（+）、抗 β2 糖蛋白 I 抗体（-）。

ESR 38mm/h（↑），CRP 49mg/dl（↑）。

Coombs 试验：阴性。

补体 C3、C4：降低。

肿瘤标志物：阴性。

蛋白 C、蛋白 S、抗凝血酶Ⅲ：阴性。

3. 影像学检查

腹部超声：大量腹腔积液。

血管超声：下腔静脉支架＋滤器植入术后，血栓可能性大；门静脉、肠系膜上静脉、脾静脉及肾静脉未见血栓。

胸部 HRCT：双侧胸腔积液伴双下肺膨胀不全；心包积液；所示腹腔内大量腹腔积液；所示下腔静脉内见网状高密度影，考虑术后改变。

结合患者临床表现和辅助检查，系统性红斑狼疮、抗磷脂综合征诊断明确。

解析： SLICC 关于 2012 版 SLE 临床确诊标准（表 24.3）：满足下述 4 项标准，至少包括 1 项临床标准和 1 项免疫学标准；或肾活检证实狼疮肾炎，同时 ANA 阳性或 dsDNA 抗体阳性。

表 24.3 SLICC 关于 SLE 的分类标准

临床标准	免疫学标准
1. 急性或亚急性皮肤型狼疮	1. 抗核抗体阳性
2. 慢性皮肤型狼疮	2. 抗 dsDNA 抗体阳性：（ELISA 方法需 2 次阳性）
3. 口鼻部溃疡	3. 抗 Sm 抗体阳性
4. 脱发	4. 抗磷脂抗体阳性：狼疮抗凝物阳性或梅毒血清学实验
5. 关节炎	假阳性，或中高水平阳性的抗心磷脂抗体或 β_2 糖蛋白
6. 浆膜炎：胸膜炎和心包炎	1 阳性
7. 肾脏病变：尿蛋白肌酐比＞0.5mg/mg，或尿蛋白定量	5. 补体降低：C3、C4 或 CH_{50}
（24h）＞0.5g 或有红细胞管型	6. Coombs 试验阳性（无溶血性贫血）
8. 神经病变：癫痫、精神病、多发性单神经炎、脊髓炎、	
外周或脑神经病变、急性精神混乱状态	
9. 溶血性贫血	
10. 至少 1 次白细胞减少（＜4×10^9/L）或淋巴细胞减少	
（＜1×10^9/L）	
11. 至少 1 次血小板减少（＜100×10^9/L）	

根据修改版 Spporo 标准，抗磷脂综合征（antiphospholipid syndrome，APS）的诊断有两大依据，即存在 1 项临床表现和 1 项实验室检查异常：

1）临床上至少发生 1 次：除浅表静脉血栓形成外的血管血栓形成，或若干病理妊娠之一（如反复出现胎儿丢失）。

2）血清中至少持续存在一种抗磷脂抗体（包括 LA、ACL、抗 β2 糖蛋白 I 抗体）。

治疗经过

1. SLE 方面

给予足量激素，甲强龙（80mg，qd）静脉滴注→甲泼尼龙（48mg，qd）口服，加用环磷酰胺（0.4g，qw），之后联合他克莫司（1mg，bid）、羟氯喹（0.2g，bid），同时给予 ACEI 类药物，降低尿蛋白。

解析： SLE 治疗分为一般治疗和药物治疗，前者主要是对患者进行宣教，正确认识疾病，消除恐惧心理，明白用药意义，配合治疗，对症治疗和去除各种影响疾病预后的因素。药物治疗强调早期诊断和早期治疗，以避免或延缓不可逆的组织器官的病理损害。需根据病情的轻重程度，掌握好治疗的风险与效益之比。

轻度 SLE 药物治疗：虽有疾病活动，但症状轻微，仅表现为光过敏、皮疹、关节炎或轻度浆膜炎，无明显内脏损害。药物包括：非甾体抗炎药、抗疟药、沙利度胺、小剂量激素（泼尼松≤ 10mg/d）。中度 SLE 药物治疗：泼尼松 0.5 ～ 1mg/（kg·d），需要联用其他免疫抑制剂。如甲氨蝶呤、硫唑嘌呤。重型 SLE 药物治疗：主要分为诱导缓解和巩固治疗。药物包括：糖皮质激素 1mg/（kg·d），稳定后 2 周或疗程 8 周内，逐渐减量，需联合免疫抑制剂。

2. 腹腔积液方面

留置腹腔引流管，每日放腹水 1500 ～ 2000ml，同时予以补充白蛋白＋利尿治疗。

3. 下腔静脉血栓方面

予以克赛（6000U，q12h）皮下注射抗凝，后序贯为华法林口服，维持 INR 在 2 ～ 3 之间。

4. 疗效评估

1）原发病方面：患者经过足量激素及免疫抑制剂治疗后，24 小时尿蛋白 16.81g → 7.8g，尿常规提示红细胞减少。复查 SLE 活动指标：补体恢复至正常，炎性指标：血沉、hsCRP 较前下降。

2）腹水方面：每日监测腹围及体重，腹围及体重恢复至发病前水平后拔出腹腔引流管，复查超声提示腹腔积液较前明显减少。

3）血栓方面：给予抗凝治疗后复查血管超声提示下腔静脉血栓较前减小。

出院诊断

1. 系统性红斑狼疮

　　抗磷脂综合征

　　　下腔静脉血栓形成

　　　滤器、支架植入术后

　　狼疮性肾炎
　　　　低蛋白血症
　　血液系统受累
　　多浆膜腔积液
　2.肠扭转复位术 + 阑尾切除术后

出院医嘱

　1.注意休息，避免感染，合理运动及饮食。

　2.继续美卓乐、羟氯喹、雷公藤联合治疗原发病。美卓乐缓慢减量，2周减半片，减到 24mg/ 日时门诊随诊，同时口服补钙、抑酸、保护胃黏膜治疗，防止激素副作用。

　3.出院后 7 ~ 10 天静脉输注环磷酰胺 0.4g1 次，使用前查血常规，若 WBC > 4.0×10^9/L，PLT > 100×10^{12}/L，即可使用。

　4.监测出入量、体重、腹围变化，间断补充白蛋白 10 ~ 20g/ 次，每周 2 次，监测血 ALB、24 小时尿蛋白，警惕感染、血栓、肾衰等并发症；继续呋塞米、布美他尼利尿治疗，自主管理液体，酌情调整利尿剂剂量。

　5.继续华法林抗凝，阿司匹林抗血小板聚集治疗，目前华法林 4.5mg、6mg 隔日交替口服，密切监测 INR，目标值 2.5 ~ 3，定期复查下腔静脉超声，警惕血栓脱落所致的血栓事件。

　6.免疫科门诊随诊，如有不适，及时门诊、急诊就诊。

病例点评

　　患者青年女性，存在肾病综合征、多浆膜腔积液、血两系减少、ANA 和抗 dsDNA（+）、补体减低，LA 和 ACL 的阳性，根据系统性红斑狼疮（SLE）诊断标准，SLE 诊断明确，受累脏器主要为血液系统、浆膜、肾脏。SLE 是一种累积多系统、多器官，并存在多种自身抗体出现的自身免疫性疾病。育龄期女性多见。其基本的病理改变是免疫复合物介导的血管炎。遗传、感染、环境、性激素、药物等综合因素所致的免疫紊乱导致了该疾病的发生。该疾病缓慢起病，临床变化多端。治疗上以激素、免疫抑制剂为主。

　　同时此患者有无法解释的下腔静脉血栓形成，结合 LA 和 ACL 阳性可同时诊断抗磷脂综合征。抗磷脂综合征可为原发性疾病，或在有基础疾病的情况下发生，如作为系统性红斑狼疮在血液系统的一种继发性改变。在患者出现其他原因不能解释的血栓形成事件或血栓栓塞事件时需要重点考虑，诊断依靠血栓表现和相应抗体，治疗上以抗凝、治疗狼疮为主。

　　当患者存在多脏器、多系统受累时需考虑 SLE，并完善免疫学指标。

4

腹胀／腹痛／腹泻

参 考 文 献

Petri M，Orbai AM，Alarcón GS，et al，2012. Derivation and validation of the Systemic Lupus International
Collaborating Clinics classification criteria for systemic lupus erythematosus. Arthritis Rheum，64：2677.

选择性 IgA 缺乏症合并贾第虫感染

患者男性，41 岁

主诉：腹泻、消瘦 1 年余，加重 10 天。

入院情况

1 年前患者不洁饮食后出现腹泻，每日 10 余次，为黄色糊状及稀水样便，伴里急后重，否认发热、呕吐、腹痛等不适。当地医院予抗感染治疗（具体不详）3 天后好转。11 个月前患者再次出现腹泻，每日 10 余次，为黄绿色稀水样便，可见未消化食物，有恶臭，饮食减少时大便次数无明显减少，间断口服肠道益生菌及消化酶效果不佳，体重下降明显。

1 个月前患者至当地医院查血尿常规、肝肾功能、凝血功能大致正常。大便潜血（+）、RBC、WBC（-）。大便培养未检出阿米巴、沙门氏菌、真菌。血肿瘤标志物 CEA、AFP、CA125、CA19-9（-）。抗核抗体谱阴性。全消化道造影、腹盆增强 CT、结肠镜均未见明显异常。小肠镜检查提示小肠炎症性病变（嗜酸细胞性小肠炎可能），病理诊断示（空肠活检）黏膜急慢性炎症，间质内嗜酸性粒细胞浸润。当地医院诊断考虑嗜酸细胞性小肠炎，10 天前开始加用足量激素，患者腹泻加重，每日大便 20 余次，为水样泻，伴头晕、乏力，来我院急诊就诊。病程中患者精神可，小便每日约 1000ml，睡眠可，体重下降约 20kg。

查体：BP 98/61mmHg，HR 98bpm，SpO_2 100%。体型消瘦，BMI 15.92kg/m^2。心肺查体未及异常。腹平，无肠型，腹稍韧，左下腹轻压痛，未触及包块，肝脾肋下未触及。肠鸣音约 2 ～ 3 次 / 分。

入院诊断

腹泻待查

　　肠道细菌性感染?

　　小肠炎症性病变不除外

　　嗜酸细胞性小肠炎不除外

解析：慢性腹泻病因的鉴别诊断：

1）肠易激综合征：患者可表现出多种症状，包括胃肠道主诉及肠外主诉。慢性下腹部痛及排便习惯改变的症候群仍然是肠易激综合征（irritable bowel syndrome，IBS）非特异性但主要的特征。

2）炎症性肠病：大多数患者在 15 ～ 40 岁发病。克罗恩病：累及整个胃肠道，从口腔到肛周区域。典型临床表现是腹泻、腹痛、体重减轻及发热。患者在诊断前可已有症状多年。溃疡性结肠炎：其病史通常为症状逐渐发作，有时在这之前数周或数月出现自限性的直肠出血发作。1/3 患者的初始发作局限于直肠或远端结肠，1/3 局限于左侧结肠至脾曲部，其余大多数为全结肠炎。不到 10% 的患者呈暴发型疾病。

3）显微镜下结肠炎：包括淋巴细胞性结肠炎和不伴表面上皮淋巴细胞浸润的胶原性结肠炎，临床表现相似，其特点均为非血性慢性水样（分泌性）腹泻，可多达 2L/d。临床病程通常为间歇性。

4）吸收不良综合征：表现为灰白、油脂样、大量、恶臭的大便，以及尽管食物摄入充足仍存在体重减轻。疾病包括：乳糖不耐受、慢性胰腺炎、乳糜泻、小肠细菌生长过度。

5）慢性感染：可与一些持续感染有关（例如，艰难梭菌、气单胞菌、邻单胞菌、弯曲杆菌、贾第鞭毛虫、阿米巴、隐孢子虫、惠普尔病和环孢子虫）。腹泻的病因诊断思路见图 25.1。

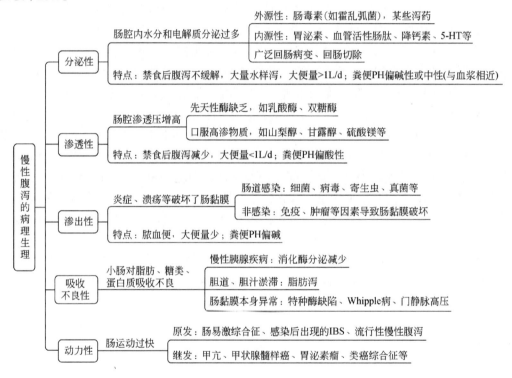

图 25.1　腹泻的病因诊断思路

诊疗经过

患者入院后完善相关检查。

1. 常规检查

血常规：WBC 8.20×10^9/L，NEUT% 66.5%，HGB 120g/L，PLT 228×10^9/L。

血生化：ALT 86U/L，ALB 36g/L，K^+ 2.8mmol/L，余大致正常。

胰腺功能、凝血功能、甲状腺功能：正常。

尿常规：SG 1.018，PRO TRACE，余阴性。

便常规：潜血阳性，余阴性。

2. 肠道方面检查

大便痢疾培养、难辨梭菌毒素、RV、寄生虫及幼虫鉴定、真菌培养均阴性。

苏丹Ⅲ染色：阳性。

尿 D 木糖吸收试验：阴性。

血清抗麦胶蛋白抗体：阴性。

麸质敏感性肠病自身抗体：阴性。

3. 感染方面

感染 4 项、G 试验、T.SPOT.TB 均阴性。

CMV-IgM、toxo-IgM、RV-IgM、HSV-1-IgM、HSV-2-IgM、CMV-DNA、EBV-DNA：阴性。

4. 免疫方面

hsCRP、ESR：正常。

免疫球蛋白 3 项：IgA 0.06g/L（0.70 ～ 4.00g/L），IgG 、IgM 均正常。

抗核抗体（ANA）18 项、抗可提取性核抗原（ENA）抗体：阴性。

血清蛋白电泳、血清免疫固定电泳（IgA+G+M）：阴性。

解析： 患者 IgA 水平极低，而 IgG、IgM 正常，提示患者很可能存在选择性 IgA 缺乏症，对于此类患者的胃肠道症状有其特殊性。据文献报道，此类患者较易出现由蓝氏贾第鞭毛虫导致的胃肠道感染，而似乎对其他类型的胃肠道感染有充分的防御力。另外，此类患者的乳糜泻和炎症性肠病的患病率较正常人增高。

5. 影像学检查

腹部超声：未见明显异常。

腹部增强 CT+ 小肠重建：腹膜后、肠系膜根部多发淋巴结，部分增大；轻度脂肪肝；盆腔多发静脉石可能；胸、腰椎骨质略增生。

6. 内镜检查

胃镜检查：小肠绒毛病变，性质待定，HP-RUT（-）。

7. 病理诊断

外院病理会诊结果：（空肠）小肠黏膜显急性及慢性炎，绒毛粗顿，上皮内淋巴细胞增多，部分上皮破坏脱落，固有膜内浆细胞少，请结合临床除外免疫缺陷或其他吸收不良性小肠疾病。

我院十二指肠活检病理诊断：（降部、球部）小肠黏膜显急性及慢性炎，淋巴组织增生，绒毛粗顿，上皮内淋巴细胞增多，固有膜内浆细胞少，结合临床，病变符合免疫缺陷；黏膜表面可见贾第虫。（胃窦）胃黏膜显慢性炎。免疫组化结果显示：CD20（+），CD3（+），CD38（+），CD4（+），CD8（+），Ki-67（+）。

治疗经过

入院后快速减量激素，予整肠生、培菲康调整肠道益生菌、补充维生素治疗，完善相关检查后，考虑为选择性 IgA 缺乏、贾第虫感染，予甲硝唑抗感染治疗 5 天，患者腹泻症状无明显减轻，后予替硝唑（2g，po），序贯甲硝唑（0.2g，tid，po）。结合辅助检查结果，不支持嗜酸细胞性小肠炎诊断，低血钾方面，给予枸橼酸钾溶液及氯化钾缓释片补钾治疗。

解析： 选择性 IgA 缺乏症定义为 4 岁以上人群血清 IgA 水平 < 0.07g/L，且血清中 IgG 和 IgM 含量正常。IgA 集中存在于黏膜分泌物中，且被认为对于黏膜屏障的免疫功能很重要。然而，绝大多数选择性 IgA 缺乏（sIgAD）患者的感染次数并未增加，其原因可能是大部分 IgA 缺乏的个体体内存在可代偿 IgA 缺乏的丰余性免疫机制。与 IgA 相关的包括复发性呼吸道感染、消化道感染或功能紊乱、自身免疫疾病和过敏，通常无特殊治疗，有症状者目前也尚无替代 IgA 的疗法，伴发感染者使用抗生素。

蓝氏贾第鞭毛虫的治疗：贾第虫是一种有鞭毛的原虫类寄生虫，可引起流行性和散发性疾病，是水源性和食物源性腹泻、日托中心腹泻暴发以及国际旅行者和被收养者腹泻的重要病因。治疗方法包括：①支持治疗：对于有症状的贾第虫病患者，主要支持治疗方案是纠正腹泻引起的体液和电解质紊乱。②抗生素治疗：通常不推荐对无症状患者进行治疗，有症状的贾第虫病患者应接受抗生素治疗，症状包括腹泻、脂肪泻、腹部绞痛、腹胀感，以及幼儿的体重减轻和发育不良。目前将替硝唑、甲硝唑或硝唑尼特作为治疗贾第虫病的首选药物，替代药物包括阿苯达唑、甲苯咪唑、巴龙霉素、呋喃唑酮。甲硝唑仍可用作治疗儿童和成人贾第虫病的一线药物。

疗效评估：予替硝唑 2g 立即口服，序贯甲硝唑（0.2g，tid，po），患者大便次数减少，约 2 ~ 4 次 /d，好转出院。

出院情况

患者一般情况可，近 2 日排便次数减少，约 2 次 /d，为黄色稀便，饮食可，小便正常，睡眠一般。查体：心肺查体无异常。腹平坦，稍韧，无压痛，肠鸣音活跃，约 5 ~ 6 次 / 分。双下肢无水肿。

出院诊断

1. 选择性 IgA 缺乏症
   贾第虫感染
2. 低钾血症
3. 慢性浅表性胃炎
4. 肝功能异常
   轻度脂肪肝

出院医嘱

1. 清淡饮食，注意饮食卫生，避免摄入不洁食物，注意休息，避免感染。

2. 原发病方面：继续口服甲硝唑（0.2g，tid），建议 1 个月后消化科门诊复诊。继续口服整肠生调节肠道菌群。

3. 电解质方面：继续口服枸橼酸钾溶液（20ml，tid）、氯化钾缓释片（0.5g，tid），注意监测血钾（建议每周 2 次），若血钾大于 4.0mmol/L，及时停用补钾药物。

4. 肝功能方面：继续葡醛内酯片（100mg，tid，po）保肝治疗，定期复查肝功能（每周 1 次）。

5. 建议监测血常规、肝肾功能、便常规、便苏丹Ⅲ染色、便查真菌、免疫球蛋白、hsCRP 等。

6. 若有不适，及时门诊、急诊就诊。

> ## 病例点评
>
> 　　患者中年男性，慢性病程，以反复腹泻起病，体重下降明显，首次发病在不洁饮食后出现，此后反复腹泻。查血 IgA 缺乏，胃镜病理回报提示免疫缺陷，考虑免疫缺陷状态，同时病理示黏膜病变符合免疫缺陷，表面见贾第虫，考虑在免疫缺陷基础上合并贾第虫感染。患者慢性腹泻原因考虑为慢性感染所致。
>
> 　　此患者之前长期腹泻，外院经过多次针对消化道本身的检查未能查出原因，最后行小肠镜检查，镜下发现了小肠炎症性病变，因为间质内发现嗜酸性粒细胞浸润，就嗜酸细胞性小肠炎并予激素治疗，后患者病情加重。整个治疗过程似乎并无明显瑕疵，但需要注意的是，间质内发现嗜酸性粒细胞浸润并不代表就是嗜酸细胞性小肠炎，寄生虫感染也可以引起类似的改变。此患者更特异的线索在于 IgA 明显下降，这种对患者免疫功能状态的明显提示对后续的检查和诊断很有帮助，虽然大多数选择性 IgA 缺乏症患者没有症状，但此类患者比较容易出现一种特殊的感染：蓝氏贾第鞭毛虫导致的胃肠道感染。因此我院在行十二指肠活检病理的时候特别留意寻找蓝氏贾第鞭毛虫，最终明确诊断，给予对因治疗后症状很快缓解。
>
> 　　此病例告诉我们，在诊断特定脏器的疾病出现困难时，需要注意患者的全身情况，特别是免疫状况。

参 考 文 献

Eren M，Saltik-Temizel IN，Yüce A，et al，2007. Duodenal appearance of giardiasis in a child with selective immunoglobulin A deficiency. Pediatr Int，49：409.

Langford TD，Housley MP，Boes M，et al，2002. Central importance of immunoglobulin A in host defense against Giardia spp. Infect Immun，70：11.

26 遗传性球形红细胞增多症合并 Gilbert 综合征

> 患者男性，50 岁
> 主诉：巩膜黄染 14 年，反复上腹痛 11 年，再发 3 天。

入院情况

14 年前患者发现巩膜黄染，无发热、腹痛、尿色加深、便色变浅，未诊治。

11 年前患者行阑尾炎手术，术后予抗生素（具体不详）治疗期间出现发热，T_{max} 40℃，多于输液过程中出现，伴全身皮肤及巩膜黄染，呈金黄色，小便颜色加深，呈酱油色，无腹痛、大便颜色改变等。查肝功能 ALT 68U/L，AST 57U/L，ALP 45U/L，GGT 129U/L，TBil 413μmol/L，DBil 136μmol/L，外院诊断为"药物性肝损伤，Gilbert 综合征可能"，停用抗生素，予保肝治疗后，患者皮肤巩膜黄染好转，尿色变浅，复查肝功能：ALT 80U/L，AST 42U/L，ALP 65U/L，GGT 73U/L，TBil 69μmol/L，DBil 19μmol/L。

10 年前患者进食大量油腻食物后感右侧季肋部持续性钝痛，NRS 评分 8 分，伴皮肤黏膜黄染加重、尿色加深，前倾坐位可稍缓解，持续 3～4 小时后自行缓解，次日就诊外院，查肝功能：ALT 333U/L，AST 211U/L，ALP 90U/L，GGT 414U/L，TBil 70.6μmol/L，DBil 9.2μmol/L，饥饿试验（+），诊断为"脂肪性肝炎"，予保肝治疗，患者疼痛缓解，皮肤黏膜黄染减轻，尿色恢复。之后劳累、感染、饥饿、疼痛时皮肤黏膜黄染加重、尿色加深，均可自行缓解。

6 年前患者右季肋部疼痛，伴皮肤黏膜黄染加重、尿色加深，每次持续 0.5～2 小时，每日 3～4 次，多于饭后出现，可自行缓解，就诊外院，B 超示胆囊壁粗糙，胆管增宽，胆管结石，诊断为胆囊炎，予抗感染、保肝治疗后症状好转。此后 2 年中，患者上述症状共发作 6 次，偶伴发热，第二次拟行 ERCP 取结石未成功，肝穿示"脂肪肝基本痊愈"（未见报告），末次行胆囊切除术。

1 年前患者进食大量油腻食物后出现中上腹钝痛，持续 1 小时自行缓解，2 天后上述症状加重，伴大汗淋漓，无发热、呕吐等症状，就诊外院查：AMY142U/L，ALT 361U/L，AST 267U/L，ALP 92U/L，GGT 712U/L，TBil 308μmol/L，DBil 122μmol/L。腹部超声：胰腺饱满，胆总管结石可能，脾大。予禁食水、生长抑素、营养支持等治疗后好转，之后 ERCP 取胆总管结石。

3 天前患者再发中上腹钝痛，多于进食后出现，每日 3～4 次，每次持续 0.5～2 小时，伴发热，T_{max} 39℃，皮肤黏膜黄染加重，尿色加深。无呕吐、腹痛等不适。外院查血常规正常，胰功能正常，CRP 30.5mmol/L，PCT 37.4ng/ml，MRCP：肝外胆管稍扩张，胆总管末端异常信号，考虑结石。患者为行进一步诊治入院。

患者自发病以来，神志清，精神好，食欲佳，睡眠可，每日排2次黄色软便，小便正常。自诉有牙齿片状脱落，有眼干。否认口干，无光过敏、雷诺现象、关节肿痛、口腔及外阴溃疡等免疫相关症状。

既往史

2003 年因阑尾炎行阑尾切除术。

个人史及家族史

生于原籍，长年出差全国各地，1990 年起有食生鱼（东北地区）、生肉（南方地区）史。
姑姑有持续性巩膜黄染，间接胆红素升高，原因不详。
母亲 48 岁诊断为高血压，68 岁猝死，死因不详。
父亲患痛风，58 岁猝死，死因不详。

入院查体

T 37.0℃，R 18次/分，HR 80次/分，BP 129/65mmHg，SpO_2 98%。全身皮肤黏膜黄染，口腔多发龋齿。双侧扁桃体肿大，心肺查体未见异常，腹软，右上腹轻压痛，无反跳痛、肌紧张，脾肋下两指。右侧十二肋下缘可见一长约 15cm 手术瘢痕，愈合好，剑突下、右侧髂前上棘内侧各可见一长约 3cm 手术瘢痕，愈合好。

入院诊断

黄疸原因待查
　胆总管结石
　脾大
　脂肪肝
　胆囊切除术后
　阑尾切除术后

解析： 患者中年男性、慢性病程，黄疸表现突出，伴胆红素升高。开始主要以间接胆红素升高为主，后为直接胆红素合并间接胆红素升高。发作时伴腹痛、发热，胆管酶、肝细胞酶轻至中度升高。除了考虑已经明确的梗阻性黄疸外，还需要除外先天性胆红素代谢异常疾病：

1）Gilbert 综合征。此为常染色体显性遗传性疾病，因肝细胞内 UDPGT 部分缺乏所致，临床表现为黄疸，间接胆红素轻度持续性升高，劳累、感染、发热加重，一般不伴溶血性贫血。而且通常 Gilbert 综合征不伴肝细胞酶、胆管酶代谢异常，良性复发性肝内胆汁淤积可有肝细胞酶、胆管酶升高，但胆红素可降至正常。饥饿试验（＋），苯巴比妥试验性治疗有效，肝脏病理检查多正常，因此需行基因检测明确。实际上，在临床上对于反复检查发现非结合胆红素血症，同时全血细胞计数、血涂片、网织红细胞计数、血浆氨基转移酶浓度及碱性磷酸酶浓度均正常的患者，可推定诊断为 Gilbert 综合征。对于在接下来的 12～18 个月期间实验室检查（除了血浆胆红素升高）仍然正常的患者，可以确诊为 Gilbert 综合征。

2）Crigler-Najjar 综合征：多为新生儿起病，以间接胆红素升高为主，多高于 102μmol/L，肝功能正常，无溶血证据。该患者中年起病，暂不支持。

3）Dubin-Johnson 综合征和 Roter 综合征：以直接胆红素升高为主，患者以间接胆红素升高为主，可除外。

另外，此患者间接胆红素升高原因需除外是否存在溶血和造血异常，结合此患者情况重点要考虑：①红细胞结构异常：可通过血涂片、血红蛋白电泳、触珠蛋白电泳检查明确；②继发于免疫相关疾病：可通过 Coombs 试验寻找直接或间接溶血证据。③卟啉病：通过尿卟啉、血游离原卟啉明确；④造血功能异常：可行血涂片检查，必要时行骨穿。若排除溶血因素，需明确患者是否有单纯胆红素代谢异常，必要时可参考肝脏穿刺病理结果。患者近期出现直接胆红素升高为主的肝功能异常，伴发热及腹痛，且出现肝外胆管扩张，肝总管下段狭窄，可能的原因有反复溶血、一过性胆管炎、良性狭窄等，可通过 ERCP 明确病变性质。

诊疗经过

患者入院后完善相关检查。

血常规：WBC 3.51×10⁹/L，RBC 3.95×10¹²/L，HGB 129g/L，PLT 101×10⁹/L，RET% 3.51%；尿常规、便常规正常。

肝肾功能：ALT 27U/L，AST 24U/L，ALB 48g/L，TBil 232.8μmol/L，DBil 112.5μmol/L，GGT 18U/L，ALP 48U/L，LD 216U/L，Cr 75μmol/L。

凝血功能及胰功能正常。

感染方面：B19-IgM、CMV-DNA、EBV-DNA、乙肝相关抗体未见异常。

患者于 2015 年 3 月 23 日行 ERCP，造影见肝外胆管扩张，直径约 1.2cm，内见多个不规则及类圆形充盈缺损。乳头扩大切开，用取石网篮取出大量黄褐色不规则结石，内有一枚直径约 1.0cm×1.5cm 类圆形结石。

胆胰管腔内超声（intraductal ultrasonography，IDUS）：末端胆管壁略厚，中等回声，未见明确异常回声结构。

胆管内留置 7.5F 鼻胆管一根，先端位于右肝管。术后患者无不适，复查胰酶正常。直接胆红素呈下降趋势，后稳定在 TBil 100μmol/L，DBil 10μmol/L 左右。

肝穿刺活检：轻度脂肪肝，汇管区轻度炎症反应，符合大胆管结石。

血液方面：红细胞游离原卟啉（FEP）6.2μmol/L，血浆游离血红蛋白、血红蛋白电泳（-）。

尿卟啉、尿卟胆原：（-）。

G6PD：（-）。

红细胞渗透脆性：（-）。

毒物筛查：（-），Coombs 试验：（-）。

血涂片（3次）：红细胞大小不等，偶见球形红细胞。

遗传性球形红细胞增多症基因检测：阳性。

Gilbert 基因检测：阳性。

和家属商议后，转外科行脾切除手术，过程顺利，术后恢复良好。间接胆红素有进一步下降，出院复查肝功能：ALT 36U/L，TBil 47.1μmol/L，DBil 5.9μmol/L。

解析：患者病程后半段表现为黄疸和腹痛，腹痛考虑为胆石症导致。患者病史长，此次入院为直接胆红素合并间接胆红素升高。经过 ERCP 治疗后，患者胆管结石明确，考虑此为患者直接胆红素升高原因，ERCP 解除梗阻后 DBil 下降满意。

间接胆红素升高原因，考虑为两个方面：Gilbert 综合征和溶血性疾病。Gilbert 综合征经过基因检测已明确，此病无需特异性治疗。对于这些患者的治疗，最重要的是诊断出本病并正确认识其并不是一种严重疾病。溶血性疾病方面，血管内溶血表现为 LDH 升高，游离血红蛋白升高，含铁血红素尿；血管外溶血表现为脾大、Coombs 试验阳性等。患者入院后查 HGB 不低，LDH、血浆游离血红蛋白正常、Coombs 试验阴性，似乎没有溶血证据。但患者脾大，3 次血涂片发现球形红细胞，给了我们提示，最终行球形红细胞增多症基因检测阳性，明确了病因。（需要注意，HGB 不低，未必就没有溶血，可能是机体代偿所致！）后转外科行脾切除术，术后间接胆红素有进一步下降。遗传性球形红细胞增多症（hereditary spherocytosis, HS）是最常见的红细胞膜缺陷所致的溶血性贫血。HS 患者可以长期无症状，也可以持续严重溶血。病程呈慢性，常有急性溶血反复发作。经典型 HS 表现为贫血、黄疸、肝脾大。三者可同时存在或单独出现。贫血多为轻至中度，约 1/3 患者轻度贫血或因骨髓代偿良好无贫血，仅网织红细胞增高提示溶血发生。由于长期溶血，易形成色素性胆道结石，未行脾切除的患者胆石症发生率至少为 50%，也解释了此患者反复胆石症的原因，最有效的治疗方式是行脾切除。

出院诊断

1. 遗传性球形红细胞增多症
　胆石症
　　胆总管结石
　　胆囊切除术后
　脾大
　　脾切除术后
2. Gilbert 综合征
3. 阑尾切除术

出院医嘱

1. 监测胆红素和网织红细胞变化。
2. 消化科、外科门诊随诊。
3. 如再次出现腹痛、黄疸加重，及时急诊就诊。

病例点评

黄疸为急诊科常见症状，按病因可以分为溶血性、肝细胞性、胆汁淤积性和先天性。按升高胆红素性质分类可分为间接胆红素升高为主和直接胆红素升高为主。此患者同时存在导致直接及间接胆红素升高的问题，在间接胆红素升高中又合并了溶血及先天性因素，实为少见情况，对于这个复杂病例的处理体现了对黄疸患者的诊断思路：

1）有直接胆红素升高、胆管增宽、胆管结石，先解除梗阻性黄疸因素。

2）有溶血的蛛丝马迹，即使不典型，也需要进一步进行检查相应的溶血疾病指标。此患者诊断遗传性球形红细胞增多症后，转外科行脾切除术，术后间接胆红素有进一步下降，患者后期胆石症频繁发生的状况有望改善。

3）对于先天性疾病Gilbert综合征，多数对患者生存质量无明显影响，放在最后考虑。详细的胆红素升高分析思路可见图26.1。

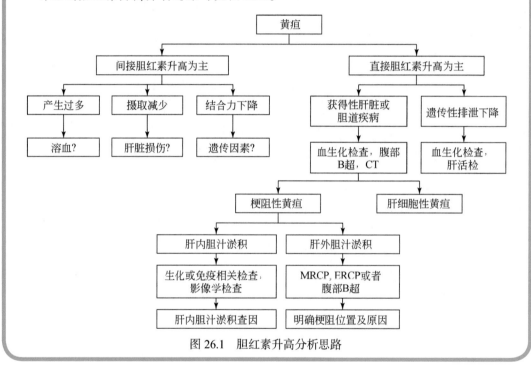

图 26.1 胆红素升高分析思路

参 考 文 献

Bolton—Maggs PH，2004. Hereditary spherocytosis：New Guidelines. Arch Dis Child，89（9）：809-12.

BoRon—Maggs PH，Stevens RF，Dodd NJ，et al，2004. Guidelines for the diagnosis and management of hereditary spheroeytosis. Br J Haematol，126（4）：455-74.

5
腰　　痛

患者男性，33 岁

主诉：发热 1 年余，颈肩、腰背部僵硬感半年，发现多发骨病变 1 个月。

入院情况

1 年半前患者体检时查血常规：PLT $60 \times 10^9/L$，HGB、WBC 正常，无不适，未在意。1 个月后患者出现发热，T_{max} 39℃，伴畏寒、寒战，每日 1 次热峰，午后为主，可自行降至正常，伴右侧腕关节、踝关节，双手近侧指间关节疼痛，伴晨僵、雷诺现象，无红肿、压痛。

辅助检查：

血常规：WBC $8.3 \times 10^9/L$，HGB 140g/L，PLT $50 \times 10^9/L$。

免疫指标：ANA（＋）S 1：3200，抗 dsDNA（－），C3 77.8mg/dl（↓）。

抗 ENA 谱：抗 Sm、snRNP、抗 SSA/Ro60、抗 ACA（＋）。

血培养：沙门氏菌。

骨髓涂片：增生活跃，巨核细胞 2 个 /$2 \times 2.5cm^2$，均为颗粒巨核细胞，血小板散在；淋巴细胞占 18.5%，少数细胞形态有改变。

考虑"系统性红斑狼疮、菌血症"，予抗感染及足量激素治疗后，体温降至正常，关节痛好转，出院后外院门诊激素逐渐减量。

1 年前患者出现午后低热，T_{max} 37.4℃，伴食欲下降、纳差，体重下降 10kg。

半年前患者出现颈肩部、腰背部僵硬感，转头、翻身、起床困难，夜间盗汗明显。

10 天前患者体温高峰较前升高，T_{max} 39℃，伴畏寒、寒战，明显乏力，无法站立，就诊我院急诊。

血常规：WBC $18.35 \times 10^9/L$，NEUT $14.84 \times 10^9/L$，HGB 66g/L，PLT $161 \times 10^9/L$。

ESR ＞ 140mm/h，hsCRP 190.61mg/L，IgG 33.33g/L。

T-SPOT.TB：（－）。

血免疫固定电泳：未见 M 蛋白。

骨髓涂片：增生明显活跃，未见明显异常。

骨髓免疫分型：（－）。

骨髓活检：造血细胞明显减少伴纤维化，多量浆细胞增生，为多克隆性，目前未见肿瘤。

PET/CT：脊柱、胸骨、双侧多根肋骨、双侧肩胛骨、骨盆多处、左侧股骨上方见多发异常放射性摄取增高灶，部分伴骨质破坏（大小 0.9～4.5cm，SUV 5.7～11.8），双侧颈部、腋窝、右髂血管旁、双侧腹股沟多发代谢略增高淋巴结（大小为 0.6～4.4cm，SUV 0.6～2.4），考虑为恶性病变，不除外血液系统恶性病变。

右腹股沟淋巴结活检，病理：反应性增生。

患者收入急诊综合病房。病程中，否认脱发、光过敏，否认口腔、外阴溃疡，否认口干、眼干、腮腺肿大等不适。发病以来，精神、睡眠一般，纳差，近2个月出现间断稀糊便，无黏液脓血，每日1次，便后阵发性脐下绞痛，VAS评分3分，可自行缓解，小便正常，近1年体重下降10kg。

入院查体：T 37.7℃，P 108次/分，BP 98/63mmHg，SpO_2 97%（未吸氧），贫血貌，皮肤黏膜未见出血点，双侧颌下、颈部、腋下、腹股沟可及多发肿大浅表淋巴结，较大者位于右侧颌下，约1cm×1cm，质中等，活动度可，无压痛。心肺查体未见明显异常，肝脾肋下未及，胸骨上段压痛（+），脊柱无压痛及叩痛，关节无压痛，肌力、肌张力正常，4字试验（-）。

入院诊断

发热、多发骨病变、淋巴结肿大、血细胞减少原因待查
　恶性病变不除外
　系统性红斑狼疮？

解析： 患者发热、多发骨病变、淋巴结肿大、血细胞减少。诊断上考虑如下疾病：

1）血液系统肿瘤：患者有高热，消耗症状明显（体重下降、贫血、低白蛋白血症），结合PET/CT提示多发骨骼异常、淋巴结肿大，需高度警惕血液系统恶性肿瘤如淋巴瘤。另外患者血IgG升高，需考虑浆细胞病可能，但血免疫固定电泳未见M蛋白，骨髓活检中未见单克隆浆细胞，考虑证据不足。

2）骨转移瘤：对恶性肿瘤来说骨是第三大常见的转移器官，仅次于肺和肝。骨转移也是多种实体肿瘤远端复发的一种常见临床表现，尤其是肺癌和前列腺癌，如果患者为女性还要考虑乳腺癌。骨转移引起的骨相关事件包括疼痛、病理性骨折、高钙血症和脊髓压迫症，确诊需靠病理结果。

3）感染：患者全身消耗明显，有劳累病史，有发热、白细胞高、多发骨骼异常，需警惕特殊病原体如结核、非结核分枝杆菌、奴卡菌感染可能，但患者无接触史，症状不典型，完善血培养、痰和血病原学检查，骨活检病理同时送检组织培养。

4）免疫性疾病：患者起病时血小板低，骨髓涂片中可见巨核细胞增多，产板型巨核细胞减少，符合ITP表现，结合多关节痛、多种自身抗体阳性，需考虑SLE可能，但目前发热伴骨骼病变等表现不能用免疫病解释，可以进一步查dsDNA、补体评估免疫病活动程度。

诊疗经过

患者入综合病房后完善相关检查。

1.常规检查

血常规：WBC 14.73×10^9/L，NEUT% 85.7%，HGB 57g/L，PLT 55×10^9/L。

5

腰痛

血生化：ALB 20g/L，TBil 5.6μmol/L，ALT 20U/L，Cr 48μmol/L，K$^+$ 3.7mmol/L。

凝血功能：PT 14.8s，INR 1.32，Fbg 6.18g/L，APTT 36.0s，TT 21.4s，D-Dimer 1.22mg/L。

尿常规：（－）。

大便潜血（－）×1，（＋）×2。

炎症指标：hsCRP 161.83mg/L，ESR 118mm/h。

2. 免疫指标

免疫球蛋白：IgG 32.63g/L（↑），IgA 8.51g/L（↑），IgM 1.41g/L。

补体：阴性。

ANA18 项：ANA（＋）S 1：1280，抗 dsDNA（－），抗 Ro 52、抗 AHA、抗 RNP、抗 Sm、抗 SSA、抗 rRNP（＋）。

抗 ENA 谱：抗 rRNP+（38/16.5 15KD），抗 RNP+（73/32 17.5KD），抗 Sm+（28/29 13.5KD）。

抗 B2GP1、LA（＋）；Coombs 试验：IgG（＋）。

3. 肿瘤指标

肿瘤标志物：CA15-3 29.8U/ml（↑），TPS 235.35U/L（↑），余正常。

血、尿免疫固定电泳：（－）。

血轻链：KAP 2820mg/dl（↑），LAM 1650mg dl（↑），κ/λ 1.71。

血涂片：（－）。

骨髓涂片（髂后上棘）：增生明显活跃，浆细胞数目增多 6.5%，巨核细胞成熟障碍，血小板少见。

骨髓 IgH/TCR 基因重排：（－）。

骨髓活检（髂后上棘）：造血组织比例略增高，散在浆细胞浸润。

右髂骨穿刺活检（CT 引导下病变部位）病理：可见数量较多的浆细胞，形态较成熟，局灶约占 40% 比例，病变需除外浆细胞瘤，组织少，确诊证据不充分；胸椎活检免疫组化未显示肿瘤性疾病证据。

4. 感染指标

EB-IgM/VCA、EBV-DNA、CMV-DNA：（－）。

G 试验、PPD 试验：（－）。

BST：（－）。

肥达外斐试验：FD-B 阳性（1：160），FD-O 阳性（1：320）。

胸椎病变活检：椎体骨组织抗酸染色（＋）（姜尼法、荧光法均阳性）。

胸椎椎体病理：可见大量弱抗酸染色阳性杆菌及抗酸染色阳性杆菌，形态符合不典型分枝杆菌感染。

外周血分枝杆菌 602 小时快速培养结果回报：（＋）。

椎体活检组织回报：放线菌属（＋）。

右侧髂骨分枝杆菌快速培养回报：（＋）。

痰罗氏分枝杆菌培养：（＋）。

5. 影像学检查

胸部 HRCT：双肺下叶斑片影，感染不除外；纵隔及腋窝多发淋巴结。

胸椎常规 MRI：胸椎椎体、附件异常信号，考虑恶性病变可能。

治疗经过

考虑患者播散性非结核分枝杆菌感染、胸椎放线菌感染明确。

遂经验性抗鸟分枝杆菌复合体治疗（克拉霉素＋乙胺丁醇＋阿米卡星＋利福平），同时予阿莫西林／克拉维酸钾治疗放线菌感染。

后患者培养回报：堪萨斯分枝杆菌（M.Kansasii），予调整抗生素为乙胺丁醇＋阿米卡星＋异烟肼片＋利福平胶囊＋阿莫西林／克拉维酸钾抗感染治疗。

解析：非结核分枝杆菌（nontuberculous mycobacterial，NTM）是指除结核分枝杆菌复合群（如结核分枝杆菌、牛分枝杆菌、非洲分枝杆菌和田鼠分枝杆菌）及麻风分枝杆菌之外的其他分枝杆菌。NTM 在人类中可引起 4 种临床综合征：

1）肺部疾病，尤其是在伴或不伴肺部基础疾病的年龄较大患者和囊性纤维化患者中，主要由鸟分枝杆菌复合体和堪萨斯分枝杆菌引起。其他可引起肺疾病的 NTM 包括脓肿分枝杆菌、偶发分枝杆菌、蟾蜍分枝杆菌、海鱼分枝杆菌、苏尔加分枝杆菌和猿分枝杆菌。

2）在儿童中，浅表淋巴结炎尤其是颈淋巴结炎，主要由鸟分枝杆菌复合体、瘰疬分枝杆菌引起。

3）严重免疫功能受损患者的播散性疾病，最常由鸟分枝杆菌复合体引起。

4）皮肤及软组织感染，通常是微生物直接接种的结果，主要由海洋分枝杆菌和溃疡分枝杆菌和快速生长型分枝杆菌引起。

治疗方面，堪萨斯分枝杆菌的治疗方案为：异烟肼（300mg，qd）＋利福平（600mg，qd）＋乙胺丁醇［15mg/（kg·d）］＋链霉素或阿米卡星（剂量均为每次 10～15mg/kg，1周3次）。鸟分枝杆菌复合体的治疗方案为：克拉霉素（1000mg，1周3次）或阿奇霉素（500mg，1周3次）＋利福平（600mg，1周3次）或利福布汀（300mg，1周3次）＋乙胺丁醇（25mg/kg，1周3次）＋链霉素或阿米卡星（10～15mg/kg，1周3次）。

放线菌病是一种不常见的、由革兰氏阳性丝状厌氧菌引起的慢性肉芽肿性疾病。衣氏放线菌是主要的人类病原体。放线菌呈全球性分布，主要累及中年个体，且男性感染更加常见，是女性的 2～4 倍。治疗方面优先选择青霉素。推荐剂量是青霉素 G（1000万～2000 万 U/d，分次给药，每 4～6 个小时 1 次）治疗 4～6 周，随后是口服青霉素（2～4g/d）或阿莫西林治疗 6～12 个月。对于青霉素过敏的患者，四环素、红霉素或克林霉素都是可接受的替代选择。

疗效评估：

1）体温高峰逐渐下移，T_{max} 39.8℃→36.0℃。

2）患者腰背部疼痛较前缓解，NRS 评分 1～2 分。

3）复查胸部 CT 平扫：双肺下叶斑片索条影，较前吸收好转；两侧腋窝及纵隔多发淋巴结，较前缩小。

4）复查炎症指标较前明显下降（hsCRP 159.67mg/L→93.64mg/L，ESR＞140mm/h→115mm/h），考虑治疗有效。

出院情况

患者腰背部疼痛及右胸壁疼痛较前好转，无头痛、咳嗽、咳痰、腹痛、腹泻、尿频、尿急等症状。精神、食欲均较前好转，大小便正常。查体：BP 100～110/60～70mmHg，HR 80～90次/分，SpO$_2$ 98%（未吸氧），咽无充血，颈软。双肺呼吸音清、对称，未闻及干湿性啰音，心律齐，各瓣膜听诊区未闻及病理性杂音，腹软，压痛、反跳痛（-），肝脾肋下未及。脊柱各棘突压痛（-），四肢关节无红肿、压痛，活动好。

出院诊断

1. 播散性堪萨斯分枝杆菌感染
   脊柱、胸骨、肋骨、肩胛骨、骨盆受累
   双肺感染
   血流感染
2. 胸椎放线菌感染
3. 系统性红斑狼疮

出院医嘱

1. 注意休息，避免劳累、熬夜、受凉，加强营养，适量活动，预防感染。
2. 建议当地医院继续应用阿莫西林钠/克拉维酸钾2.4G每8小时1次静脉输液治疗，继续乙胺丁醇片、异烟肼片、利福平胶囊口服，监测体温、症状变化，定期复查血常规、肝肾功能、血沉、C反应蛋白。如出现体温明显升高或出现畏寒、寒战等症状，可完善血培养等病原学检查，并予对症处理，必要时门诊、急诊就诊，4周后感染科门诊随诊，调整抗生素及激素治疗方案。
3. 患者系统性红斑狼疮方面，应用泼尼松（30mg，qd）及协达利、盖三淳补钙治疗，规律免疫内科门诊随诊。
4. 若有不适，及时就诊。

病例点评

患者青年男性，病程1年余，来诊时存在以下几个问题：①起病时血小板下降，多关节肿痛，伴发热，炎症指标、IgG升高；②多种免疫指标阳性：ANA、抗Ro 52、抗AHA、抗RNP、抗Sm、抗SSA、抗rRNP，抗B2GP1、LA、Coombs IgG（+）；外院诊断狼疮；③多发深部、浅表淋巴结肿大，SUV值轻度升高；④骨骼异常：表现为颈腰背部僵硬感、活动受限，PET/CT提示脊柱、胸骨、双侧多根肋骨、双侧肩胛骨、骨盆多处多发异常放射性摄取增高灶伴骨质破坏。诊断思路上，患者系统性红斑狼疮基本明确，可视为患者的基础状态，曾外院治疗，其和此次加重的关系需要依靠评估免疫病活动的指标，如和初治时类似的症状、体征，以及化验检查中的dsDNA、补体。另一方面，患者的骨骼异常无法用系统性红斑狼疮解释，首要除外肿瘤性疾病和血液病，但是一直没有证据，活检病理也不支持，不能诊断。

通过对骨髓的病理检查发现椎体骨组织抗酸染色（+），右侧髂骨分枝杆菌快速培养回报（+）；胸椎椎体病理符合不典型分枝杆菌感染；外周血分枝杆菌快速培养结果回报（+）；痰罗氏分枝杆菌培养（+），考虑播散性非结核分枝杆菌感染明确，临床上最常见的非结核分枝杆菌为鸟分枝杆菌复合体，故先给予抗鸟分枝杆菌复合体治疗，直到培养回报为堪萨斯分枝杆菌，方转为抗堪萨斯分枝杆菌的方案。另外，患者椎体活检组织回报放线菌属阳性；胸椎放线菌感染也很明确。非结核分枝杆菌（NTM）的诊断需要依靠培养或病理，尤其是症状复杂、诊断不清的患者，需要考虑NTM的可能，在留取患者标本时注意完善NTM、抗酸检查，由于培养时间较长，培养后分型亦需要时间，故临床上可先依靠抗酸、快速培养等辅助诊断手段。

此患者有免疫病基础，治疗过程中出现了少见的NTM和放线菌混合感染，提醒我们使用激素时一定要注意可能的感染，并且一定要考虑到机会性感染的可能。

参 考 文 献

Griffith DE，Aksamit T，Brown-Elliott BA，et al，2007. An official ATS/IDSA statement：diagnosis，treatment，and prevention of nontuberculous mycobacterial diseases. Am J Respir Crit Care Med，175：367.

Research Committee of the British Thoracic Society，2001. First randomised trial of treatments for pulmonary disease caused by M avium intracellulare，M malmoense，and M xenopi in HIV negative patients：rifampicin，ethambutol and isoniazid versus rifampicin and ethambutol. Thorax，56：167.

5
腰痛

患者女性，56岁

主诉：发热1个月，右腰痛1周。

入院情况

1个月前患者无诱因出现发热，T_{max} 39.9℃，伴咳嗽、咳白痰、痰中带血，同时有乏力、纳差、面色发黄。就诊当地医院，查血常规：WBC $12.61×10^9$/L，HGB 63g/L，PLT $589×10^9$/L；24h 尿蛋白 2.1g；SCr 173μmol/l；骨髓涂片：增生低下、粒系比例高。予对症支持治疗，效果不佳。

1周前患者休息时突发右侧剧烈腰痛，外院腹部超声提示右肾周血肿，转至我院急诊，入院查体：T 36.7℃，P 89 次/分，BP 151/59mmHg，SpO_2 95%（3L/min），双肺呼吸音粗，右肺呼吸音低，腹软，双侧肾区叩痛阳性，右肾为著，肠鸣音弱，下肢未及明显水肿。

血常规：WBC $16.5×10^9$/L，NEUT% 91%，HGB 49g/L，PLT $331×10^9$/L。

尿常规：WBC（−），BLD 200Cells/μl，Pro 0.3g/L；24hUPro 1.37g。

肾功能：Cr 200μmol/L，Urea 8.71mmol/L。

凝血功能：PT 15.1s，Fbg 4.39g/L，APTT 33.4s，D-Dimer 3.17mg/L。

ESR：119mm/h。

尿培养：屎肠球菌。

ANA18 项：ANA（+）H 1：160，抗 RNP 弱阳性。

抗 ENA 抗体、抗磷脂抗体：（−）。

ANCA：P（+）1：20，MPO-ANCA（+）55RU/ml。

抗 GBM 抗体：（+）27.0EU/ml。

胸片：双肺散在斑片实变影。

泌尿系超声：右肾外侧混合回声（12.3cm×7.8cm×5.1cm），右肾下极似可见一条小动脉通向其边缘，腹盆腔积液 4.8cm。

腹部 CT：右肾周弧形高密度影，考虑肾周出血，腹盆积液，双侧胸腔积液，两侧肺下叶局部肺不张。

考虑 ANCA 相关性血管炎、急进性肾小球肾炎。加用甲强龙（40mg，q12h，ivgtt）。发热不除外合并泌尿系及肺部感染，予美罗培南抗感染治疗。3 天后复查泌尿系超声：右肾外侧可见混合回声（13.7cm×10.3cm×8.9cm），右肾下极下方可见一混合回声（13.5cm×8.7cm×6.3cm），盆腔积液 7.1cm。患者体温逐渐降至 37℃，咳嗽、咳痰较前缓解。近 3 天偶有咳嗽，咳血丝痰，轻度憋气，尿量每日约 2000ml。监测 HGB 稳定于

60 ～ 70g/L，SCr 逐渐升至 500μmol/L。现为进一步诊治收入病房。发病以来精神、睡眠欠佳，腹胀、纳差明显。

入院诊断

1. 急性肾功能衰竭
　　ANCA 相关性血管炎可能性大
2. 肾周血肿
3. 重度贫血
4. 肺部感染？
5. 泌尿系感染？

解析： 血管炎定义为血管壁存在炎症性白细胞并伴有管壁结构的反应性损伤。血管完整性的丧失可能会导致出血。管腔塌陷可导致下游组织缺血和坏死。一般来说，随着具体血管炎性疾病不同，受累血管大小、类型和部位各异。血管炎常常很严重，有时是致命的，需要立即识别并治疗。受累器官的症状可孤立出现也可与多器官联合出现。受累器官的分布可能提示某种特定的血管炎性疾病，但是会观察到明显的重叠。

一般根据患者最常受累血管的大小和类型，对血管炎综合征进行经典分类。同时根据是否存在抗中性粒细胞胞质抗体（antineutrophil cytoplasmic antibodies，ANCA）可以把 ANCA 阳性的血管炎统称 ANCA 相关性血管炎，通常包括三种疾病：显微镜下多血管炎（microscopic polyangiitis，MPA）、肉芽肿性多血管炎（GPA 或称 Wegener 肉芽肿）及嗜酸性肉芽肿性多血管炎（eosinophilic granulomatosis with polyangiitis，EGPA 或称 Churg-Strauss）。

因为血管炎的临床表现与一些其他疾病类似，所以诊断常常被延误。然而，某些征象的存在强烈提示血管炎。例如：

1）多发性单神经炎：多发性单神经炎（或不对称性多神经病）高度提示血管炎（尤其是结节性多动脉炎）。

2）可触及的紫癜：单纯可触及紫癜的患者，可能患有皮肤白细胞分裂性血管炎，属于超敏反应性血管炎的一种类型；如果紫癜同时合并系统性器官受累，这些患者可能存在 HSP（IgA 血管炎）或显微镜下多血管炎（多动脉炎）。

3）肺-肾受累：咯血合并提示肾小球肾炎的肾脏受累提示 GPA 或 MPA。然而，某些其他疾病，特别是抗肾小球基底膜（glomerular basement membrane，GBM）抗体疾病，可能引起相同的肺-肾合并表现。

诊疗经过

入院后完善检查。

血常规：WBC 17.96×10⁹/L，NEUT% 91.6%，HGB 81g/L，PLT 240×10⁹/L。

尿常规：BLD 80Cells/μl，WBC 150Cells/μl，NIT（+），PRO TRACE。

肝肾功能：ALT 80U/L，ALB 30g/L，Cr 496μmol/L，Urea 32.31mmol/L。

心脏指标：cTnI 0.014μg/L，NT-proBNP 9265pg/ml。

ESR：7mm/h。

PCT：0.5 ～ 2ng/ml。

胸腹盆CT：双肺多发磨玻璃影，双肺上叶结节，心包增厚，双侧胸腔积液，两肺下叶膨胀不全，肾周血肿较前略减小。

诊断方面：经肾内科、免疫内科会诊，考虑ANCA相关性血管炎、急进性肾小球肾炎、急性肾功能衰竭、肾周血肿。

治疗经过

1. 原发病方面

入院后予甲强龙（80mg，q12h×5d → 80mg，qd×2w → 40mg，qd×1w）静脉滴注，之后改为美卓乐（48mg，qd×5d → 44mg，qd×1w → 40mg，qd）、CTX（0.2g，iv，1周2次），目前累积剂量1.8g。期间病情危重，转入ICU，共行5次双膜血浆置换。间断行静脉血液滤过（continuous veno-venous hemofiltration，CVVH）治疗，患者自主尿量维持在2000ml/d左右，Scr逐渐下降。血浆置换期间，白细胞出现反复升高，最高54×10⁹/L，伴血小板间断下降，最低45×10⁹/L，间歇期白细胞明显回落，考虑与置换膜反应相关。1周后复查ESR 1mm/h，hsCRP 3.85mg/L，ANA18项、ANCA、抗GBM抗体（-）。

2. 肾周血肿方面

原因考虑为血管炎累及小动脉形成动脉瘤、动脉瘤破裂出血，嘱绝对卧床，保守对症治疗；间断复查腹部CT示右肾及腹膜后血肿基本同前。监测血红蛋白呈下降趋势（HGB 80g/L → 64g/L），不除外右肾周缓慢出血可能。泌尿外科：手术风险极高，建议首选介入处理。入院2周后行腹主动脉＋双肾动脉造影，造影结果示双肾动脉多发小动脉瘤形成，未见活动性出血部位，未行栓塞治疗。造影后持续水化，予连续肾脏替代疗法（continuous renal replacement therapy，CRRT）清除造影剂。间断予输血支持，并补充造血原料。监测患者HGB逐渐回升至97g/L。入院3周后复查胸腹盆CT示肾周血肿较前吸收，胸膜下少许磨玻璃影。期间患者血压偏高，BP最高170/85mmHg，予调整降压治疗，目前服用硝苯地平（30mg，qd，po），美托洛尔（25mg，q12h，po），监测血压控制在120/80mmHg左右。

3. 感染方面

患者入室后间断低热、咳少量白痰，未再有咯血，痰涂片少量G⁻杆菌、念珠菌，尿培养屎肠球菌，予头孢他啶抗感染治疗后体温正常，停用抗生素，近3周未再发热。后患者出现口腔白斑，考虑鹅口疮可能性大，予碳酸氢钠漱口及制霉菌素涂口腔后好转。

解析： 对于ANCA相关性血管炎的原发病治疗，应以激素、免疫抑制剂为主，在患者出现病情加重难以控制时，可考虑血浆置换以期迅速清除血液中的抗体，从该患者后来的治疗反应来看，血浆置换确实在危重期起了关键性的作用，保护了患者的肾脏功能，给后续治疗提供了宝贵的时间。同时，患者在使用激素、免疫抑制剂时很容易出现继发感染，以泌尿系感染和肺部感染多见，很多患者会出现鹅口疮，因此需要密切监测患者的症状和肺部体征，每日检查患者的口腔，及时发现真菌感染的证据，防微杜渐。总体来说，此类病人需要特别关注，并予以综合治疗。

出院情况

　　患者精神状态良好，无发热、咳嗽、腰痛、尿痛等不适。可下地活动，嘱适当康复训练，避免腰部用力。尿量可，大便通畅。查体：Bp 120/80mmHg，HR 69bpm，SpO$_2$ 96%（未吸氧）。双肺呼吸音清，未闻及干湿啰音，心律齐，腹部平软，无压痛、反跳痛及肌紧张。双下肢未及水肿。出院时复查血常规：WBC 6.61×10^9/L，HGB 97g/L，PLT 189×10^9/L。24hUPro 1.0g。血生化：Cr 141μmol/L，Urea 14.82mmol/L。

出院诊断

　　1. ANCA 相关性血管炎
　　　　急性肾功能衰竭
　　　　　　肾性高血压
　　　　双肾多发动脉瘤
　　　　　　肾周自发血肿
　　　　肺部受累
　　2. 泌尿系感染
　　3. 鹅口疮

出院医嘱

　　1. 注意休息，适当活动，避免外伤或跌倒，避免过度用力或提重物，避免劳累或感染。低盐低脂饮食，适当限制蛋白质摄入（优质蛋白 50g/ 天），监测血压及出入量。

　　2. 继续甲泼尼龙 40mg（10 片）/ 日，每周减 4mg（1 片），至 24mg（6 片）/ 日维持服用 1 个月，此后每 2 周减 2mg（半片），至 12mg（3 片）/ 日维持，1 个月后免疫科门诊复诊决定下一步用量。

　　3. 继续环磷酰胺 0.2g 静脉注射，每周 2 次(目前累积 1.8g)。每周复查血常规、肝肾功能。如 WBC < 4×10^9/L，PLT < 50×10^9/L 或 ALT > 100U/L，暂时停用。

　　4. 注意腰部症状及尿量、尿色等情况，每月复查肾脏超声，警惕再次出血及失血性休克风险。如有心悸、乏力、腰痛、血尿等不适及时门诊、急诊就诊。必要时介入科、泌尿外科评估出血可能。

　　5. 继续服用硝苯地平、美托洛尔控制血压，密切监测血压情况，心内科门诊就诊。

　　6. 保持大便通畅，注意大便颜色及性状，如有黑便、便血等，及时复查血常规、肝肾功能、便常规、大便潜血。监测尿常规 + 沉渣、24 小时尿蛋白定量。

　　7. 1 个月后免疫科门诊随诊，不适及时门诊、急诊就诊。

5
腰痛

病例点评

　　患者中老年女性，以发热、乏力起病，辅助检查提示重度贫血、肌酐进行性升高，考虑急性肾损伤原因待查。病程中出现肾周大血肿，HGB 快速下降，近期有痰中带血及肺部阴影表现，后患者检查发现 MPO-ANCA 阳性，抗 GBM 抗体阳性，因 ANCA 相关血管炎患者也可同时出现抗 GBM 抗体阳性，故首先考虑 ANCA 相关性血管炎。鉴别诊断方面：

　　1）肺出血、肾炎综合征：患者同时出现肺、肾出血症状，抗 GBM 抗体阳性，胸片表现为自肺门沿支气管浸润的片状渗出影，发病前可有呼吸道感染表现，需要考虑肺出血、肾炎综合征，但如以一元论解释，患者同时存在 ANA、抗 RNP 及 ANCA 阳性，咯血轻微、渗出较少，起病过程更符合血管炎特点。

　　2）细菌性心内膜炎：可引起反复高热、可模拟血管炎表现，感染加重可引起多系统脏器功能障碍，但该患者应用广谱抗生素后体温趋于平稳，肾脏衰竭仍难以控制，且出现特异性较高的 ANCA 及抗 GBM 抗体，无法用细菌性心内膜炎解释。

　　肾周血肿的最常见原因是新生物，恶性者以肾细胞癌为主，良性者以血管肌脂瘤为主，其次为血管炎。其他原因有出血倾向、透析治疗、肾移植、体外震波碎石术、感染，罕见情况为特发性血肿。结合患者 ANCA 阳性，首先考虑 ANCA 相关性血管炎。此类血管炎以累及小动脉为主，可形成动脉瘤样改变，动脉瘤破裂可引起肾周血肿。血管造影对血管炎诊断和治疗有重要意义。如怀疑肾周血肿或出血量可能危及生命时，应首选血管造影，若有活动性出血点，可行选择性动脉栓塞，但要防止出现肾梗死及肾功能减退。如果血管栓塞失败，应采取外科手术止血治疗。同时，一旦确诊应尽早开始激素和免疫抑制剂治疗，并应积极控制血压。

参 考 文 献

Grayson PC，Tomasson G，Cuthbertson D，et al，2012. Association of vascular physical examination findings and arteriographic lesions in large vessel vasculitis. J Rheumatol，39：303.

Jennette JC，Falk RJ，Bacon PA，et al，2013. 2012 revised International Chapel Hill Consensus Conference Nomenclature of Vasculitides. Arthritis Rheum，65：1.

6

头　痛

29 化脓性脑膜炎

患者男性，55 岁

主诉：皮疹 1 周，头痛 6 天，发热伴意识障碍 4 天。

入院情况

家属代述：1 周前患者无明显诱因出现双侧大腿及腹部皮下出血、瘀斑，伴有疼痛、肿胀，无局部皮温升高，未予重视。6 天前患者出现头痛，程度剧烈，非搏动性，伴有恶心、呕吐，呕吐物为胃内容物，就诊于当地医院，行头颅 CT 检查未见明显异常，腹部 B 超提示右下腹肠间隙积液，予以对症支持治疗，症状未见明显好转。4 天前患者出现发热，T_{max} 38.3℃，无畏寒、寒战，无腹痛、腹泻，无尿频、尿急等症状。此后患者逐渐出现意识障碍，起初呼唤可睁眼，后意识障碍程度逐渐加深，伴有右侧肢体无力，行腰穿检查示：压力 240mmH$_2$O，脑脊液外观：淡黄色微浊，白细胞升高，多核细胞为主。考虑化脓性脑膜炎，转至我院急诊。

查体：T_{max} 38.3℃，P 111 次 / 分，R 19 次 / 分，BP 180/95mmHg，SpO$_2$ 97%（未吸氧）。急性病容，被动体位，GCS 评分：E1V1M4。查体不合作，颈强直，右侧大腿内部可见红色针尖样出血点。双侧瞳孔等大、等圆，直接与间接对光反射灵敏。双肺呼吸音粗，双肺可闻及少量痰鸣音。心律齐，心音可，未闻及病理性杂音。腹软，按压无痛苦表情。双下肢中度可凹陷性水肿。四肢肌力不可查，肌张力略增高，双侧 Babinski 征阴性。

辅助检查：

血常规：WBC 6.62×10^9/L，NEUT% 94.9%，HGB 117g/L，PLT 69×10^9/L。

血生化：K$^+$ 2.9mmol/L，ALB 11g/L，TBil 30.5μmol/L，Cr（E）134μmol/L，Urea 18.97mmol/L。

心肌酶：Myo 632μg/L，CK 839U/L，NT-proBNP 961pg/ml。

凝血功能：PT 10.9s，Fbg 12.21g/L，APTT 28.6s，D-Dimer 12.24mg/L。

血气分析：pH 7.553，PaCO$_2$ 23.1mmHg，PaO$_2$ 84.5mmHg，HCO3$^-$ 20.4mmol/L，Lac 1.1mmol/L。

腰穿检查：脑脊液压力 240mmH$_2$O。脑脊液常规：外观为淡黄色微浊，白细胞总数 1578×10^6/L，多核细胞 % 88.3%。脑脊液生化：CSF-Pro 1.58g/L（正常范围 0.15～0.45g/L），CSF-Cl$^-$ 115mmol/L（正常范围 120～132mmol/L），CSF-Glu 0.4mmol/L（正常范围 2.5～4.5mmol/L）。革兰氏染色：未见细菌，可见白细胞。

因患者出现低氧血症，收入急诊抢救室，给予美罗培南（2g，q8h）+万古霉素（1g，q12h）抗感染治疗；地塞米松（10mg，q12h）入壶，抑制炎症反应；甘露醇、甘油果糖脱水降颅压等对症支持治疗后转入急诊综合病房。发病以来神志如上所述，大小便失禁。

既往史

诊断膜性肾病2年余，长期口服激素泼尼松5mg，1个月前因血白蛋白下降，尿蛋白增多，考虑病情复发，将泼尼松5mg加量至60mg，qd，环磷酰胺2片，qd，1周前患者出现头痛、发热，停用激素及环磷酰胺。

家族史

无特殊。

入院诊断

1. 化脓性脑膜炎
2. 膜性肾病

解析：患者中年男性，以发热、头痛、意识障碍起病，外院腰椎穿刺结果提示感染性病变，考虑急性脑膜炎诊断明确。脑膜炎需要在以下疾病中进行鉴别诊断：

1）化脓性脑膜炎：化脓性脑膜炎反映的是蛛网膜以及蛛网膜下腔和脑室中脑脊液的感染。急性发病典型三联征包括发热、颈强直和精神状态改变。多数细菌性脑膜炎患者具有一项或多项典型表现，通常的脑脊液检查特点：白细胞计数为 $1000 \sim 5000/\mu l$ ，以多核细胞升高为主，蛋白升高，葡萄糖显著下降（脑脊液葡萄糖与血清葡萄糖比值 ≤ 0.4 ）。

2）病毒性脑膜炎：临床症状同化脓性脑膜炎，脑脊液特点：白细胞计数一般低于 $250/\mu L$ ，脑脊液蛋白质浓度轻度升高（一般低于150mg/dl），葡萄糖浓度正常。

3）结核性脑膜炎：常有持续性头痛、呕吐、意识混乱及不同程度的颅神经征，可伴发精神状态改变，导致昏迷、癫痫发作及偶发导致轻偏瘫。结核杆菌播散征象有诊断意义，但不常出现。脑脊液分析主要显示蛋白浓度升高、糖浓度降低伴单核细胞增多。

4）隐球菌性脑膜炎：隐球菌病是一种侵袭性真菌感染，大多由新型隐球菌感染所致。隐球菌感染始于肺部；在人类免疫缺陷病毒（HIV）感染者中，脑膜脑炎是最常出现的隐球菌病表现，血清和脑脊液中检测到隐球菌为诊断标准。

诊疗经过

患者入病房后完善相关检查。

1. 常规检查

血常规：WBC $4.03 \times 10^9/L$ ，NEUT% 92.1%，HGB 108g/L，PLT $74 \times 10^9/L$ 。

血生化：ALT 46U/L，ALB 21g/L，Glu 6.7mmol/L，BUN 15.44mmol/L，Cr（E）116μmol/L，K^+ 3.4 mmol/L。

血气分析：pH 7.55，$PaCO_2$ 24.4mmHg，PaO_2 94.5mmHg，HCO_3^- 21.5mmol/L。

尿常规：SG $\geq$ 1.030，PRO $\geq$ 3g，BLD 200Cells/μl。

6

头痛

24h 尿蛋白：31.36g。

粪便常规：褐色稀便，WBC 0/HPF，RBC 0/HPF，OB 阳性。

PCT：3.17ng/ml。

血培养 3 次：（-）

2. 腰穿检查

脑脊液常规：外观淡黄色混浊，细胞总数 2766×10^6/L，白细胞总数 657×10^6/L，单核细胞 % 23.2%，多核细胞 % 76.8%。

脑脊液生化：CSF-Pro 1.65g/L，CSF-Cl⁻ 119mmol/L，CSF-Glu 0.8mmol/L。

脑脊液细胞学：见大量白细胞，中性粒细胞 80%。

脑脊液病原学：革兰氏染色、真菌涂片、结核／非结核分枝杆菌核酸测定、隐球菌抗原、T-SPOT.TB 阴性。

3. 影像学检查

腹部超声：胆囊壁毛糙、增厚；肝前积液。

下肢血管超声：双下肢深静脉未见明显血栓。

头部 CT 平扫：左侧上颌窦炎性改变可能，余未见明显异常。

胸腹盆 CT 平扫：右肺下叶斑片影；双肺散在淡片索条影；双肺上叶散在肺大泡；心影饱满，心包积液；双侧胸腔积液；双下肺膨胀不全；双侧胸膜局部增厚，部分较前稍明显；腹腔积液。

治疗经过

1. 化脓性脑膜炎方面

入抢救室后停用免疫抑制剂，继续予美罗培南（2g，q8h）＋万古霉素（1g，q12h）抗感染治疗，地塞米松（10mg，q12h）入壶抑制炎症反应，磺胺（2 片，qd）预防肺孢子菌肺炎（Pneumocystis Carinii pneumonia，PCP）感染。感染科会诊意见：化脓性脑膜炎诊断明确，继续目前抗感染治疗，病情稳定后可给予头孢曲松钠（2.0g，q12h）静脉滴注，定期复查腰穿。1 周后复查腰穿：外观为透明清亮，压力 145mmH₂O，脑脊液常规：细胞总数 106×10^6/L，白细胞总数 18×10^6/L，单核细胞为主；脑脊液生化：CSF-Pro 1.13g/L，CSF-Cl⁻ 107mmol/L，CSF-Glu 2.3mmol/L。监测万古霉素浓度：223.53μg/ml，将万古霉素调整为 500mg，q12h。2 周后复查腰穿提示脑脊液常规、脑脊液生化较前无明显变化，患者神志逐渐好转，可简单对答。

2. 膜性肾病方面

肾内科会诊意见：①患者肾病综合征、膜性肾病，使用激素及免疫抑制剂后出现颅内感染，考虑化脓性脑膜炎，目前病情重，感染未完全控制，积极抗感染治疗，针对膜性肾病暂不予激素及 CTX 等免疫抑制治疗。②血肌酐升高，急性肾损伤（AKI），可补蛋白，利尿，注意维持电解质平衡，避免肾毒性药物。③完善尿常规、24 小时尿蛋白、ANCA、ANA 等检查。④预后欠佳。

根据会诊意见停用激素及免疫抑制剂，给予人血白蛋白 20g/d，低分子肝素预防深静脉血栓、肠内营养混悬液（SP）等对症治疗。患者意识好转后再次变差，伴有心率加快、血压较前减低，考虑近 1 个月口服大量激素，此次发病为激素骤停导致肾上腺皮质功能不全所致，再次给予甲强龙（40mg，qd×6d）→泼尼松（50mg，qd，po）治疗膜性肾病，患者意识逐渐好转。

解析： 化脓性脑膜炎的治疗：抗生素治疗要选用能进入脑脊液的药物。在没有得到细菌学证据前，对疑似细菌性脑膜炎患者要采取经验性抗生素治疗，要基于患者年龄和基础疾病状态判断最可能的细菌。特定第三代头孢菌素类，如头孢噻肟和头孢曲松，是脑膜炎经验性治疗中首选的 β- 内酰胺类药物。单核细胞增多性李斯特菌和某些耐青霉素肺炎链球菌菌株例外，在得到培养和药敏试验结果之前，应在头孢噻肟或头孢曲松方案中添加万古霉素作为经验性抗生素治疗。

1）对无已知免疫缺陷患者：肺炎链球菌、脑膜炎奈瑟菌以及较少情况下的流感嗜血杆菌和 B 族链球菌是 60 岁及以下健康成人社区获得性细菌性脑膜炎的最可能病因，如无肾功能不全，可予头孢曲松（2g，q12h）或头孢噻肟（2g，q4～6h）静脉滴注，加万古霉素（15～20mg/kg）静脉给药，q8～12h（每次剂量不超过 2g 或每日总剂量不超过60mg/kg，调整剂量以达到万古霉素血清谷浓度为 15～20μg/ml。

2）对有细胞免疫缺陷患者：对于肾功能正常患者，合适的治疗方案是：万古霉素（用法同上）加氨苄西林（2g，q4h，ivgtt）加以下任一药物：头孢吡肟或美罗培南（2g，q8h，ivgtt）。

3）对于明确肺炎链球菌脑膜炎患者，起病早期可加用地塞米松（10mg，q6h×4d），可减轻颅内炎症反应。但地塞米松可降低万古霉素的脑脊液浓度。

3.疗效评估
1）脑膜炎方面：患者入抢救室后意识逐渐好转，体温降至正常，曾一度出现意识障碍反复，复查腰穿，白细胞明显减少，不支持脑膜炎加重。考虑与骤停激素有关，加用激素后第 2 天，患者恢复意识，且逐渐好转，现神志基本清楚，可简单对答，活动完全遵嘱，可经口进食。
2）肾病方面：给予补充白蛋白、利尿、抗凝等对症治疗，患者肌酐恢复正常，血白蛋白上升不明显，期间无下肢血栓形成。

出院情况

患者神志清楚，可遵嘱活动，言语较少，可简单对答。查体：生命体征平稳，双肺呼吸音清，未闻及明显干湿性啰音。心律齐，未闻及病理性杂音。腹软，无压痛。双下肢无水肿。

出院诊断

1.化脓性脑膜炎
2.膜性肾病
　　低蛋白血症

出院医嘱

1.美罗培南（2.0g, q12h）+万古霉素（500mg, q12h）抗感染治疗，监测万古霉素浓度后，建议美罗培南（2.0g, q12h）+万古霉素（500mg, q8h），根据万古霉素浓度调整，定期复查腰穿，评估颅内感染情况。

2.逐步过渡至经口进食。

3.肾脏方面：泼尼松50mg/d口服，肾内科随诊调整激素用量，补充白蛋白，低分子肝素钠（0.3ml, qd, ih）预防深静脉血栓。

4.磺胺2片，每日1次，预防感染。

病例点评

患者中老年男性，既往有膜性肾病，长期口服激素。1个月前因原发病活动，激素加量，并加用免疫抑制剂治疗。此次发病为急性起病，主要表现为发热、头痛、呕吐症状，查体神志昏迷、颈强直，脑脊液检查：外观淡黄色微浊，有大量白细胞，以多核细胞为主，蛋白高，糖及氯化物降低，结合其基础免疫抑制状态，考虑细菌性脑膜炎诊断明确。治疗方面,应尽早开始经验性抗生素治疗(抗生素使用6小时内不影响脑脊液检查结果)，该病人在外院已开始抗生素治疗，且时间较长，这可能是患者入院后脑脊液细菌学检查阴性的原因。

化脓性脑膜炎是医疗急症，未经治疗的患者死亡率接近100%，即使给予最佳治疗，仍有很高的失败率，故一旦考虑到该病，必须立即采取措施，以确定具体病原学并开始经验性抗感染治疗。获取相应的病原学至关重要，成人社区获得性细菌性脑膜炎的主要病因为肺炎链球菌、脑膜炎奈瑟菌和单核细胞增多性李斯特菌（最后一种主要见于年龄在50～60岁或以上以及细胞介导免疫存在缺陷的患者）。院内相关性细菌性脑膜炎的主要病原为葡萄球菌和需氧的革兰氏阴性杆菌。50%～90%的细菌性脑膜炎患者血培养呈阳性。因此在使用抗生素之前，若不能获得脑脊液，血培养是有帮助的。建议对于所有患者在开始抗生素治疗之前获取2套血培养。

参 考 文 献

De Gans J, van de Beek D, 2002. European Dexamethasone in Adulthood Bacterial Meningitis Study Investigators. Dexamethasone in adults with bacterial meningitis. N Engl J Med, 347: 1549.

Van de Beek D, de Gans J, Spanjaard L, et al, 2004. Clinical features and prognostic factors in adults with bacterial meningitis. N Engl J Med, 351: 1849.

患者男性，26 岁
主诉：发热 1 个月余，头痛 20 余天。

入院情况

1 个月前患者受凉后出现发热，T_{max} 38.7℃，热峰多于傍晚出现，伴颈部酸痛、全身乏力，偶有盗汗、咳嗽及咳少量白痰，无胸痛，无恶心、呕吐，无鼻塞、流涕、咽痛，无腹痛、腹泻，无尿频、尿急、尿痛。

当地诊所予头孢类抗生素治疗 2 天，症状无明显改善。

于外院住院治疗，查体：左颈淋巴结增大，血常规：WBC $21.96×10^9$/L，NEUT% 33.7%，LY% 7.7%，EOS% 53.3%；感染指标：HIV 抗原抗体、TP 抗体、布氏杆菌、旋毛虫、莱姆病肺吸虫、弓形虫、EBV-DNA、CMV-DNA 均阴性，血生化、凝血功能、甲状腺功能、免疫指标、肿瘤指标未见明显异常；胸部 CT 示纵隔及左肺门淋巴结增大。

3 周前行支气管镜见左上叶黏膜散在白色结节，充血水肿。

黏膜活检病理：支气管黏膜上皮部分脱落，基底膜增厚，间质内多量嗜酸性粒细胞，个别小血管内见嗜酸性粒细胞渗出。

颈部淋巴结活检病理：肉芽肿性炎，组织细胞及多核巨细胞胞浆可见圆形小体，PAS（+）/GMSII（+）。

2 周前患者症状加重，T_{max} 39℃，出现持续性头疼、头晕、肢体无力、视物模糊，行腰穿测压力＞300mmH$_2$O，脑脊液墨汁染色阳性，脑脊液培养结果为新型隐球菌。

门诊加用抗真菌治疗，予两性霉素 B（10mg，qd，ivgtt）+氟康唑（400mg，qd，ivgtt），1 周后两性霉素 B 逐渐加量至 60mg，qd，同时加用甘露醇降颅压。复查腰穿，颅内压降至 240mmH$_2$O，治疗期间患者曾出现恶心，呕吐胃内容物一次，为非喷射性，伴畏光、视物飞蚊感，现为进一步治疗收入院。

患者发病以来精神可，睡眠、食欲稍差，二便正常，近期体重下降 4kg。

既往史

2 年前曾有呕血史（具体诊治经过不详）。

个人史

家中养猫，邻居养鸽子，曾食用生鱼片，吸烟 10 余年，7～8 支/天。

入院诊断

1. 隐球菌性脑膜脑炎
   肺隐球菌病?
2. 嗜酸性粒细胞升高原因待查

解析: 新型隐球菌脑膜脑炎是隐球菌病最常见的表现。新型隐球菌在自然界广泛存在,在鸟类,特别是鸽子和鸡的粪便中最为多见,其次是腐烂的植物中。新型隐球菌一般通过呼吸道吸入导致感染,此微生物通过血行播散,并倾向于定植到中枢神经系统。脑部炎症反应通常比细菌性脑膜脑炎所见的更轻。一般来说,脑部受累是弥散性的,但也可发生局限性感染(即隐球菌瘤)。由于组织病理学脑实质多受累,因此多为脑膜脑炎而非脑膜炎。隐球菌脑膜脑炎多见于免疫功能受损的患者,如 HIV 感染、糖皮质激素治疗、实体器官移植、癌症(特别是血液系统恶性肿瘤)和其他病症(如结节病和肝功能衰竭)患者。但也有 30% 的患者没有相关基础疾病。大多数患者表现出亚急性脑膜脑炎的症状和体征;约 50% 的患者可出现发热。典型情况下,2 ~ 4 周期间患者可出现头痛、嗜睡、人格改变和记忆丧失,患者也可能表现为播散性疾病。对于任何伴有发热、头痛以及中枢神经系统相关症状或体征的免疫功能受损患者,均应怀疑此病。大多数情况,行腰椎穿刺并测压,以及通过印度墨汁染色和(或)隐球菌抗原检测来对脑脊液仔细评估应能明确其诊断。脑脊液压力通常较高,约 75% 的 HIV 感染者及 50% 的非 HIV 感染者脑脊液墨汁染色阳性。HIV 感染患者脑脊液细胞计数较低(0 ~ 50 个细胞 $/mm^3$),在非 HIV 感染病例中较高(20 ~ 200 个细胞 $/mm^3$)。HIV 感染者和非 HIV 感染者均以单个核细胞为主(50% ~ 80%)。常见脑脊液葡萄糖水平低和蛋白水平升高,有些患者脑脊液蛋白和葡萄糖值水平正常。隐球菌脑膜脑炎的诊断通过从脑脊液中培养出该微生物来明确。约 90% 的非 AIDS 患者的培养呈阳性。脑脊液隐球菌抗原检测是脑脊液培养的一种较好的辅助手段,敏感性为 93% ~ 100%,特异性为 93% ~ 98%。

诊疗经过

患者入 EICU 后完善相关检查。

1. 常规检查

血常规:WBC $11.63×10^9$/L,EOS% 23.1%,LY% 13.5%,HGB 139g/L,PLT $180×10^9$/L。

尿常规 + 沉渣:BACT 135.1/μl。

粪便常规 + 潜血:(-)。

血生化:K^+ 2.8mmol/L,GGT 94U/L,ALP 128U/L,AST 59U/L,HDL-C 0.87mmol/L,ALT 130U/L,Cr(E)108μmol/L。

炎性指标:ESR 12mm/h,hsCRP 5.22mg/L,Fer 946ng/ml。

凝血功能:大致正常。

TB 细胞亚群:B% 6.8%,B 107/μl,T8 402/μl,28T8% 78.1%,DRT8% 25.4%,38T8%

66.7%，LY% 13.5%，LY 1570/μl。

　　血培养：新型隐球菌。

　　颈部淋巴结培养：新型隐球菌。

　　2. 腰穿检查

　　腰穿脑脊液：压力＞330mmH₂O。

　　脑脊液常规：细胞总数 220×10⁶/L，白细胞总数 220×10⁶/L，单核细胞 200×10⁶/L。

　　脑脊液生化：CSF-Pro 0.42g/L，CSF-Cl⁻ 121mmol/L，CSF-Glu 2.1mmol/L。

　　脑脊液细胞学：WBC 1000/0.5ml，AL 阳性，PC 阳性，EOS% 60%，LY% 30%，MONO% 10%。

　　墨汁染色：（＋）；隐球菌抗原：阳性（1 ： 256）。

　　3. 影像学检查

　　胸部 X 线：PICC 置管术后。

　　超声心动图：心脏结构与功能未见明显异常。

　　头 CT 平扫：未见明显异常。

治疗经过

　　考虑患者全身播散性隐球菌病诊断明确，加用两性霉素 B（40mg，qd，ivgtt），通过递增达到目标量，5-Fc（2g，tid，po）诱导治疗，入院第 14 天序贯为两性霉素 B（40mg，qd，ivgtt）＋氟康唑（400mg，qd，ivgtt），同时予甘露醇及甘油果糖降颅压，多烯磷酸酯胆碱、百赛诺保肝降酶等治疗。

　　解析：新型隐球菌脑膜脑炎的治疗由诱导、巩固和维持三个阶段的抗真菌治疗组成。合并隐球菌脑膜脑炎的非人类免疫缺陷病毒（HIV）感染性非移植宿主接受两性霉素 B 联合氟胞嘧啶的诱导治疗。给药方案如下：两性霉素 B 去氧胆酸盐［0.7 ～ 1.0mg/（kg·d），静脉给药］联合氟胞嘧啶［100mg/（kg·d），分 4 次口服］，疗程至少 4 周；对于疗效和预后良好的患者，可给予 2 周联合诱导治疗。对于肾功能不全的患者，可用两性霉素 B 脂质体［3 ～ 4mg/（kg·d），静脉给药］或两性霉素 B 脂质复合物［5mg/（kg·d），静脉给药］来替代两性霉素 B。在诱导治疗后给予巩固和维持治疗。可给予为期 8 周的氟康唑［400 ～ 800mg（6 ～ 12mg/kg），qd，po］巩固治疗，之后再给予 6 ～ 12 个月的氟康唑（200 ～ 400mg/d，po）维持治疗。

　　对颅内压的控制是决定隐球菌脑膜脑炎结局最为关键的因素之一。首次腰椎穿刺时应测量颅内压，如果 CSF 压力≥ 250mmH₂O，且诱导治疗期间存在颅内压增高症状，则应进行 CSF 引流以将压力降低 50%（若压力极高），或降至正常水平（≤ 200mmH₂O）。存在临床症状且 CSF 压力升高持续≥ 250mmH₂O 时，应每日重复治疗性腰椎穿刺引流直至 CSF 压力和症状稳定 2 日以上。

　　疗效评估：治疗期间定期监测脑脊液常规，压力逐渐下降，入院 3 周后复查腰穿，脑脊液压力 150mmH₂O，减停甘露醇及甘油果糖治疗。

　　1 个月后复查腰穿，脑脊液常规，压力 210mmH₂O，复查血常规：EOS% 6.6%；血生化：AST 14U/L，ALT 12U/L，Cr（E）102μmol/L。

出院情况

患者一般状况可，否认头晕、头痛等不适。查体：BP 122/70mmHg，HR 82 次 / 分，SPO$_2$ 98%（未吸氧），颈软无抵抗，神经系统查体未见异常，双肺呼吸音清，心脏各瓣膜听诊区未闻及杂音，腹软，无压痛、反跳痛及肌紧张，双下肢无水肿。

出院诊断

全身播散性隐球菌病
　　隐球菌性脑膜脑炎
　　隐球菌性淋巴结炎
　　隐球菌血流感染
　　嗜酸性粒细胞升高

出院医嘱

1. 注意休息、适当营养。
2. 出院后继续两性霉素 B 及 5- 氟胞嘧啶治疗，密切监测血常规、肝肾功能，脑脊液常规、生化、墨汁染色、隐球菌抗原等，感染科门诊随诊。

病例点评

患者青年男性，病程 1 个月余，以发热起病，同时伴嗜酸性粒细胞升高、淋巴结肿大及剧烈头痛，嗜酸性粒细胞比例最高达 50% 左右、绝对计数可达上万，脑脊液压力升高，脑脊液常规：单核细胞为主，葡萄糖低、蛋白高，淋巴结活检示肉芽肿性炎，PAS 染色（＋），考虑可能存在隐球菌感染。血、脑脊液和淋巴结均培养出新型隐球菌。诊断播散性隐球菌病、脑膜脑炎、淋巴结炎、血流感染、嗜酸性粒细胞增多症明确。嗜酸性粒细胞升高为隐球菌病急性期的常见血液学特点。隐球菌毒力相对较弱，一般在脑膜外不易发展，但若全身播散，治疗相对困难，短期治疗失败率高。治疗方面，在门诊治疗后延续了隐球菌的诱导治疗，共 4 周，之后给予了相对强的巩固治疗。普通两性霉素 B 使用初期患者可能出现发热、寒战以及肝肾功能异常、电解质紊乱、心肌毒性等副作用，需要密切监测，对症支持治疗。后复查脑脊液培养、涂片，隐球菌转阴后停用两性霉素 B。

参 考 文 献

Day JN，Chau TT，Wolbers M，et al，2013. Combination antifungal therapy for cryptococcal meningitis. N Engl J Med，368：1291.

Perfect JR，Dismukes WE，Dromer F，et al，2010. Clinical practice guidelines for the management of cryptococcal disease：2010 update by the infectious diseases society of America. Clin Infect Dis，50：291.

6

头
痛

患者女性，26 岁

主诉：头痛、心悸 2 天，加重半小时。

入院情况

患者 2 天前情绪激动后出现头痛、心悸，无发热、头晕、黑蒙、意识障碍，无胸痛、胸闷等不适，持续约 3min 可自行缓解，未诊治。半小时前上述症状再发，性质同前，持续无缓解，且头痛进行性加重，伴大汗、面色苍白，同时出现腹部绞痛，无恶心、呕吐，自测血压 BP 180/130mmHg，就诊于我院急诊。因"高血压急症"收入抢救室。发病以来精神、饮食差，二便如常。

查体：T 37.0℃，HR 121 次 / 分，R 16 次 / 分，BP 180/134mmHg，SpO_2 96%。神志清楚，双肺呼吸音粗，双下肺可闻及湿啰音，心、肺、腹及神经系统查体无特殊。

血常规、血气分析、肝肾功能、电解质、凝血功能、头 CT 平扫未见明显异常。

家族史

母亲于 40 余岁诊断高血压，未规律诊治。

既往史、个人史、婚育史

无特殊。

入院诊断

高血压急症
    嗜铬细胞瘤？

诊疗过程

患者入抢救室后，予尼卡地平 1mg/h 静脉泵入，维持血压 120 ～ 140/80 ～ 100mmHg，患者症状缓解，病情平稳，转入急诊综合病房。

解析：高血压急症定义为血压突然和显著升高（一般超过 180/120mmHg），同时伴有进行性靶器官功能不全的表现。靶器官受损表现包括：

1）中枢神经系统：头痛、意识障碍、视力下降、定位症状体征。

2）循环系统：胸痛、端坐呼吸、肺部湿啰音、心脏杂音。

3）泌尿系统：尿少、腰痛、水肿。

治疗上，常见高血压急症的类型及首选药物见表30.1：

表 30.1　常见高血压急症的类型及首选药物

类型	首选降压药
高血压脑病	拉贝洛尔、尼卡地平
脑卒中	拉贝洛尔、尼卡地平
蛛网膜下腔出血	尼莫地平
急性主动脉夹层	拉贝洛尔
嗜铬细胞瘤危象	α受体阻滞剂
高血压合并急性冠状动脉综合征（ACS）	硝酸甘油 +β 受体阻滞剂 + 血管紧张素转化酶抑制剂（ACEI）
高血压合并左心衰	硝普钠、硝酸甘油、ACEI

降压目标为在第 1 小时内应将平均动脉压降低 10%～20%，然后在接下来 23 小时内逐渐降低血压，使得最终血压与基线值相比下降约 25%。高血压急症患者常见于继发性高血压患者，需常规筛查继发性原因。

完善相关检查。

血常规、尿常规、便常规：（-）。

肝肾脂全：Na^+ 132mmol/L。

凝血功能：Fbg 7.47g/L，D-Dimer 3.34mg/L。

腹部超声：胰尾部周围可见低回声区，大小约 2.9cm×2.6cm，边界尚清，内部回声均匀。

胸部正侧位、泌尿系统 B 超：（-）。

针对胰尾占位完善病因学检查：

24h 尿儿茶酚胺：NE 318.86μg（↑）（正常范围 16.69～40.65μg），DA 1013.71μg（↑）（正常范围 120.93～330.59μg），E 2.57μg。

胰腺薄扫 CT：胰体尾后方见一等 / 低密度肿物，与胰腺分界不清，形状不规则，腹膜后来源或胰腺来源病变可能，考虑嗜铬细胞瘤、实性假乳头状瘤可能。

胸腹盆增强 CT：腹腔干根部水平左侧腹膜后不规则分叶状软组织密度占位，大小 3.7cm×3.3cm，下至左肾门水平，肿物密度不均，其内多发低密度影，增强扫描强化不均，副神经节瘤可能。

生长抑素受体显像：腹膜后胰体尾后方生长抑素受体不均匀高表达病变。

肾动脉 B 超：（-）。

腺垂体功能评估：

甲状腺功能、ACTH、血皮质醇、24h 尿皮质醇、卧位醛固酮、血管紧张素Ⅱ、肾素活性：（-）。

多发性内分泌肿瘤综合征（MEN）筛查：

甲状旁腺素、游离钙、降钙素、胃泌素：（-）。

并发症评估：

2h OGTT、HbA1c、超声心动图、颈椎动脉超声、全身骨显像：（-）。

诊断考虑副神经节瘤。

解析： 副神经节瘤为肾上腺外的嗜铬细胞瘤，是罕见的高度血管化的肿瘤，与自主神经节有关，具有分泌儿茶酚胺的能力。

副神经节瘤可来源于副交感神经节或交感神经节，副交感神经节来源的副神经节瘤几乎仅位于颈部和颅底，最常出现于颈动脉体和颈静脉鼓室副神经节，是非功能性的；交感神经副神经节瘤可在沿从颅底（5%）至膀胱和前列腺（10%）的肾上腺外交感神经链的任何部位出现，大多数可分泌儿茶酚胺。副神经节瘤中，约30%是遗传性的，常与琥珀酸脱氢酶亚单位D（SDHDSDHD）基因突变有关。其他较常见的包括嗜铬细胞瘤/副神经节瘤在内的常染色体显性遗传性综合征为多发性内分泌腺瘤病（multiple endocrine neoplasia，MEN）2A和2B型（MEN2）。

副神经节瘤的临床表现存在很大差异。患者可因儿茶酚胺过度分泌出现阵发性高血压、心动过速、心悸、发汗、苍白、头痛，或不具特异性的腹痛或腰痛症状。颅底和颈部副神经节瘤患者通常表现为无痛性颈部肿块（颈动脉体瘤），或表现为伴或不伴传导性听力损失的搏动性耳鸣（颈静脉鼓室副神经节瘤）。有些患者可能无症状，其肿瘤是在CT检查中被偶然诊断的。

诊断性实验方面，可行24h尿儿茶酚胺或其代谢产物甲氧基肾上腺素（metanephrine，MN）和甲氧基去甲肾上腺素（normetanephrine，NMN）定性筛查，当满足下述检验结果中的一项或多项时，即为儿茶酚胺分泌肿瘤检测结果阳性：①去甲肾上腺素 > 170μg/24h；②肾上腺素 > 35μg/24h；③多巴胺 > 700μg/24h；④NMN > 900μg/24h 或 MN > 400μg/24h。

在定性诊断后应进行放射学评估（通常为腹部和盆部CT或MRI）以定位肿瘤。如果腹部和盆部CT或MRI的结果为阴性，可行间碘苄胍（metaiodoenzylg uanidine，MIBG）或正电子发射扫描（PET）。

予患者酚苄明（10mg，q12h），监测生命体征，卧位：BP 110～120/65～70mmHg，HR 75～80次/分；立位：BP 90～100/60mmHg，HR 100～115次/分。2个月内体重增加3.5kg。

1个月后患者在全麻下行腹腔镜左腹膜后副神经节瘤切除术，手术顺利，完整切除肿瘤，大小约5.0cm×4.0cm，包膜完整，局部粘连严重，病理：（左腹膜后）副节瘤。

解析： 副神经节瘤的治疗首选手术切除。对于儿茶酚胺分泌型肿瘤患者，术前药物治疗的目的是控制高血压、预防术中高血压危象和扩张容量。药物优选酚苄明。初始剂量是10mg，1天1～2次，之后根据需要，每2～3天调整一次，每次增加10～20mg，最大可达120～140mg/d。每天应分别测定2次血压和心率，每次患者分别取坐位和站立位。建议使用直立性心动过速（在收缩压出现任何改变之前发生）作为α-肾上腺素能阻滞的目标，即患者从坐位变换为站立位，每分钟心跳次数增加30次。目标血压是坐位时低于120/80mmHg，站立时收缩压大于90mmHg。

出院情况

患者无头痛、心悸、腹痛，监测血压 120/80mmHg 左右。查体：心、肺、腹无特殊，复查 24h 尿 CA：NE 14.99μg，DA 197.06μg，E 2.14μg。

出院诊断

副神经节瘤

出院医嘱

1. 加强营养，注意休息，避免感染。
2. 3 个月后内分泌科门诊随诊。
3. 如有不适，门诊、急诊及时就诊。

解析： 副神经节瘤的初始治疗与肿瘤出现复发或转移之间的时间间隔可能较长，一些复发病例在初始诊断后长达 20 年出现，因此需要长期随访。在手术切除后 3 ~ 4 个月应进行影像学和生化检查，尿甲氧基肾上腺素类物质和儿茶酚胺及影像学检查阴性，是评定手术治愈的必要条件。对儿茶酚胺分泌型肿瘤患者，建议每年随访 1 次生化指标，并持续终生。对无功能性副神经节瘤患者，每年进行 1 次生化检查和影像学检查并持续至少 10 年。如果患者有已知的 SDHSDHx 种系突变，则需要终生随访。

病例点评

患者青年女性，急性病程，主要表现为阵发性头痛、心悸，伴腹痛，无基础疾病，其母亲有高血压病史，查体示血压明显升高，辅助检查示 24h 尿儿茶酚胺升高，符合嗜铬细胞瘤 / 副神经节瘤定性诊断，影像学定位于腹膜后胰体尾后。患者诊断副神经节瘤明确，予酚苄明治疗完善术前准备后行手术切除，术后症状缓解，血压正常，儿茶酚胺水平正常。

副神经节瘤可以以高血压危象起病，首诊于急诊科。高血压危象多见于继发性高血压患者，需常规筛查病因，包括肾脏疾病、肾血管疾病、库欣综合征、原发性醛固酮增多症、嗜铬细胞瘤 / 副神经节瘤等。

副神经节瘤临床表现与嗜铬细胞瘤类似，患者可出现头痛、心悸、大汗，因副神经瘤部位不同，可伴有局部性症状和体征，如颈部包块、耳鸣、腹痛、腰痛等。诊断方面，定性检验主要为 24h 尿儿茶酚胺或其代谢物检测，定位诊断包括 CT、MRI，如无阳性发现，可行 MIBG 显像或 PET。副神经节瘤可为遗传性疾病，条件允许可行 SDH 基因筛查，且该病有 MEN 表现，需完善 MEN 相关检查。治疗上，首选手术切除瘤体，术前需予酚苄明调节血压、心率，完善术前准备，以预防术中高血压危象。副神经节瘤易出现复发及转移，需长期随访。

6

头痛

参 考 文 献

Lee JA，Duh QY，2008. Sporadic paraganglioma. World J Surg，32：683.

Neumann HP，Pawlu C，Peczkowska M，et al，2004. Distinct clinical features of paraganglioma syndromes associated with SDHB and SDHD gene mutations. JAMA，292：943.

32 硬皮病肾危象

> 患者男性，57 岁
>
> 主诉：双手雷诺现象 9 个月，皮肤变紧 5 个月余，头痛半个月。

入院情况

患者 9 个月前出现双手指尖针扎样疼痛，双手遇冷后出现变白、变紫、变红，伴手指肿痛。外院查 ANA 核仁型 1：80，抗 Scl-70 抗体、ACA（-），未予特殊治疗。

5 个月前患者出现双手手指肿痛，伴晨僵，十余分钟至 1 小时缓解，于外院行肌电图提示"符合周围神经病变，感觉神经为主"，予弥可保治疗，疼痛略减轻。之后患者出现手指皮肤变紧，逐渐蔓延至面部、双侧前臂，小腿皮肤变紧、肿痛，伸肘、屈指活动障碍，伴活动耐量下降，平地步行约 500 米后感觉乏力。

外院查血常规、尿常规正常，肾功能：Cr 85μmol/L。

右前臂皮肤活检：表皮变薄，钉突减少，表皮基底层色素沉着增多；真皮胶原增生，胶原增粗，均一性改变；皮肤附件萎缩、消失，符合硬皮病。

胸部 CT：左肺上叶尖后段磨玻璃密度影伴空腔影，左肺上叶微结节影，右肺中叶内侧段及左肺下舌段少许索条影，左肺下叶后基底段少许炎症改变及周围硬结灶，双肺小叶中心型肺气肿及间隔旁型肺气肿。

予甲强龙（40mg，qd×3d）后序贯泼尼松（40mg，qd）治疗，后逐渐减量。

半个月前患者因出现头痛、吞咽困难于我院就诊。

查体：BP 170/105mmHg。

血常规、尿常规：（-）。

肝肾功能：LD 393U/L，ALT 18U/L，ALB 39g/L，Cr（E）386μmol/L（↑），Urea 11.80mmol/L（↑），UA 455μmol/L（↑），K$^+$4.5mmol/L。

肌红蛋白：43U/L。

血涂片：大致正常。

hsCRP 5.35mg/L（↑），ESR 7mm/h。

RF、ASO／补体、免疫球蛋白：正常。

抗核抗体谱：ANA（+）S1：320，Scl-70、ACA（-）。

肾动脉超声：双肾动脉未见明显异常。

予硝苯地平（30mg，qd）、卡托普利（12.5mg，q8h）治疗，血压 130～190/80～110mmHg，为进一步诊治收入院。

病程中，患者无发热，光照后皮肤变红，弥漫脱发，否认口眼干、口腔外阴溃疡，雷诺现象见现病史，精神、睡眠、食欲可，大便 1 次 /1～2 天，小便正常，体重无显著变化。

既往史、个人史

对青霉素、磺胺过敏；吸烟40年，1/3～1包/天。

家族史

父亲患肺癌。

入院诊断

系统性硬化症（弥漫性）
　硬皮病肾危象不除外
　　高血压
　　急性肾功能不全
　肺间质病变

解析： 硬皮病是一种累及皮肤和皮下组织的具有局限性解剖范围的疾病。当同时存在特征性皮肤病变和内部器官受累时，称为系统性硬化症（systemic sclerosis, SSc）。SSc 是一种多系统疾病，其特点为广泛的血管功能障碍以及皮肤和内脏器官进行性纤维化。对于有皮肤增厚、手指肿胀、手部僵硬和（或）疼痛性手指远端溃疡的患者，应当怀疑诊断为SSc。在有此类受累的患者中，存在下述额外的表现和（或）异常，则支持SSc的诊断：

1）指尖缺血性溃疡（指尖凹陷性瘢痕）、皮肤钙化、色素沉着过度和（或）皮肤黏膜毛细血管扩张。然而，疾病早期，患者通常没有这些表现。

2）新发烧心和（或）吞咽困难。

3）男性阴茎勃起功能障碍。

4）雷诺现象。

5）急性起病的高血压和肾功能不全。

6）劳力性呼吸困难，伴 X 线检查或 HRCT 可见肺间质病变的证据。

7）劳力性呼吸困难，伴多普勒超声心动图可见动脉型肺动脉高压的证据。

8）腹泻伴吸收不良或肠假性梗阻。

9）抗拓扑异构酶 I（抗 -Scl-70）抗体、ACA 和（或）抗 RNA 聚合酶Ⅲ抗体阳性。

硬皮病肾危象（scleroderma renal crisis, SRC）发生于 5%～20% 弥漫性皮肤型 SSc 患者中，是 SSc 的一种早期并发症，几乎总是发生在起病后的前 5 年内。大剂量糖皮质激素的使用和 SRC 的出现可能有关。SRC 的特征表现为：

1）肾衰竭急性发作，通常没有显著肾脏病变的既往证据。

2）突然发作的中重度高血压，常伴恶性高血压表现，如高血压性视网膜病（出血和渗出）和高血压脑病。85% 存在新发的舒张期高血压，平均血压峰值能达到 180/100mmHg，在大约10%的患者中，SRC发生于无高血压的患者。然而，这些患者中部分血压高于其基线水平，与有高血压的SRC患者相比，这类患者肾病结局更差且死亡率更高。

3）尿沉渣检查一般正常，有极少量细胞或管型。如果出现蛋白尿，通常是轻度的，肾病范围的蛋白尿不常见。可出现微血管病性溶血性贫血的征象。

诊疗经过

患者住院后完善检查。

血常规：WBC 10.97×10⁹/L，LY% 24.6%，NEUT% 63.4%，HGB 129g/L，PLT 79×10⁹/L。

便常规：阴性。

尿常规：BLD TRACE，余正常。

血生化：ALB 33g/L，TBil 12.7μmol/L，DBil 3.8μmol/L，Scr 386μmol/L → 426μmol/L，ALT 15U/L，K⁺ 3.5mmol/L，UA 455μmol/L，TC 5.25mmol/L，TG 3.30mmol/L，HDL-C 0.75mmol/L，LDL-C 2.84mmol/L。

凝血功能：PT 12.4s，APTT 31.1s，D-Dimer 0.48mg/L，FDP 2.2μg/ml。

血涂片：大致正常。

ANCA、抗肾小球基底膜抗体：阴性。

甲状腺功能：FT3 2.64pg/ml，FT4 1.318ng/dl，TSH3 2.162μIU/ml。

超声心动图：左室顺应性减低，微量心包积液。

胸部高分辨CT：左肺上叶尖段不规则片状磨玻璃密度影，伴空泡；右肺上叶胸膜下淡片影；双肺胸膜下多发小透亮影；双肺多发微小结节；左肺下叶钙化结节；右肺中叶、左肺下叶索条影。

治疗经过

入院给予卡托普利（12.5mg，q8h，po）、硝苯地平缓释片（30mg，qd，po），监测SCr 386μmol/L → 426μmol/L，BP 120～150/80～100mmHg，考虑肌酐持续性升高，硬皮病肾危象未控制，继续加量ACEI类药物，严格控制血压，予卡托普利（50mg，q8h）、甲磺酸多沙唑嗪（4mg，qd）及硝苯地平（30mg，q12h），SCr逐渐下降至260μmol/L，因患者出现体位性低血压，降压药调整为卡托普利（50mg，q8h）、甲磺酸多沙唑嗪（4mg，qn）、硝苯地平（30mg，qd），血压控制稳定，肌酐无上升，嘱出院继续监测血压、肌酐，门诊随诊。

解析：如果未经治疗，SRC可在1～2个月内进展至终末期肾病，并且通常在1年内死亡。治疗SRC的主要方法是有效和迅速的控制血压，这在高达70%的患者中能改善或稳定肾功能，并且改善生存率（1年时为80%）。抗高血压治疗的成功取决于在不可逆转的肾损害发生前开始治疗。最佳的抗高血压药物是ACE抑制剂。卡托普利的使用经验最丰富，是首选的ACE抑制剂。所有患者都应使用卡托普利治疗，即使开始时血肌酐持续上升。

卡托普利具有起效快（60～90min 达峰效应）和作用时间短的优点，可快速调整剂量。初始卡托普利治疗的主要目标是使患者在 72 小时内恢复至其以前的基线血压。卡托普利的初始剂量为 6.25～12.5mg。剂量每 4～8 小时递增 12.5～25mg，直至达到目标血压。卡托普利最大剂量为 300～450mg/d。当卡托普利加到最大剂量仍不能控制血压时，可加用利尿剂或 α 受体阻滞剂，通常避免对 SSc 患者使用 β 受体阻滞剂，因其理论上有加重血管痉挛（如雷诺现象）的风险。即使应用血管紧张素转化酶抑制剂治疗，仍有约 20%～50% 的硬皮病肾危象患者进展至终末期肾病。

出院情况

患者一般情况可，活动后感乏力。查体：BP 115/78mmHg，HR 101 次 / 分，双手、双侧前臂、双脚、大腿、腹壁皮肤发紧，基本同前，心肺腹查体无特殊。

出院诊断

系统性硬化症（弥漫性）
    硬皮病肾危象
        高血压
        急性肾功能不全
    肺间质病变

出院医嘱

1. 低盐饮食，注意休息，避免感染。
2. 继续目前卡托普利 50mg（4 片）每 8 小时 1 次、硝苯地平 30mg（1 片）每日下午 1 次、甲磺酸多沙唑嗪 4mg（1 片）每晚 1 次降压，监测血压，若血压高于 130/90mmHg，可临时服用 1 片卡托普利，注意警惕体位性低血压，定期监测肾功能、电解质。
3. 明日起泼尼松减量至 10mg（2 片）每日 1 次，监测血常规、肝肾功能，门诊随诊。
4. 如有不适，门诊、急诊及时就诊。

病例点评

患者中老年男性，慢性病程，急性加重。临床表现为双手雷诺现象、皮肤变紧，逐渐发展至颜面部、双前臂、双侧小腿、前胸、上腹壁，应用激素治疗后出现 Cr 升高，新发血压升高。综上，患者符合 1988 年 ACR 关于系统性硬化症修订的分类标准，符合：①雷诺现象发生 1 年内出现皮肤改变；②躯干皮肤亦受累；③早期出现肾功能不全。考虑弥漫性皮肤系统硬化症诊断明确。患者存在多系统受累：皮肤变硬；肾脏：肾功能不全；消化系统：吞咽费力、反酸；神经系统：周围神经病变；肺脏：肺间质病变。

患者治疗过程中突发头痛、高血压、AKI，并有弥漫性皮肤受累、应用糖皮质激素等高危因素，需考虑为硬皮病肾危象（SRC）。SRC 患者首选 ACEI 治疗，需密切监测患者血压，目标降至起病前基线血压，此患者初始予卡托普利 12.5mg，q8h，SCr 仍持续上升，血压控制不满意，后逐渐加量至 50mg，q8h 及硝苯地平 30mg，qd，后血压控制、肌酐下降。此类患者治疗过程中应监测肌酐、出入量，保证入量，警惕少尿或无尿。

参 考 文 献

Denton CP，Lapadula G，Mouthon L，Müller-Ladner U，2009. Renal complications and scleroderma renal crisis. Rheumatology（Oxford），48 Suppl 3：iii32.

Penn H，Howie AJ，Kingdon EJ，et al，2007. Scleroderma renal crisis：patient characteristics and long-term outcomes. QJM，100：485.

6

头
痛

7
意识障碍

患者女性，58 岁

主诉：头晕 12 天，发热、意识障碍 5 天。

入院情况

患者 12 天前无诱因出现头晕，伴头部闷胀感，自服改善脑供血不足药物（具体不详），症状无好转。10 天前头晕加重，伴头痛、颈部僵硬，颈部活动受限，伴恶心、呕吐，呕吐胃内容物，约 200ml/次，于当地医院输液治疗 3 天（具体不详），无缓解。查血压升高，具体不详；头 MRI：左基底节区、双侧放射冠多发腔梗，延髓及左侧小脑中脚异常信号。考虑"亚急性晚期脑梗死"，给予阿司匹林、阿托伐他汀、苯磺酸氨氯地平片及补钾、补钠等治疗，患者头晕、头痛、恶心、呕吐症状无缓解。

5 天前患者突发高热，T_{max} 40.4℃，逐渐出现嗜睡，偶有胡言乱语。2 天前就诊于我院急诊。

辅助检查：

血常规：WBC 12.05×10^9/L，NEUT% 93.3%，LY% 4.6%。

脑脊液常规：压力 330mmH$_2$O，淡黄色微浊，细胞总数 950×10^6/L，白细胞总数 548×10^6/L，单核细胞 82.7%。

脑脊液生化：CSF-Pro 2.87g/L，CSF-Cl$^-$ 107mmol/L，CSF-Glu 0.5mmol/L。

脑脊液细菌涂片：偶见革兰氏阳性杆菌。

脑脊液细菌培养：单核李斯特菌。

考虑中枢系统感染，予甘露醇脱水降颅压、美罗培南抗感染治疗。为进一步诊治收入急诊综合病房。

发病以来，患者嗜睡，精神、食欲欠佳，小便色黄，量如常，大便近 5 天未解，有排气。近期体重变化不详。

入院查体：T 36.8℃，P 86 次/分，R 19 次/分，BP 138/95mmHg，SpO$_2$ 97%。自主体位，嗜睡。颈项强直，膝腱反射正常，双侧 Babinski 征阴性，双侧 Hoffmann 征阴性，布氏征、克氏征阴性。

既往史

高血压 2 年余，血压最高达 150/100mmHg，未规律降压治疗，血压控制不详。

入院诊断

1. 急性细菌性脑膜炎（单核李斯特菌）

2.高血压2级（极高危）

解析： *单核李斯特菌脑膜炎的诊断：李斯特菌是细菌性（非结核性）脑膜炎的致病菌之一，尚无临床方法区分李斯特菌感染和许多可导致发热和全身症状的其他感染性疾病。因此，培养脑脊液或血液中的微生物是唯一的确诊方法。李斯特菌病患者脑脊液分析显示有脑脊液细胞增多，范围从100%多形核细胞至100%单个核细胞。不使用抗菌药物治疗时，脑脊液细胞分类计数可见大量淋巴细胞（大于25%），生化示蛋白质浓度有中度升高（平均为168mg/dl），39%患者出现脑脊液葡萄糖浓度降低。但脑脊液化验结果并不具有特异性，需与病毒性脑膜脑炎、结核性脑膜炎等鉴别。*

诊疗经过

患者入院后予阿莫西林/克拉维酸钾（2.4g，q8h，ivgtt）+阿米卡星（0.2g，q12h，ivgtt）抗感染治疗及甘露醇（125ml，q8h，ivgtt）脱水降颅压治疗。3天后药敏报告示青霉素G敏感，将抗生素方案改为青霉素G（4MU，q4h，ivgtt）+阿米卡星（0.2g，q12h，ivgtt）。患者体温逐渐下降，1周后降至正常。3周后改为青霉素G（4MU，q4h，ivgtt）+复方磺胺甲噁唑片（960mg，tid，po），停用甘露醇。入院1周、2周、3周复查腰穿，脑脊液压力分别为：140cmH$_2$O、290cmH$_2$O、190cmH$_2$O；细胞总数/白细胞数分别为：2211×10^6/L/1203×10^6/L、783×10^6/L/480×10^6/L、300×10^6/L/120×10^6/L，CSF生化（pro/Cl$^-$/Glu）：5.92g/L/106mmol/L/2.9mmol/L、3.61g/L/1039mmol/L/2.49mmol/L、1.87g/L/1139mmol/L/2.89mmol/L。患者神志逐渐转清，颈部疼痛、僵硬逐渐缓解，活动受限好转，在家属搀扶下可以行走。间断有短暂前额部疼痛，持续半分钟可以自行缓解，VAS 1～3分。

解析： *单核李斯特菌脑膜炎治疗：氨苄西林或青霉素G是治疗李斯特菌感染的首选抗菌药物。需要注意的是，常用的治疗细菌性脑膜炎的头孢类药物对李斯特菌脑膜炎是无效的。因此在经验性治疗细菌性脑膜炎之前一定要明确是否可能是由李斯特菌引起，以确定抗生素的选择。最佳治疗方案及治疗持续时间因患者自身状况和感染类型而异。在CNS感染患者中，治疗应持续至脑脊液培养转阴。对于免疫功能正常的患者，治疗CNS感染2～4周左右；有免疫功能受损的患者，CNS感染患者的治疗最好持续4～8周，更长的疗程尤其适用于脑炎或脑脓肿患者。虽然单核李斯特菌对氨基糖苷类抗生素不敏感，但联合使用具有杀菌作用的氨基糖苷类药物可有协同作用。*

7

意识障碍

出院情况

患者神志清，精神可，间断有短暂前额部疼痛，VAS评分1分，持续1min可以自行缓解，无发热、头晕，无腹胀、腹痛、恶心、呕吐，饮食、睡眠可，二便正常。查体：BP 133/81mmHg，P 68次/分，R 18次/分，SpO$_2$ 98%（未吸氧）。神志清楚，心肺腹查体无殊。双下肢无水肿。颈稍抵抗，双下肢Babinski征阴性，布氏征、克氏征阴性。

出院诊断

1. 急性细菌性脑膜脑炎（单核李斯特菌）
2. 高血压病 2 级（极高危）

出院医嘱

1. 继续外院抗感染治疗。
2. 目前抗感染治疗方面：青霉素 G（4MU，q4h，ivgtt）＋复方磺胺甲噁唑片（960mg，tid，po）抗感染治疗 2 周后复查腰椎穿刺，注意脑脊液压力、脑脊液常规细胞总数及白细胞数。
3. 建议使用磺胺期间补充 B 族维生素、叶酸。
4. 监测肝功能、肾功能变化。
5. 监测并控制血压、电解质。

病例点评

　　患者中年女性，无免疫抑制基础疾病，急性起病，主要表现为中枢系统症状（头晕、头痛、嗜睡），查体颈项强直，腰穿压力升高，脑脊液常规：白细胞升高，单核细胞为主；脑脊液生化：蛋白升高，糖及氯化物降低；脑脊液细菌培养：单核李斯特菌。故颅内感染诊断明确，病原学方面考虑为单核李斯特菌。

　　单核李斯特菌感染常见于新生儿、免疫抑制患者、老年人、妊娠女性及既往健康的个体（少数情况下）。一项病例系列研究纳入了 165 例经培养证实李斯特菌感染的成人患者，阐明了基础疾病的重要性：在非妊娠成人中，69% 的病例发生于癌症患者、获得性免疫缺陷综合征患者、器官移植受者或接受皮质类固醇治疗的患者。该患者无相关基础疾病病史，入院后完善肿瘤标志物、影像学及免疫指标等筛查未见明确肿瘤和免疫病证据。因此对于老年人和有基础疾病的患者发生脑膜炎，一定要考虑到李斯特菌感染的可能性！需要强调的是，单核李斯特菌对头孢类抗生素天然耐药，而头孢类抗生素恰恰是我们在细菌性脑膜炎中经验性使用的，单核李斯特菌治疗时需要使用青霉素或美罗培南。

　　李斯特菌感染的死亡率变异很大，取决于患者的基础免疫状态、感染部位，以及是否早期诊断及是否在需要时早期启动了相应治疗。无基础疾病的患者几乎均预后良好，但是丹麦的一项全国队列研究发现，李斯特菌脑膜炎的成人幸存者在被诊断为脑膜炎后 5 年期间其癌症相关死亡率增加，而 50 岁以上的患者亚组在被诊断为脑膜炎后 5 年内被诊断出癌症的风险翻倍。研究人员推荐筛查潜在恶性肿瘤，尤其是对 50 岁以上的患者。本例患者无肿瘤、免疫抑制等基础疾病，需密切随访观察。

参 考 文 献

Clauss HE，Lorber B，2008. Central nervous system infection with Listeria monocytogenes. Curr Infect Dis Rep，10：300.

34 猪链球菌感染

患者女性，44 岁

主诉：乏力、纳差 2 天，头痛、发热、意识障碍 1 天。

入院情况

患者 2 天前出现乏力、纳差，伴流少量清涕，未予在意。1 天前出现头痛，伴发热，T_{max} 39.7℃，畏寒，无寒战、意识改变等。自服"感冒清热颗粒"后出现呕吐，呕吐物为胃内容物。于当地医院就诊，予左氧氟沙星、喜炎平、安痛定对症支持治疗后无缓解，头痛加重伴颈部疼痛，并出现躁动、意识不清，时间、地点、人物无法正确识别，小便失禁，为进一步诊治转至我院。

个人史

养猪场工作，发病前 6 天、2 天及当天分别接触病猪、死猪。发病当天接触死猪时有可疑划伤手掌情况。所接触病猪可疑猪链球菌、梭菌感染。

入院查体

神志不清，间断躁动，自主体位，急性面容，查体欠合作。心肺腹查体阴性，神经系统查体未见颈项强直，四肢肌力欠配合，四肢肌张力正常，病理征未引出。

辅助检查：

血常规：WBC 41.23×10⁹/L（↑），NEUT% 96.8%（↑），HGB、PLT（−）。

肝肾功能、电解质、心肌酶：大致正常。

感染 4 项：梅毒 RPR 阳性（＋），TPPA 阳性（＋），余（−）。

头 CT：侧脑室外周低密度区扩大。

腰穿：白色浑浊脑脊液，压力 180mmH$_2$O。

脑脊液常规：细胞总数 2839×10⁶/L（↑），白细胞总数 2639×10⁶/L（↑），多核细胞 % 90.5%（↑），单核细胞 % 9.5%。

脑脊液生化：CSF-Pro 1.51g/L（↑），CSF-Cl⁻ 119mmol/L（↓），CSF-Glu 2.2mmol/L（↓）。

脑脊液细菌涂片：见较多成链成双革兰氏阳性球菌。

入院诊断

1. 急性化脓性脑膜炎
   猪链球菌感染可能
2. 潜伏性早期梅毒可能

解析： 脑膜炎的鉴别诊断见表34.1。

表 34.1　脑膜炎鉴别诊断

	外观	糖（mmol/L）	蛋白（mg/dl）	细胞数（/ul）	细胞分类	压力（mmH$_2$O）
正常	清亮透明	血糖的50%～75%	< 50	< 5	100%淋巴细胞	50～180
出血	血性或黄色	正常或降低	升高但< 1000	红白细胞	与外周血相同	通常升高
细菌性脑膜炎	浑浊或脓性	<血糖40%	45～500	100～100K	中性粒细胞>80%	通常升高
真菌性脑膜炎	清亮或浑浊	20～40	25～500	24～1000	单核或淋巴细胞	正常或升高
病毒性脑膜炎	清亮或浑浊	正常或降低	50～200	25～2000	淋巴细胞	正常或升高
结核性脑膜炎	浑浊	< 40	100～2000	50～500	多为淋巴细胞	通常升高
疱疹性脑炎	血性或黄色	正常或降低	50～100	20～500	多为淋巴细胞，早期粒细胞	正常或升高
肿瘤	清亮或血性	40～80	50～1000	< 100	多为淋巴细胞，可见瘤细胞	通常升高
格林巴利综合征	清亮或浑浊	正常	轻度升高	< 100	多为淋巴细胞	正常
神经系统梅毒	清亮或浑浊	正常	40～200	200～500	多为淋巴细胞和单核细胞	正常或升高

诊疗经过

1. 化脓性脑膜炎方面

考虑颅内猪链球菌感染可能性大，予万古霉素（1g，q12h，ivgtt）+头孢曲松（2g，q12h，ivgtt）抗感染，地塞米松（10mg，q12h，ivgtt×5d）→地塞米松（5mg，q12h×3d）→地塞米松（2mg，q12h×3d）→泼尼松（10mg，qd，po×3d）→停用，预防脑脊液粘连，得普利麻+咪达唑仑镇静、对症支持治疗。

5天后患者脑脊液培养结果回报：猪链球菌，对头孢曲松、万古霉素、青霉素G均敏感。根据患者药敏结果停用万古霉素，并继续予头孢曲松抗感染治疗。

2周后复查腰穿，脑脊液常规：细胞总数110×10^6/L，白细胞总数10×10^6/L，单核细胞9×10^6/L，多核细胞1×10^6/L；脑脊液生化：CSF-Pro 0.57g/L；脑脊液病原学结果均阴性。

3 周后患者体温反复，体温波动在 37 ～ 38℃，将头孢曲松改为青霉素钠（4MU，q6h），之后体温正常出院。

解析：化脓性脑膜炎经验性治疗方案：头孢曲松（2g，q12h，ivgtt）＋万古霉素 1g（15mg/kg，q12h，ivgtt）；地塞米松（0.15mg/kg，q6h，ivgtt×2 ～ 4d）。

怀疑李斯特菌：首选氨苄青霉素（2g，ivgtt，q4h）。

2. 梅毒方面

1）完善梅毒滴度（RPR 试验），完善腰穿，查 CSF-TPPA、CSF-RPR、FTA-ABS、IgG+IgM 均阴性，除外中枢神经系统梅毒。

2）头孢曲松对梅毒螺旋体（*Treponemia pallidum*，TP）敏感，暂无需加用驱梅治疗，继续头孢曲松钠静脉滴注，疗程 14 天。

3）停药后 1 个月、3 个月、6 个月复查 RPR 评估疗效。

3. 并发症方面

患者发病 1 周后开始出现渐进性双耳听力下降、耳鸣、头痛。纯音测听：双耳感音神经性听力下降（左耳：中度；右耳：轻度），考虑其听力下降原因为化脓性脑膜炎、猪链球菌感染所致听神经损害，经耳鼻喉科会诊，加用弥可保、复合维生素 B、维生素 B1 营养神经及金纳多、凯时活血化瘀、促进耳部血液循环治疗。

4. 疗效评估

1）颅内感染方面：患者神志逐渐转清，逐渐停止躁动，可正确对答，减停镇静药物后无再发躁动、谵妄表现，体温高峰逐渐下降，生命体征稳定。

2）并发症方面：于治疗 2 周、3 周时复查纯音测听较前无明显变化，但患者自觉听力好转，可闻及距离 1 米左右正常语音，耳鸣有所改善。

出院情况

患者头痛、耳鸣、听力较前明显好转，无发热、呕吐等不适。查体：神志清楚，对答切题，颈软无抵抗。心肺腹查体无特殊，四肢肌力、肌张力正常，病理征阴性。

出院诊断

1. 急性化脓性脑膜炎（猪链球菌感染）
   双耳感音神经性耳聋
      听力下降
2. 梅毒

出院医嘱

1. 注意休息，低盐低脂饮食，避免劳累、受凉及情绪激动。

2.继续青霉素抗感染治疗，建议疗程3个月，监测体温、神志情况，1个月后感染科门诊随诊。

3.继续口服弥可保、维生素、健脑合剂及银杏叶胶囊营养神经、活血化瘀、促进耳部血液循环治疗，疗程2周，耳鼻喉科门诊随诊。

4.定期复查梅毒滴度，皮肤科门诊随诊。

病例点评

患者从事养猪业，在发病前曾有病猪、死猪接触史，接触时有划伤皮肤情况，据有经验养殖者推断，患者所接触病猪可疑猪链球菌感染，且患者脑脊液细菌涂片所见革兰氏阳性球菌成链成双表现，脑脊液培养结果回报：猪链球菌。故该患者为猪链球菌感染导致的化脓性脑膜炎诊断明确。

猪链球菌为革兰氏阳性兼性厌氧菌，其自然宿主为猪，猪-人传播途径主要以皮肤破口接触病猪为主，经鼻咽部破损传播亦有报道，易感人群也多是与生猪多有接触者或屠夫。人-猪链球菌感染发病的潜伏期由数小时到十余天不等，急性、暴发性病例一般潜伏期比较短，我国的报道大多在3天以内。临床上主要表现为脑膜炎综合征：头痛、高热、脑膜刺激症状。一般预后相对较好，病死率低，但常常留有后遗症。但猪链球菌属感染也可导致相关的中毒性休克综合征，主要表现为突发高热，伴有头痛、腹泻等胃肠道症状，皮肤瘀点、瘀斑，最终发展为休克、少尿、弥散性血管内凝血（disseminated intravascular coagulation，DIC）、多器官功能障碍综合征（multiple organ dysfunction syndrome，MODS）等，预后较差，死亡率高。治疗上主要以抗生素治疗和对症支持治疗为主。我国报道的猪链球菌大多对β内酰胺类抗生素敏感，但也不乏青霉素耐药菌株，需注意追查细菌药敏结果以针对性抗感染用药。

参考文献

Durand ML，Calderwood SB，Weber DJ，et al，1993. Acute bacterial meningitis in adults. A review of 493 episodes. N Engl J Med，328：21.

Nguyen TH，Tran TH，Thwaites G，et al，2007. Dexamethasone in Vietnamese adolescents and adults with bacterial meningitis. N Engl J Med，357：2431.

7 意识障碍

患者男性，48 岁

主诉：性格改变 1 年余，言语不清、抽搐 15 天，意识障碍 3 天。

入院情况

患者 1 年前无诱因逐渐出现精神萎靡，时有烦躁，未予重视。此后逐渐出现站立及行走不稳、脾气暴躁、易激惹、胡言乱语、幻视及幻听症状，至精神病专科医院就诊，诊断为"精神分裂症"，并予"碳酸锂、富马酸喹硫平片"治疗，间断服药 3 个月后，幻觉症状好转，但出现手抖、腿麻及双下肢乏力，之后间断服用抗癫痫药物。

2 个月前患者出现被害妄想症，加用奥氮平 4 片，qd 治疗，症状逐步好转，后奥氮平减量至 3.5 片，qd 至今。

15 天前患者无诱因出现言语不清，能发声，说话不成句，不能表达自己意图，计算力下降，能辨认自己及家属，偶伴口角抽搐，就诊于当地中医院给予针灸治疗后稍好转。10 天前患者开始出现吞咽能力下降，双下肢抬腿不能，四肢关节僵硬，大小便不能自理，睡眠差，亦未作处理。5 天前患者出现呼之不应，双眼右侧歪斜，大小便失禁，不能言语，口角抽搐较前加重，每次持续 2 ～ 3min，发作频率不详，自测体温最高 37.8℃，至当地医院就诊，查头核磁：双颞内、左侧顶叶、岛叶皮层水肿，信号异常，DWI 信号增高。胸部 CT：双下肺局限性炎症。经头孢孟多酯钠抗感染治疗后症状无好转，3 天前体温高峰较前升高，T_{max} 38.5℃，为求进一步诊疗来我院就诊，门诊查感染四项：RPR（＋）。

入院查体：昏迷指数（Glasgow coma scone，GCS）评分 E1V1M3，双侧瞳孔右侧 d=4mm，左侧 d=2.5mm，对光反射迟钝。左眼外斜，颈强直，颈胸 3 横指，四肢痛觉刺激不明显。

诊断考虑："意识障碍，颅内感染可能性大"，并予以阿昔洛韦（0.5，q8h，ivgtt）＋开浦兰（0.5，bid，po）治疗，为求进一步诊疗转入 EICU。

患者发病以来，精神、睡眠差，饮食量较前减少，大小便正常，体重无明显变化。

入院诊断

1. 意识障碍查因

 神经梅毒？

 病毒性脑膜炎？

2. 精神分裂症

解析： 神经梅毒是指由梅毒螺旋体引起的中枢神经系统感染。神经梅毒可在初次感染后的任何时候出现。在梅毒病程早期，神经梅毒最常见的形式涉及脑脊液、脑膜以及脉管系统（无症状脑膜炎、症状性脑膜炎以及脑膜血管性疾病）。疾病晚期最常见的形式涉及脑和脊髓实质（麻痹性痴呆和脊髓痨）。在梅毒病程早期（一期或二期梅毒），症状性梅毒性脑膜炎通常表现为头痛、意识模糊、恶心、呕吐以及颈僵硬，若伴发葡萄膜炎、玻璃体炎、视网膜炎或视神经炎，患者的视力则可能受损。梅毒性脑膜炎可引起感染性动脉炎，这种动脉炎可能累及蛛网膜下腔的任何血管并导致血栓形成、局部缺血和梗死（累及脑或脊髓）。神经梅毒的晚期形式（三期梅毒）中，麻痹性痴呆是一种进行性的痴呆症，通常在感染后 10～25 年出现。早期阶段的主要症状为健忘和人格变化，但是随着疾病进展会导致严重痴呆。常见的体征包括构音障碍、面部及四肢张力减退、面部、舌和双手的意向性震颤以及反射异常。脊髓痨最常见的表现包括共济失调、针刺样痛和瞳孔异常。临床怀疑和脑脊液检查是诊断神经梅毒的关键。

　　神经梅毒的鉴别诊断方面需要与以下疾病鉴别：

　　1）癫痫：部分梅毒患者以癫痫为首发症状，这种表现继发于脑膜血管梅毒引起的缺血性病变。但是否出现癫痫发作及意识改变取决于梅毒病变累及的部位。患者一般 CSF 蛋白和淋巴细胞增多，影像学及 GCS 检查可进一步鉴别。

　　2）阿尔茨海默病：为痴呆最为常见的原因，以进行性神经功能紊乱为特征，例如行为、人格、判断能力，甚至导致日常生活能力受损。10%～20% 的阿尔茨海默病患者是由可逆转的病因引起，神经梅毒是其中的一种，阿尔茨海默病的诊断应将神经梅毒作为一种鉴别诊断。该患者脑脊液检查 RPR 1 ：16 阳性，考虑为神经梅毒。

　　3）脑炎：患者以发热、意识障碍起病，需与脑炎相鉴别，如病毒性脑炎、化脓性脑炎，脑脊液病原学检查以及影像学检查可进一步鉴别。

诊疗经过

　　患者入 EICU 后完善相关检查。

　　1. 常规检查

　　血常规：WBC 16.13×10^9/L，LY% 9.4%，NEUT% 83.3%，EOS% 0.1%，RBC 4.75×10^{12}/L，HGB 134g/L。

　　肝肾功能、心肌酶、凝血功能：大致正常。

　　血气分析：pH 7.503，$PaCO_2$ 36.1mmHg，PaO_2 101.0mmHg，HCO^{3-} 28.1mmol/L。

　　2. 脑脊液检查

　　脑脊液压力：210mmH$_2$O。

　　脑脊液常规：外观无色透明，细胞总数 32×10^6/L，白细胞总数 4×10^6/L。

　　脑脊液生化：CSF-Pro 1.55g/L，CSF-Cl$^-$ 122mmol/L，CSF-Glu 3.5mmol/L。

　　TORCH（脑脊液）：（－）。

　　快速梅毒反应素（RPR）滴度（脑脊液）：RPR 1 ：16 阳性。

　　快速梅毒血浆反应素试验（RPR）（脑脊液）：RPR 阳性，TPPA 阳性。

　　3. 感染指标

　　快速梅毒反应素（RPR）滴度（血）：RPR 1 ：32 阳性。

7

意识障碍

降钙素原：小于 0.5ng/ml。

4.影像学检查

头 MRI：双侧大脑广泛皮层及皮层下肿胀伴异常信号，左侧为著；余头部 MRI 平扫未见明显异常。

颈椎常规 MR：颈椎病；C3 ~ C4、C5 ~ C6 椎间盘突出；C3 ~ C4 侧隐窝变窄。

胸椎常规 MRI：胸椎骨质略增生。

超声心动图：主动脉根部增宽，主肺动脉增宽，主动脉瓣退行性变。

脑电图：普遍中 - 高度不正常。

治疗经过

1.原发病方面

患者神经梅毒诊断明确，治疗方面可给予青霉素 G（4MU，q4h，ivgtt×14d），继以苄星青霉素 240 万 U 肌注，每周 1 次，预计共 3 次。同时给予患者甘露醇及甘油果糖脱水降颅压治疗。并给予德巴金口服控制癫痫发作。

解析： 神经梅毒首选治疗方案：对于神经梅毒患者，应给予青霉素 G（300 ~ 400 万 U/4h 或 1800 ~ 2400 万 U/d，持续输注）治疗 10 ~ 14 天。在完成神经梅毒治疗后，再给予 3 剂苄星青霉素（240 万 U，肌内注射），1 周 1 次。监测：治疗后 3 ~ 6 个月应进行 1 次神经系统检查和腰椎穿刺，此后每 6 个月进行 1 次直至脑脊液白细胞计数正常且 CSF-VDRL 呈阴性。脑脊液白细胞计数应于成功治疗后第 6 个月时下降，而所有的脑脊液异常应于两年内缓解，如未达到这些标准，则应再次进行治疗。

2.感染方面

患者入院后出现发热，考虑患者神志不清，不能自主咳痰，且存在误吸风险，结合患者胸部影像学，存在肺部感染，先后给予亚胺培南、厄他培南抗感染治疗，间断吸痰、加强翻身拍背。

3.营养方面

给予患者留置胃管，每日鼻饲，加强营养支持治疗。

4.疗效评估

1）原发病方面：患者入院后 GCS 评分：E1V1M3，后患者神志逐渐好转，GCS 评分：E4V3M6，可遵医嘱活动。复查腰穿提示压力下降。

2）感染方面：患者体温逐渐下降至正常，肺部感染得到控制。

出院情况

患者无发热，无恶心、呕吐等不适，神志清楚，GCS 评分：E4V3M6，双肺呼吸音清，未闻及明显干湿性啰音，心律齐，各瓣膜区未闻及病理性杂音，腹软，无明显压痛、反跳痛，肝脾肋下未及，双下肢无水肿。

出院诊断

神经梅毒晚期
继发性癫痫

出院医嘱

1.继续苄星青霉素（2.4MIU 肌注，每周 1 次 ×2 周）或青霉素（400MU，q4h×2 周）治疗，长期感染科随诊，定期复查腰穿及血 RPR。

2.规律口服降血压药物，监测血压变化。

病例点评

患者中年男性，既往高血压病史，此次因性格改变起病，15 天前出现言语不清，口角抽搐，吞咽能力下降，四肢僵硬，大小便失禁及眼外斜症状。入院查体 GCS 评分：E1V1M3，双瞳孔不等大，左眼外斜，颈强直，颈胸 3 横指，四肢痛觉刺激不明显。外院辅助检查可见双颞内、左侧顶叶、岛叶皮层水肿，脑脊液及血中 RPR 及梅毒螺旋体颗粒凝集试验（TPPA）阳性。结合患者病史及辅助检查结果，考虑患者神经梅毒诊断明确。值得注意的是，此患者起病隐匿，仅表现为精神行为的异常，又否认冶游史，的确很难考虑到神经梅毒，以至于被当作精神病人治疗了相当长的时间。后来患者出现了言语不清、抽搐、意识障碍才逐渐引起注意，入院前几天患者还出现发热症状，此时的鉴别诊断往往较容易单纯地考虑到病毒性脑炎等常见中枢神经系统感染，如果不考虑到之前的"精神分裂"病史，予以筛查 RPR，得到神经梅毒的线索，继而查脑脊液的 RPR 和 TPPA，最后很难做出正确的诊断。

神经梅毒是由梅毒螺旋体所致的中枢神经系统感染，该疾病始于对脑脊液的侵袭，这一过程很可能在获得梅毒螺旋体感染后不久发生。此患者感染时间不清，但发病时间长，病程中出现性格改变，构音障碍等麻痹性痴呆表现；同时有共济失调（站立及行走不稳、言语不清、吞咽困难）、脊髓受累（感觉丧失，二便失禁）、瞳孔异常等脊髓痨表现，考虑应该为晚期梅毒，预后不佳。

参 考 文 献

Parkes R，Renton A，Meheus A，et al，2004. Review of current evidence and comparison of guidelines for effective syphilis treatment in Europe. Int J STD AIDS，15：73.

7
意识障碍

36 恙虫病

患者男性，32岁

主诉：发热、头痛、呕吐1周，加重伴意识障碍1天。

入院情况

患者发病前1周从云南矿区归来后发现右侧腋窝旁皮肤米粒大小红色皮疹，未突出皮面，无瘙痒，无疼痛，未在意。

次日起出现持续性高热，T_{max}39.5℃，伴乏力、畏寒，同时出现广泛性头痛和间断恶心、呕吐。头痛为针扎样，VAS 10分，无抽搐、意识不清，呕吐物为胃内容物，否认喷射样，无腹痛、腹泻等症状，就诊当地诊所，予口服药及输液等治疗1周余（具体不详），症状无缓解。

1天前患者上述症状加重，逐渐出现意识模糊、躁动不安，皮疹进行性扩大，为直径8mm大小焦痂样，分布范围主要为右侧腋窝、右侧阴囊、右前臂及左足背侧皮肤，就诊于当地医院，行头CT示双侧脑室略有扩张，腰穿脑脊液为淡黄色，压力280mmH$_2$O，脑脊液常规：细胞总数1953×10^6/L，白细胞525×10^6/L，多核细胞57%；脑脊液生化：Pro 0.2g/L，Glu 2.2mmol/L，Cl$^-$ 122mmol/L，考虑"脑炎"，给予甘露醇250ml、病毒唑（0.5g，ivgtt）及头孢类抗生素×1次治疗（具体不详），为进一步诊治至我院就诊。

入院查体T 40℃，P 114次/分，R 35次/分，BP 120/72mmHg，SpO$_2$ 100%（未吸氧）。急性面容，被动卧位，躁动不安，神志浅昏迷，言语不能，查体不能合作，右侧腹股沟区可扪及数个肿大淋巴结，直径为0.5～0.8cm，活动可。右侧腋窝、右侧阴囊皮肤可见焦痂样皮疹2个（图36.1），直径为0.5cm，周围见皮肤稍红，右前臂及左足背各有一类似焦痂样皮疹脱落瘢痕。心肺腹查体无特殊，双下肢无水肿。四肢肌力正常，肌张力正常，病理征未引出。

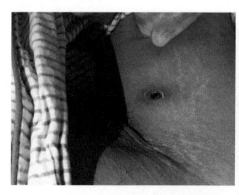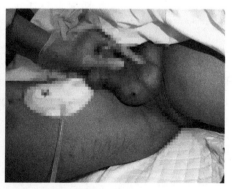

图36.1　患者右侧腋窝、右侧阴囊皮肤焦痂样皮疹

入院后完善相关检查。

血常规：WBC 13.17×10^9/L，NEUT% 82.1%，HGB 146g/L，PLT 199×10^9/L。

肝肾功能、血生化、心脏指标、血气分析、尿便常规大致正常。

血涂片：3% 异形淋巴细胞。

腰穿脑脊液：外观无色透明，压力 180mmH₂O。

脑脊液常规：细胞总数 240×10^6/L，白细胞总数 220×10^6/L，单核细胞 32.6%，多核细胞 67.4%。

脑脊液生化：Pro 2.09g/L，Glu 2.2mmol/L，Cl⁻ 120mmol/L。

入院诊断

发热、头痛、意识障碍原因待查

　　恙虫病可能性大

　　颅内感染?

解析： 恙虫病又称丛林斑疹伤寒，是一种经螨传播的感染性疾病，由恙虫病东方体（恙虫病立克次体）引起，恙虫病东方体是一种革兰氏阴性球杆状微生物。该病分布在整个亚洲环太平洋地区，流行于韩国、中国大陆、中国台湾地区、日本、巴基斯坦、印度、泰国、马来西亚及澳大利亚北部。通常在被恙螨幼虫（恙螨）叮咬后 7～10 天表现为一种急性发热性疾病。临床多以寒战、发热突然起病，或以头痛、不适隐匿起病，多数患者伴剧烈的广泛性头痛、弥散性肌痛，少数患者出现焦痂样皮疹。感染的严重程度可从轻微的症状和体征到多器官衰竭不等。通过询问病史（包括到过流行区域）和体格检查发现提示诊断，通过血清学试验或焦痂样皮疹确定诊断。

诊疗经过

患者入 EICU 后完善相关检查。

1. 感染指标

送检血液标本至外院查：恙虫 IgM 抗体（+），恙虫 IgG 抗体（-）。

TB 细胞亚群：B 细胞比例及计数减少；$CD4^+T$、$CD8^+T$ 细胞比例降低，计数正常；$CD8^+T$ 细胞有明显异常激活。

PCT、G 试验、BST、肥达外斐反应试验、EBV-DNA、CMV-DNA、PP65、血培养（需氧 + 厌氧）×3 次均（-）。

脑脊液：细菌涂片 + 培养 + 药敏、真菌涂片、抗酸染色、隐球菌抗原（CSF）、墨汁染色、奴卡氏菌涂片均（-）。

2. 免疫指标

IgM 5.78g/L。

ASO、RF、补体 2 项、IgG、IgA、ANA 谱均（-）。

3. 影像学检查

头平扫 + 增强 MRI：透明隔缺如；双侧乳突炎。

7

意识障碍

脑电图：不正常脑电图：中等波幅为主，双侧尚无明显不对称，调幅欠佳；睁闭眼试验：α 抑制完全；闪光刺激：未见基本节律同化及痫样放电；过度换气：前述慢波活动增多，左额尤著。

胸腹盆 CT 平扫：双肺下叶透过度减低，考虑与吸气不足相关，感染不除外；双侧胸膜增厚；双侧胸腔少量积液；胃管置入。

治疗经过

结合患者流行病学、临床特征及辅助检查，考虑恙虫病可能性大，颅内感染不除外，入院后予多西环素（0.1g，bid，po）、头孢曲松（2g，q12h，ivgtt）联合抗感染治疗，辅以甘露醇（125ml，q8h，ivgtt）脱水降颅压及补液、退热等对症支持治疗。3 天后结合各项检查结果，经感染科会诊除外细菌感染后停用头孢曲松。患者头痛、神志较前明显好转，对答切题，定向力可，热峰较前下降，T_{max} 37.7℃。

解析： *恙虫病的治疗：氯霉素是第一种显示可以有效治疗恙虫病的药物，在流行地区仍被经常使用，每 6 小时 1 次，每次 250 ～ 500mg 口服或静脉给药即可起效。然而，多西环素（100mg，bid，口服或静脉给药）是目前治疗该病的首选药物。提倡将阿奇霉素作为特殊情况下替代药物。*

复查血常规：WBC $9.74×10^9$/L，LY $4.48×10^9$/L，HGB 145g/L，PLT $209×10^9$/L。

血 TORCH-IgM：CMV-IgM（＋）2.15，RV-IgM 可疑 1.02，HSV-1-IgM（＋）2.85，HSV-2-IgM（＋）1.49。

腰椎穿刺：无色透明脑脊液，压力 140mmH$_2$O。

脑脊液常规：细胞总数 $69×10^9$/L，白细胞总数 $59×10^6$/L，单核细胞 $55×10^6$/L，多核细胞 $4×10^6$/L。

脑脊液生化：CSF-Pro 1.16g/L，CSF-Cl⁻ 117mmol/L，CSF-Glu 2.3mmol/L。

脑脊液细胞学：淋巴细胞性炎症，LY% 95%，MONO% 5%，WBC 1000/0.5ml，激活淋巴细胞（＋），浆细胞（＋）。

脑脊液细菌涂片＋培养＋药敏、真菌涂片、隐球菌抗原（CSF）、墨汁染色抗酸染色、TB-DNA、TB-SPOT、Torch-IgM 均（－）。

疗效评估：

入院第 10 天，患者一般情况好，无发热、头痛、意识障碍等。虽然患者血中数个病原的 IgM 抗体升高，但脑脊液中均为阴性。经感染科会诊，考虑患者同时合并多种病原体感染的可能性较小，考虑到患者病情平稳，未给予特殊治疗。

腰穿脑脊液常规：细胞总数 $48×10^6$/L，白细胞总数 $20×10^6$/L，单核细胞 $18×10^6$/L，多核细胞 $2×10^6$/L。

脑脊液生化：CSF-Pro 0.87g/L，CSF-Cl⁻ 119mmol/L，CSF-Glu 2.9mmol/L。

脑脊液细胞学：淋巴细胞性炎症，WBC 1000/0.5ml，AL 阳性（＋），PC 阳性（＋），LY% 90%。

脑脊液细菌涂片＋培养＋药敏、真菌涂片、单纯疱疹病毒抗体均（－）。

出院情况

患者神志清楚，无发热等不适。查体：生命体征平稳，心肺腹查体及神经系统查体均未见明显异常。

出院诊断

恙虫病
  急性脑膜脑炎

出院医嘱

1. 注意休息，适当运动，避免劳累，警惕感染。
2. 继续多西环素（0.1g, bid, po）治疗满6周后停用，定期复查血常规、便常规＋潜血、肝肾功能、血沉、超敏C反应蛋白，警惕药物相关副作用，必要时复查腰穿。
3. 如有不适，及时门诊、急诊随诊。

病例点评

患者青年男性，急性病程，临床表现为高热、头痛，伴恶心呕吐，头痛在1周后达峰，结合其明确的流行病史（云南短暂停留），腋下及阴囊旁焦痂样皮疹，伴腹股沟淋巴结肿大，恙虫病诊断明确，恙虫病属于立克次氏体胞内感染，宿主主要为恙螨虫，南方多见，潜伏期一般为1～2周，整个病程4周余，典型的临床表现为高热、典型皮疹，伴引流受阻区域淋巴结肿大，中枢神经系统受累表现常较为突出，如呼吸困难、循环障碍等，脑脊液检查以单核细胞增多为主，伴脑脊液蛋白增多，治疗上一般退热药不能致体温降至正常，但抗感染药加用后上述症状可迅速改善。

患者入抢救室时腰穿脑脊液压力升高，白细胞增多，以多核升高为主，脑脊液蛋白由轻度升高至明显升高，考虑有合并细菌感染可能，经验性加用了多西环素抗恙虫病及头孢曲松抗颅内细菌感染治疗，但之后的脑脊液检查未找到细菌感染证据，经感染科会诊，考虑虽关于恙虫病的实验室检查特点报道不多，但与之伴随的以多核细胞升高为主的脑脊液可用恙虫病一元论来解释，考虑患者病情稳定，停用了头孢曲松钠，继续多西环素（100mg, q12h）治疗6周。之后患者症状明显改善，脑脊液蛋白也明显减低。

参 考 文 献

Kim YS，Yun HJ，Shim SK，et al，2004. A comparative trial of a single dose of azithromycin versus doxycycline for the treatment of mild scrub typhus. Clin Infect Dis，39：1329.

Weitzel T，Dittrich S，López J，et al，2016. Endemic Scrub Typhus in South America. N Engl J Med，375：954.

抗 N- 甲基 -D- 天冬氨酸受体（NMDAR）脑炎

患者女性，23 岁

主诉：头痛半个月，意识障碍 10 天，发热伴皮疹 5 天。

入院情况

半个月前患者无明显诱因出现头痛，呈全头针刺样疼痛，间歇性发作，尚可忍受，VAS 评分 2 分，伴有畏寒、寒战、乏力，未测体温，精神、食欲尚可。就诊于外院，行头颅 CT 检查未见明显异常。此后患者症状逐渐加重，出现夜间睡眠障碍，精神、食欲变差，并出现行为异常，表现为亢奋状态。

10 天前就诊于当地精神病专科医院，查血常规未见明显异常，诊断为"双相情感障碍，伴躁狂发作"。予碳酸锂缓释片（早 0.3g、晚 0.6g）、丙戊酸钠片（早 0.4g、晚 0.2g）、富马酸喹硫平（中 0.2g、晚 0.4g）口服治疗，患者症状无好转，并出现胡言乱语、精神烦躁、不能辨认家属，小便失禁，考虑存在躯体疾病，转至当地医院治疗。入院后查血常规：WBC 10.62×10⁹/L，NEUT% 83.1%；免疫指标未见明显异常。头颅 MRI 未见明显异常，脑电图提示广泛中 - 重度异常脑电图，入院后 3 小时复查视频脑电图示正常范围内放电，考虑"脑炎？精神抑郁症"，予抗病毒治疗。2 天前患者住院期间出现躁狂状态（持续约 5min），予氟哌啶醇镇静治疗，后患者出现发热，T_{max} 38.2℃，可自行退至正常，1 天前予阿昔洛韦抗病毒治疗，用药后患者出现皮疹，起初为额面部少量红色针尖样斑丘疹，可消退，后逐渐增多，扩散至全身皮肤，持续不退。

今日患者出现言语障碍，双眼直视，偶可出现向上方凝视，逐渐不能吞咽、无法进食，大小便失禁，持续高热。为求进一步诊治，转至我院急诊科。

血常规：WBC 27.66×10⁹/L，NEUT% 91.9%，PCT 0.5 ～ 2ng/ml。

查头颅 CT 未见明显异常。

考虑"颅内感染不除外"，为进一步诊治收住急诊综合病房。起病以来，神志如上述，精神、食欲差，大便干结，小便失禁。体重变化不详。

入院查体：T 38.7℃，HR 120 次 / 分，SpO₂ 99%（鼻导管吸氧 2L/min），R 18 次 / 分，神志不清，GCS 评分 E4V2M2，双眼直视，颈项强直，Kernig 征、Bruzinskin 征（-）。四肢肌力查体不能配合，肌张力高，膝腱反射正常。全身可见大小不等斑丘疹，部分可见脱屑，心、肺、腹查体无特殊，双下肢无水肿。

既往史

5 年前患者因性格内向诊断为抑郁症，长期口服药物治疗，具体不详。

3 年前患者因情绪高涨和低落交替出现诊断为双相情感障碍，长期口服碳酸锂。近 2 个月自行药物减量（具体不详）。

入院诊断

1. 发热、意识障碍原因待查
   颅内感染？
   自身免疫性脑炎？
2. 双相情感障碍？

解析： 抗 N- 甲基 -D- 天门冬氨酸受体（N-methyl-D-aspartate receptor，NMDAR）脑炎是一种自身免疫性边缘性脑炎，患者多表现为前驱性头痛、发热或病毒样病程，随后数日发生的症状多阶段进展，包括突出的精神病学表现（焦虑、激越状态、行为怪异、幻觉、妄想、思维瓦解），初始发作或复发时可能罕见单纯性精神病性发作、失眠、记忆缺陷、癫痫发作、意识水平降低，伴精神紧张的木僵；频繁运动障碍：口面部运动障碍、舞蹈手足徐动症样运动、肌张力障碍、僵直、角弓反张姿势；自主神经不稳定：过热、血压波动、心动过速、心动过缓、心脏停搏和呼吸抑制；语言功能障碍：语言输出减少、缄默。这些症状的鉴别诊断包括：原发性精神疾病（精神病或精神分裂症）、恶性紧张症、神经阻滞药恶性综合征、病毒性脑炎、昏睡性脑炎等。约 50% 的 18 岁以上女性患者有单侧或双侧卵巢畸胎瘤，罕见男性患者检出肿瘤。除卵巢畸胎瘤外的相关肿瘤包括：睾丸生殖细胞肿瘤、纵隔畸胎瘤、小细胞肺癌、霍奇金淋巴瘤、卵巢囊腺纤维和神经母细胞瘤。对于年龄较大的患者（＞ 45 岁），其潜在肿瘤的发病率低，但若出现肿瘤，往往更可能表现为癌而非畸胎瘤。抗 NMDAR 脑炎通过在血清或脑脊液中检出 NMDAR 的 NR1 亚基的抗体确诊。在就诊时，血清和脑脊液通常呈抗体阳性，大多数患者有抗体鞘内合成。在疾病治疗后或在疾病晚期时，如果没有临床改善，脑脊液抗体通常保持升高，而血清抗体可能因治疗而大量减少，脑脊液中抗体的滴度与临床结局相关。

诊疗经过

患者入院后完善相关检查。

1. 常规检查

血常规：WBC 20.62×10^9/L，NEUT% 93.0%，RBC 5.08×10^{12}/L，HGB 149g/L。

肝肾功能、凝血功能大致正常。

血气分析：pH 7.397，$PaCO_2$ 42.0mmHg，PaO_2 110.0mmHg，Na^+ 151mmol/L，K^+ 3.8mmol/L，Lac 1.7mmol/L。

2. 神经系统相关检查

腰穿：脑脊液压力 330mmH_2O，细胞总数 717×10^6/L，白细胞总数 17×10^6/L，单核细胞 15×10^6/L，多核细胞 2×10^6/L。

脑脊液生化：CSF-Glu 4.9mmol/L，CSF-Pro 0.25g/L，CSF-Cl^- 130mmol/L。

细菌真菌涂片＋培养、抗酸染色、隐球菌抗原、墨汁染色、奴卡菌涂片、放线菌培养、淋球菌涂片（－）×3 次。

免疫组化：脑脊液 NMDA-R-Ab（＋）1：100，血 NMDA-R-Ab（＋）1：10。

免疫荧光病理 6 项（－）。

子宫、双附件 B 超：右侧卵巢高回声，黄体？畸胎瘤？

3. 泌尿系统

尿常规：WBC 500cells/μl。

尿培养：屎肠球菌、白色念珠菌。

4. 呼吸系统

痰涂片：G^+ 杆菌。

胸部 X 线：双肺纹理增粗。

5. 感染指标

PCT、CMV-DNA、EBV-DNA、TORCH-IgM（－）。

G 试验 28.4 pg/ml → 646.1pg/ml。

ESR 13 mm/h → 62mm/h。

hsCRP 0.82 mg/L → 4.65mg/L。

6. 免疫指标

ANA、抗 ENA、ANCA 均（－）；免疫球蛋白 3 项（－）。

治疗经过

1. NMDAR 脑炎方面

入院 3 天后予 IVIG（25g，iv，qd×5d）＋甲强龙（1g，iv，qd×5d）→甲强龙（40mg，iv，qd×6d）→泼尼松（60mg，qd，po）治疗。住院期间行腹腔镜探查、右侧卵巢畸胎瘤剔除术。复查腰穿，脑脊液压力 90cmH$_2$O，脑脊液 NMDA-R-Ab（＋）1：10。再次予 IVIG（25g，iv，qd×5d），同时予氯硝西泮、奥氮平片治疗。患者神志逐渐转清，可简单对答，可遵嘱活动，不能理解复杂逻辑问题。

2. 感染方面

患者入抢救室后出现发热，痰量多，予美罗培南经验性抗感染治疗，5 天后患者体温高峰下降，降级为头孢他啶抗感染，同时患者出现尿液浑浊，尿常规示 WBC 升高，尿培养示白色念珠菌，予膀胱冲洗及氟康唑抗感染治疗，尿色逐渐清亮，复查尿常规正常。

入院 2 周患者出现痰堵，予气管插管，同时患者体温高峰再次升高，体温 39.5℃，痰涂片见 G^+ 杆菌，尿培养示屎肠球菌,加用万古霉素抗感染治疗后患者体温逐渐降至正常，一周后患者成功脱机拔管。

解析： 抗 NMDAR 脑炎的治疗：肿瘤切除术、糖皮质激素（甲泼尼龙，1g/d×5d）、IVIG【0.4g/（kg·d）×5d】和血浆置换，往往使病情在 4 周内改善。采用这些一线治疗而没有改善的患者（常常是无肿瘤患者）采用利妥昔单抗和（或）环磷酰胺可能会有改善。不进行治疗可发生进展性神经功能恶化和死亡。

出院情况

患者神志尚清，可理解简单问题，不能理解复杂问题，无发热。查体：BP 118/58mmHg，HR 82 次 / 分，SpO$_2$ 100%，R 16 次 / 分。双肺呼吸音粗，未闻及明显干湿性啰音，心律齐，各瓣膜区未闻及病理性杂音，腹软，全腹无明显压痛及反跳痛，肝脾肋下未及，双下肢无水肿。双侧 Kernig 征、Bruzinskin 征（－）。

出院诊断

1. 抗 N- 甲基 -D- 天门冬氨酸受体脑炎
2. 右侧卵巢畸胎瘤
3. 肺部感染
4. 泌尿系感染

出院医嘱

1. 继续泼尼松（60mg，qd，po）治疗，足量激素疗程 1 个月，复查腰穿、TB 细胞亚群、Ig 等，神经内科随诊决定是否加用免疫抑制剂治疗并制定激素减量方案。
2. 继续目前抗感染治疗方案，逐步降阶梯治疗，定期复查胸 CT、尿常规、尿培养。
3. 康复治疗。

病例点评

患者年轻女性，急性病程，此次因头痛、意识障碍、发热伴皮疹入院。查体：意识不清，颈强直，四肢强直，脑脊液检查压力升高，少量白细胞，单核细胞为主，头 CT 可见脑水肿，中枢神经系统病变明确。根据脑脊液的检查结果，白细胞计数升高不明显，且以单核细胞为主，不支持细菌性脑膜炎，但和病毒性脑膜炎表现很像，实际上在自身免疫性脑炎被发现前，很多自身免疫性脑炎都被误诊为病毒性脑膜炎。此患者为年轻女性，以头痛、行为异常起病，应高度怀疑抗 NMDAR 脑炎。该患者入院后血及脑脊液抗 NMDAR 抗体检测（＋），B 超发现畸胎瘤，故抗 NMDAR 抗体脑炎诊断明确。经切除肿瘤 + 激素 +IVIG 治疗后，患者症状、体征好转，脑脊液抗 NMDAR 抗体滴度下降，转当地医院继续治疗。此患者神经功能恢复良好，半年后自己步行来院随诊。

参 考 文 献

Dalmau J，Tüzün E，Wu HY，et al，2007. Paraneoplastic anti-N-methyl-D-aspartate receptor encephalitis associated with ovarian teratoma. Ann Neurol，61：25.

38 暴发性心肌炎

患者女性，28岁

主诉：发热2天，晕厥1天。

入院情况

患者入院前2天受凉后出现发热，发热以下午及夜间较明显，伴有畏寒，无寒战，T_{max} 38.6℃，伴乏力、头痛，头痛以额部胀痛明显，能忍受，自行服"感冒药"（具体不详）后出汗、体温下降，头痛、畏寒缓解，患者未进一步诊治。

1天前，患者改变体位后出现双眼发黑，伴晕厥，无抽搐，家人发现后立即给予"掐人中穴"，约4min左右患者逐渐清醒，对发作过程不能回忆，急呼"120"送至当地医院就诊。

外院测生命体征：BP 50/30mmHg，HR 30次/分，ECG提示"Ⅲ° AVB"，血液化验提示CK 826U/L，CK-MB 68.3U/L，hsTnI 27.129μg/ml。患者自觉憋气、心悸，呕吐2次，呕吐物为胃内容物，考虑"心源性休克、重症心肌炎"，立即给予扩容、多巴胺维持血压、甲强龙80mg静脉输液，并放置临时起搏器控制心室率，上述症状无缓解，为进一步诊治转入我院。

入院查体：BP 80/46mmHg，HR 76次/分（起搏心律），R 20次/分，SpO_2 99%（鼻导管吸氧2L/min），正常面容，自主体位，神志清楚，言语清楚，查体合作，双肺呼吸音清，未闻及干湿性啰音。起搏心律，心率70次/分，心音减弱，各瓣膜区未闻及杂音，腹软，无压痛、反跳痛，肠鸣音正常。右侧腹股沟见一起搏导管，敷料清洁，未见血性渗出，双下肢按压无水肿。四肢肌力正常，肌张力正常。

血常规：WBC $4.95×10^9$/L，HGB 123g/L，PLT $220×10^9$/L。

心肌酶：CK 598U/L，CKMB-mass 40.0μg/L，cTnI 16.529μg/L，NT-proBNP5467pg/ml。

血气分析（鼻导管吸氧2L/min）：pH 7.431，$PaCO_2$ 29.3mmHg，PaO_2 137.0mmHg，Lac 1.8mmol/L。

考虑患者心源性休克、急性重症心肌炎可能性大，予多巴酚丁胺强心升血压，门冬氨酸钾镁营养心肌等治疗后，患者症状无明显改善，收入EICU继续治疗。

病程中患者精神欠佳，饮食、睡眠差，可平卧，大小便无异常。

入院诊断

1.急性重症心肌炎

心源性休克

　　Ⅲ度房室传导阻滞
　　　临时起搏器放置术后
2. 病毒性感染可能大

　　解析: 病毒性心肌炎: 心肌炎可由多种不同原因引起, 其中很多是感染性原因。在发达国家, 病毒感染被认为是心肌炎最常见的病因。其中肠道病毒 (柯萨奇病毒 B 和其他病毒) 常与心肌炎和扩张型心肌病 (dilated cardiomyopathy, DCM) 相关。腺病毒、细小病毒 B19、丙型肝炎病毒和疱疹病毒 6 等病毒也是心肌炎的重要病原体。虽然组织学仍是确立心肌炎诊断的金标准, 但对于低风险患者, 在无心内膜心肌活检 (endomyocardial biopsy, EMB) 的情况下, 若临床情况符合心肌炎, 则常推定诊断为心肌炎。对于出现心脏生物标志物升高、提示急性心肌损伤的心电图变化、心律失常或心室收缩功能异常时, 无论是否有心脏症状和体征, 均应怀疑心肌炎, 尤其是这些临床表现为新发且原因不明时。

　　以下临床情况应怀疑急性心肌炎:

　　1) 出现其他原因不能解释的心脏异常, 如心力衰竭、心源性休克或心律失常时。

　　2) 发生无明显原因的急性或亚急性左室收缩功能障碍。

　　3) 心包炎伴提示心肌心包炎的心脏生物标志物升高。

　　4) 当无心血管危险因素的患者表现出急性心肌梗死的临床症状和体征时, 尤其是冠脉造影正常。

　　5) 发病年龄在 20 ~ 50 岁。

　　6) 一些患者有病毒性疾病史 (36% 的患者有近期上呼吸道感染或肠炎病史) 或在使用新药或疫苗接种后出现皮疹和嗜酸性粒细胞增多。

　　7) 部分患者有全身性病毒、细菌、立克次体、真菌或寄生虫感染的证据。

　　8) 急性病毒性感染伴与发热不成比例的心动过速。

诊疗经过

　　患者入 EICU 后完善相关检查。

　　1. 常规检查

　　血常规: WBC $7.40×10^9$/L, NEUT $5.40×10^9$/L, HGB 125g/L, PLT $229×10^9$/L。

　　血生化: ALT 35U/L, ALB 36g/L, Cr 59μmol/L, K^+ 3.7mmol/L。

　　心肌酶: CK 657U/L, CKMB 40.4μg/L, cTnI 15.844μg/L, NT-proBNP 5741pg/ml。

　　血气分析: pH 7.439, $PaCO_2$ 30.7mmHg, PaO_2 163.0mmHg, Lac 1.6mmol/L。

　　ESR 8mm/h, hsCRP 5.97mg/L。

　　C3 0.598g/L, C4 0.184g/L。

　　2. 感染指标

　　PCT: 小于 0.5ng/ml。

　　G 试验: 10.80pg/ml。

　　CMV-IgM、toxo-IgM、RV-IgM、HSV-1-IgM、HSV-2-IgM、CPN-IgM、MP-Ab、CMVPP65: (-)。

CPN-IgG：（+）1：16。

3. 影像学检查

腹部 B 超、下肢深静脉超声：（-）。

心脏超声：心肌病变，左室肥厚，EF 61%；二尖瓣病变，轻度二尖瓣关闭不全；临时起搏器植入术后。

心脏超声（1 周后）：心肌病变，左室收缩功能正常低限，EF 51%；少量心包积液；左室限制性舒张功能减低。

诊断考虑病毒性心肌炎可能性大，心源性休克，Ⅲ°房室传导阻滞。

治疗经过

1. 心脏方面

考虑患者病毒性心肌炎伴心源性休克，继续临时起搏器起搏心律，置入颈内静脉导管，监测中心静脉压（central venous pressure，CVP）、中心性静脉血氧饱和度（systemic central venous oxygen saturation，ScvO$_2$）、乳酸等，调节容量及心泵功能平衡。遵心内科会诊予加用维生素 C、复合维生素 B、辅酶 Q 改善心肌，并予静脉泵入多巴酚丁胺、左西孟旦强心治疗。患者仍自觉憋气，监测血压偏低，间断发作快速型心律失常。加用米力农强心、可达龙控制心室率治疗，维持心率在 70 次 / 分左右，适当间断利尿治疗，监测患者尿量由 300+ml/d 逐渐增加至 1500ml/d 左右。

1 周后患者恢复窦性心律，心内科会诊考虑可拔除起搏器。

3 周后患者憋气明显好转，停用强心药物后循环稳定，考虑心衰得到控制，予加用慢性心衰长期治疗药物，美托洛尔、地高辛、螺内酯、卡托普利及营养心肌支持治疗，监测血压在 90 ～ 95/50mmHg 左右，HR 80 次 / 分左右，动态监测心肌酶逐渐降至正常。

解析：病毒性心肌炎的治疗：到目前为止，病毒性心肌炎的治疗主要是支持性的，目前没有充足的证据支持抗病毒治疗或免疫抑制治疗。绝对卧床，避免运动以减少心脏做功，纠正可能的心衰、心源性休克、心律失常，等待心脏的急性炎症过去。β受体阻滞剂、ACEI 类药物、螺内酯等对心脏的远期预后有积极的作用，一旦情况允许，建议使用。

2. 并发症方面

胸腔积液：入院后行床旁 B 超发现右侧胸腔积液，放置右侧胸引管，送检胸水，外观黄色透明，细胞总数 $50×10^6$/L，白细胞总数 $14×10^6$/L，单核细胞 $4×10^6$/L，多核细胞 $10×10^6$/L，黎氏试验阴性，胸水细菌、真菌涂片 + 培养、抗酸染色阴性，持续开放引流，监测胸腔引流液进行性减少，复查胸水 B 超阴性，于 1 周后拔除。

出院情况

患者无心悸、胸闷、憋气等主诉。查体：BP 82/47mmHg，HR 81 次 / 分，双肺呼吸音清，未及明显干湿啰音，心律齐，心音可，腹软，双下肢无水肿。

7

意识障碍

出院诊断

暴发性心肌炎
　病毒性感染可能性大
　心源性休克
　Ⅲ° 房室传导阻滞
　　临时起搏器放置术后

出院医嘱

1. 出院后注意休息，加强营养，避免感染。

2. 出院后继续口服美托洛尔、卡托普利、地高辛、螺内酯治疗心功能不全，口服维生素 C、复合维生素 B、辅酶 Q 等营养心肌，口服氯化钾缓释片补钾，口服乳果糖保持大便通畅，定期检测肝肾功能、电解质、心肌酶等，必要时复查心脏超声，心内科门诊随诊。

3. 如有不适，及时门诊、急诊就诊。

病例点评

　　患者青年女性，急性病程，主要临床表现为前驱的发热、乏力、头痛症状，后出现晕厥、抽搐，查血压低，ECG 显示"Ⅲ度房室传导阻滞"，心肌酶升高，心肌肌钙蛋白升高，需要临时起搏器置入，根据患者临床表现及实验室检查可以临床诊断急性重症心肌炎。病因方面：①病毒性心肌炎：患者有受凉诱因，有发热伴乏力、头痛等病毒感染表现，考虑病毒性心肌炎可能性大。有的患者可以查到柯萨奇病毒、腺病毒等阳性，但因病毒的种类很多，能检测到的极为有限，阴性不能除外病毒性心肌炎。②自身免疫性疾病：如 SLE，此患者无其他器官受损表现，可能性不大。③药物不良反应：患者有服药史，但以解热镇痛药为主，目前没有这方面致急性心肌损伤报道。另一方面，诊断心肌炎需要常规除外缺血性心脏病。患者晕厥、心肌酶升高、房室传导阻滞，需考虑缺血性心肌病可能，但患者青年女性，无缺血性心肌病危险因素，且心脏彩超未提示缺血性心脏病常见的节段性室壁运动障碍，也不考虑。

参 考 文 献

Caforio AL，Pankuweit S，Arbustini E，et al，2013. Current state of knowledge on aetiology，diagnosis，management，and therapy of myocarditis：a position statement of the European Society of Cardiology Working Group on Myocardial and Pericardial Diseases. Eur Heart J，34：2636.

Imazio M，Brucato A，Barbieri A，et al，2003. Good prognosis for pericarditis with and without myocardial involvement：results from a multicenter，prospective cohort study. Circulation，128：42.

患者男性，78 岁

主诉：行走不稳 4 天，加重伴意识不清 1 天。

入院情况

患者 4 天前无明显诱因出现行走姿势变化、右下肢活动迟缓，就诊外院查头 CT、MRI 未见明显异常，未特殊治疗。此后右下肢无力逐渐加重，伴恶心、呕吐。1 天前患者夜间出现意识欠清、嗜睡，伴对答障碍、缄默状态。至我院急诊就诊。

辅助检查：

血常规：WBC $17.03×10^9/L$，NEUT $9.04×10^9/L$，HGB 167g/L，PLT $61×10^9/L$。

血生化：TBil 41.9μmol/L，DBil 14.2μmol/L，K^+ 4.1mmol/L，Na^+ 145mmol/L，Ca^{2+} 3.89mmol/L，Cr 179μmol/L。

胰腺功能：（－）。

心脏指标：CK 179U/L，CKMB 0.7μg/L，cTnI 0.070μg/L，NT-proBNP 4024pg/ml。

血气分析：pH 7.497，$PaCO_2$ 36.2mmHg，PaO_2 75mmHg，HCO_3^- 27.7mmol/L，Lac 2.4mmol/L。

脑部 CT：左侧放射冠区及左侧半卵圆中心脑梗死；右侧基底节区腔隙性脑梗死可能；左侧胸腔塌陷，可见胸廓包裹性积液。

考虑患者"电解质紊乱、高钙危象"入抢救室。发病以来，患者精神、饮食差，大小便正常。

既往史

50 余年前曾有左肺结核病史，抗结核治疗后，余留左肺压缩陈旧灶。

家族史

否认家族中有类似疾病，否认肿瘤病史。

入院诊断

1. 意识障碍原因待查

   高钙危象

2. 陈旧性肺结核

解析： 高钙血症是一种相对常见的临床疾病。在高钙血症的所有病因中，原发性甲状旁腺功能亢进症和恶性肿瘤最常见，占 90% 以上。恶性肿瘤引起的高钙血症患者的血清钙常常浓度更高且浓度增加更快速，因此随后的症状更加明显。

高钙血症是指离子钙 > 1.5mmol/L，血清校正钙（mmol/L）＝测定 Ca^{2+}（mmol/L）+0.02×【40-ALB（g/L）】> 2.5mmol/L。当 Ca^{2+} > 3.5mmol/L 且出现神经精神障碍时，称为高钙危象。

根据血钙升高程度和速度不同，患者症状表现不一。轻度血清钙浓度升高［< 12mg/dl（3.0mmol/L）］的患者通常无症状，尤其是在血清钙缓慢升高的情况下。钙中度升高（12 ～ 14mg/dl）的患者可能出现多尿、多饮、厌食、恶心及便秘等症状。随着钙浓度增加，症状可能变得更加严重，包括无力、难以集中精神、意识模糊、木僵以及昏迷。高钙血症最常见的肾脏表现是多尿（肾浓缩能力缺陷所致），可导致脱水。慢性高钙血症合并高钙尿症可导致肾结石或肾钙质沉着症。重度高钙血症患者可能出现心律失常。

一旦确诊高钙血症，下一步就是测定血清甲状旁腺激素（parathyroid hormone，PTH）水平，以区分 PTH 介导的高钙血症（原发性甲状旁腺功能亢进症和家族性甲状旁腺功能亢进综合征）和非 PTH 介导的高钙血症（主要包括恶性肿瘤、维生素 D 中毒、肉芽肿性等）。

此患者以意识障碍起病，鉴别诊断方面需考虑以下原因：①脑血管病：患者老年男性，既往高血压病史，意识障碍起病，需警惕脑血管病，但患者查体及头 CT 均不支持这一诊断。②低血糖昏迷：患者老年男性，近几日进食差，需进一步除外有无低血糖。③其他内科疾病相关的意识障碍，如肝性脑病、肺性脑病、尿毒症等，患者入抢救室生命体征正常，无基础肝肾疾病，血气分析、肝肾功能检查结果均不支持。

诊疗经过

入院后完善相关检查。

1. 常规检查

血常规：WBC $11.04×10^9$/L，NEUT $4.36×10^9$/L，HGB 123g/L，PLT $68×10^9$/L。

肝功能：ALT 27U/L，TBil 41.9μmol/L，DBil 14.2μmol/L，ALB 37g/L。

肾功能：Cr 179μmol/L，Urea 23.48mmol/L，Na^+145mmol/L，K^+4.1mmol/L。

心脏指标：CK179U/L，CKMB 0.7μg/L，cTnI 0.070μg/L，NT-proBNP 4024pg/ml。

血钙：Ca^{2+}3.89mmol/L。

凝血功能：PT 13.4s，Fbg 3.45g/L，APTT 26.7s，D-Dimer 4.36mg/L。

血气分析：pH 7.439，$PaCO_2$ 39.3mmHg，PaO_2 41.0mmHg，Lac 2.4mmol/L。

2. 病因相关检查

T-SPOT.TB：（-）。

肿瘤指标：CA125 42.2U/ml，NSE 96.9ng/ml，胃泌素 6.7pg/ml。

甲状旁腺激素（PTH）：4.0pg/ml（↓）。

血清蛋白电泳：M 蛋白占 3.8%，定量 2.1g/L。

血免疫固定电泳：IgAλ 型、IgMκ 型 M 蛋白阳性。

尿免疫固定电泳：游离 κ、游离 λ 均阳性。

血涂片：可见淋巴瘤细胞，占 16%。

骨髓涂片：增生尚可，粒 =39.5%，红 =11.5%，粒：红 =3.43：1。片中可见淋巴瘤细胞，占 12.5%。临床检验诊断：淋巴瘤骨髓侵犯。

骨髓活检：骨髓组织中造血组织比例升高，脂肪比例减少；可见小片状淋巴样细胞，结合免疫组化符合非霍奇金淋巴瘤，弥漫大 B 细胞型，非中心样 B 细胞亚型。

3. 影像学检查

头 CT：左侧放射冠区及左侧半卵圆中心脑梗死；右侧基底节区腔隙性脑梗死可能。

胸部 CT：左侧胸腔塌陷，可见胸廓包裹性积液。

治疗经过

1. 高钙危象方面

加强水化，根据患者失水情况及心肾功能每日补液 3000 ～ 5000ml，补液以生理盐水为主，酌情利尿。予鲑鱼降钙素（100U，q6h，im），监测血 Ca^{2+}，患者血 Ca^{2+} 逐渐下降，停用鲑鱼降钙素。

解析： 高钙血症的处理：根据血清钙浓度升高的程度以及速度决定临床症状严重程度和治疗紧迫性。无症状或症状轻微（如便秘）的高钙血症患者［血清钙＜ 12mg/dl（3mmol/L）］不需要立即治疗；血清钙浓度为 12 ～ 14mg/dl（3 ～ 3.5mmol/L）时，患者可能长期耐受良好，亦可能不需要立即治疗。然而，如果血清钙急剧升高到上述浓度则可能引起神志的显著变化，需要更积极的治疗措施。此外，对于血清钙浓度高于 14mg/dl（3.5mmol/L）的患者（高钙危象），因可能造成其心脏停搏，无论有无症状均需治疗。

高钙危象的处理方法：

1）以 200 ～ 300ml/h 的初始速度静脉输注生理盐水扩充血容量，然后调整输液速度，使尿量维持在 100 ～ 150ml/h。如果患者不存在心衰或者肾衰，不推荐使用袢利尿剂直接增加钙排泄。

2）给予鲑降钙素（4U/kg），并在几小时后复测血清钙水平，如果观察到血钙降低，说明对此药敏感，可每 6 ～ 12h 重复使用 4 ～ 8U/kg。

3）联合使用双磷酸盐，双磷酸盐药物会在用药第 2 ～ 4 日起效，而且维持时间极长，因此可以持续对高钙血症进行控制，主要用于治疗恶性肿瘤相关高钙血症，但对于肾功能不全患者慎用。

4）必要时透析治疗。

5）积极治疗原发病。

2. 感染方面

患者入室后，神志欠佳，咳痰能力差，后出现发热，T$_{max}$38.5℃，可吸出大量黄色黏痰，考虑存在肺部感染，给予头孢他啶抗感染治疗。

3. 淋巴瘤方面

给予地塞米松（10mg，qd×7d），后改为泼尼松（35mg，qd，po），转入血液内科，患者弥漫大 B 淋巴瘤一线化疗方案为 R-CHOP，但患者高龄，顾虑到蒽环类药物的心脏毒性,给予调整剂量的 R-COP 方案。

4. 疗效评估:

1)意识方面

患者入室后血 Ca^{2+} 逐渐下降,入院后第 2 天意识逐渐好转,第 5 天血 Ca^{2+} 下降至正常,患者意识状态恢复。

2)肺部感染方面

给予头孢他啶抗感染后,体温高峰逐渐下降至正常,炎性指标下降,抗生素共应用 13 天。

3)原发病方面

给予 1 疗程 R-HOP 方案,过程顺利,无严重不良反应。

出院情况

患者 R-COP 化疗过程顺利,无发热等不适主诉。查体:神清,BP 155/88mmHg,HR 94 次 / 分,SpO_2 97%(未吸氧)。理解力、定向力、记忆力减退。双肺呼吸音粗,左下肺呼吸音减低,未闻及啰音。心律齐,腹软、无压痛,下肢无水肿。

出院诊断

1. 弥漫大 B 细胞型淋巴瘤(ABC 亚型,Ann Arbor Ⅳ期,IPI 5 分)

   骨髓受累

   M 蛋白血症

   高钙血症

   肾功能不全

   1 程化疗后

2. 肺部感染

3. 陈旧性肺结核

出院医嘱

1. 注意休息,适当活动,加强营养,避免劳累、情绪剧烈波动;注意个人防护,保持口腔、尿道口及肛周卫生,避免感染;注意饮食卫生,避免不洁、生冷食品。

2. 注意排痰,若再出现发热、畏寒、寒战等感染症状,及时急诊就诊。

3. 继续服用泼尼松 10mg(2 片)1 次 / 日,1 周后减量为泼尼松 5mg(1 片)1 次 / 日;服用埃索美拉唑 20mg(1 片)1 次 / 日,注意有无黑便,监测大便潜血;服用碳酸钙、维生素 D 治疗,监测血钙水平。

4. 出院 2 日后复查血常规,复查血常规至少每周 2 次,肝肾功能、电解质至少每周 1 次,若中性粒细胞绝对值 $< 1.0 \times 10^9/L$,予 G-CSF 治疗,2 ~ 3 天后复查血常规,若出现发热,及时急诊就诊,酌情加用抗生素;关注有无出血表现(如皮肤黏膜瘀斑、牙龈出血、鼻衄、黑便、便血等),若血小板 $< 20 \times 10^9/L$,可输血小板;关注有无贫血表现(如颜

面苍白、头晕、心悸、乏力、活动耐量下降等），若血红蛋白＜60g/L，可输红细胞。若出现肝功能不全，及时加用保肝药物，监测肝功能变化；若出现血钙升高、肾功能不全，及时门诊就诊。

5.2 周后血液内科门诊随诊，制定下一步治疗计划。

6. 如有不适，门诊、急诊及时就诊。

病例点评

　　患者老年男性，急性起病，主要表现为意识障碍，查血 $Ca^{2+} > 3.5mmol/L$，并排除其他可能导致意识障碍的疾病，考虑患者高钙危象诊断明确。经过水化、密盖息治疗后，患者血钙下降、意识转清，进一步印证了意识障碍是由高钙引起。如果此患者经水化、鲑鱼降钙素后血钙仍不下降，则可能需要考虑使用双磷酸盐制剂。

　　高钙血症是一种相对常见的临床疾病，如果进入循环的钙超过排泄至尿或沉积于骨骼的钙，则会发生高钙血症。在高钙血症的所有原因中，甲状旁腺功能亢进和恶性肿瘤最为常见，占所有病例的90%。此患者入抢救室后检查发现甲状旁腺激素不高反低，可以排除甲状旁腺功能亢进，恶性肿瘤的可能性大大上升，经过骨穿、骨髓活检发现为非霍奇金淋巴瘤，弥漫大 B 细胞型。考虑恶性肿瘤骨髓浸润诊断明确。多数高钙患者往往骨髓浸润广泛，较容易得到阳性结果。有些患者一次骨髓穿刺可能不能得到阳性结果，需要反复进行，或行骨扫描确定骨髓浸润的部位，再行骨髓穿刺。此患者诊断明确后给予了 R-CHOP 方案化疗，后期治疗需要血液科门诊随诊。

参 考 文 献

Bilezikian JP. Management of acute hypercalcemia，1992. N Engl J Med. 326：1196.

7

意识障碍

40 碘油脑栓塞

患者女性，23 岁

主诉：肢体活动障碍 7 小时，加重伴意识障碍 6 小时。

入院情况

患者 7 小时前因纵隔腺泡样软组织肉瘤肺内多发转移，行肺转移灶导管超选择支气管动脉碘油化疗栓塞术（碘油 20ml 与表柔比星 50mg 混合乳剂），手术过程顺利，术中患者四肢活动自如，术毕突发右上肢活动无力，神志尚清。急查头 CT 示双侧皮层高密度影，考虑"碘油脑栓塞"（图 40.1）。予水化、脂肪乳、地塞米松、甘露醇及低分子肝素治疗，1 小时后患者肢体无力加重，并出现意识障碍。查体：BP 112/76mmHg，HR 80 次 / 分，SpO_2 100%（储氧面罩），GCS 评分 E3V5M6，定向力、计算力下降，双瞳孔等大正圆，直径 3.0mm，对光反射灵敏。心、肺、腹查体无特殊。右上肢肌力 0 级，左上肢、双下肢肌力 V- 级，四肢肌张力减低，腱反射下降，双侧巴氏征（-），颈抵抗（+/-）。

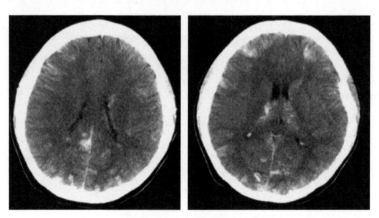

图 40.1 术后头 CT 检查示皮质灰质交界处、基底节区碘油沉积。

3 小时后：GCS 评分 E3V1M5，双上肢肌力 0 级，双侧 Babinski 征（+），余同前。

7 小时后：患者意识障碍加重，GCS 评分 E1V1M2，予气管插管机械通气，收入 EICU。查体：BP 92/66mmHg，HR 80 次 / 分，神志不清，GCS 评分 E1VtM2，双侧瞳孔等大，直径 3mm，对光反射消失。自主呼吸消失，持续呼吸机控制通气，呛咳反应差，双肺呼吸音粗，可及痰鸣音。心脏、腹部查体无特殊。神经系统查体不能配合，左上肢刺痛有躲避动作，双侧 Babinski 征（+）。

既往史

纵隔恶性副神经节瘤术后 1 年，肺内多发转移，多次醋酸奥曲肽微球治疗及多程化疗后，发现肿瘤进展半个月（图 40.2）。

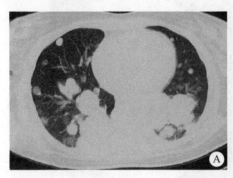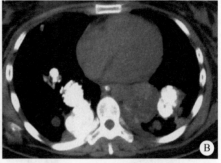

图 40.2 患者肺 CT 结果。A 术前肺窗可见双肺多发结节影，考虑肿瘤肺内转移。B 术后纵隔窗可见转移灶内碘油沉积。

入院诊断

1. 碘油脑栓塞
2. 腺泡样软组织肉瘤（cTxNxM$_1$，Ⅳ期）
   肺转移

解析： 碘油脑栓塞的诊断：该病的诊断依赖于临床及影像学表现，患者需有相关操作治疗史，根据累及部位及程度不同可表现为不同症状，多为非特异性急性脑缺血症状，头颅 CT 及 MRI 表现为碘油沉积，多沉积于灰白质交界处、基底节区、丘脑甚至颅外头皮小血管内，小脑有时亦可见沉积。CT 结果联合临床可确诊。MRI 可早期发现脑实质缺血灶，同时可以评估病变情况及判断预后。

诊疗经过

入抢救室后继续呼吸机控制通气，继续予甘露醇及甘油果糖脱水降颅压，冰帽冰毯降温及降低脑代谢率，予银杏叶提取物、依达拉奉及营养等对症支持治疗。入院第 2 天、第 3 天复查头 CT 示碘油吸收，脑组织弥漫性水肿进行性加重（图 40.3A、B）。

查体：E1VtM2，呛咳反应差，双侧瞳孔散大，直径 5mm，对光反应迟钝。

请神经外科会诊，加用白蛋白脱水降颅压治疗。

入院第 2 天患者出现发热，T_{max} 39.5℃，伴血象升高，考虑继发感染不除外，先后予头孢他啶 + 甲硝唑及替考拉宁、米诺环素抗感染治疗，患者体温、血象逐步恢复正常。

1 周后患者恢复自主呼吸，意识逐渐恢复，可遵嘱活动，双侧瞳孔等大正圆，直径 2.5mm，直接及间接对光反应灵敏，饮水偶有呛咳，躯干力量弱，不能抬头、翻身，右上肢肌力 0 级，左下肢肌力 Ⅱ 级，左上肢、右下肢肌力 Ⅳ 级，双侧巴氏征（+），腱反

7

意识障碍

射未引出。逐步进行脱机训练，过程顺利，患者自主呼吸、排痰能力可，复查头 CT 较前明显改善。

2 周后予撤机、拔除气管插管，复查肺 CT 未见明确感染征象。

1 个月后患者出院行康复治疗。

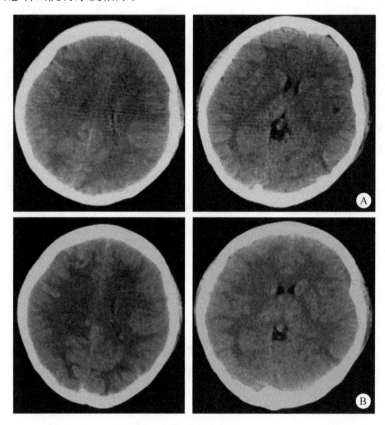

图 40.3　A 入院第 2 天头 CT 示脑实质弥漫性肿胀，脑室受压。B 入院第 3 天头 CT 示脑组织肿胀、脑室受压较前加重。

解析：碘油脑栓塞的治疗：碘油本身为暂时性栓塞剂，既往病例报道中经随访复查，碘油沉积灶多自行消失，治疗上目前尚无标准的治疗方案，多以积极对症支持治疗为主，据文献报道大多预后良好。治疗过程中需同时警惕感染、血栓等并发症，并积极治疗。

出院情况

患者生命体征平稳，神志清，GCS 评分 E4V5M6，高级智能受损，双侧瞳孔等大，直径 2.5mm，对光反射灵敏，饮水偶有呛咳。心、肺、腹查体无特殊。躯干力量弱，不能抬头、翻身，右上肢肌力 0 级，左下肢肌力 II 级，左上肢、右下肢肌力 IV 级，双侧 Babinski 征（＋）。

出院 1 个月后电话随访，患者神清，定向力、计算力受损，言语清楚，进食无呛咳，双上肢深浅感觉正常，左上肢活动自如，右上肢无力，可抬起，不能完成精细动作，双下肢可站立，位置觉受损。

出院诊断

1. 碘油脑栓塞
2. 腺泡样软组织肉瘤（cTxNxM₁，Ⅳ期）
   肺转移

出院医嘱

1. 注意休息，加强营养。
2. 尽快转往专业康复机构继续物理康复治疗。
3. 定期监测体温、咳痰性状，定期复查血常规、肝肾功能、血气分析。
4. 神经内科、肿瘤科随诊。

病例点评

　　患者肺肿瘤碘油化疗栓塞术后突发肢体活动障碍、言语障碍、意识不清，头CT示双侧皮层高密度影，考虑"碘油脑栓塞"诊断明确。

　　研究表明肺癌主要是由支气管动脉供血，因此经支气管动脉灌注化疗和栓塞治疗是支气管肺癌的主要介入治疗手段。此患者为肺转移癌，依然使用了超选择支气管动脉碘油化疗栓塞术，此术并发碘油脑栓塞（cerebral lipiodol embolism，CLE）罕见。CLE目前发病机制尚不明确，发生机制探讨大致总结如下：①异常动静脉通道的存在：肺内异常分流，心脏内左右分流；②碘油漂移；③超大碘油用量；④多次介入治疗。本例患者为首次肺部肿瘤的介入治疗且碘油用量不大，故不存在多次介入治疗或碘油用量过大的危险因素。心脏彩超未提示心内解剖异常及血流动力学变化，经心脏内左右分流引起CLE可能性不大。该手术采用微导管超选择性插管，术前虽未见明确支气管动脉-肺静脉吻合或支气管动脉-肺动脉-肺静脉吻合以及肿瘤动脉-肺静脉吻合支，但肿瘤血管理论上容易存在这种吻合支，在栓塞过程中可能出现一过性开放，使碘油进入体循环而引起CLE，故本例CLE最大的可能性还是肺内异常分流所致。异常分流通道的存在等因素是CLE形成的基本机制之一，重视术前、术中、术后影像学表现，可以帮助发现潜在危险因素，减少CLE的发生。

7

意识障碍

参 考 文 献

Uzun O，Findik S，Danaci M，et al，2004. Pulmonary and cerebral oil embolism after hysterosalpingography with oil soluble contrast medium. Respirology，9（1）：134-36.

Winterer JT，Blum U，Boos S，et al，1999.Cerebral and renal embolization after lymphography in a patient with non-Hodgkin lymphoma：case report.Radiology，210（2）：381-83.

Yoo KM，Yoo BG，Kim KS，et al，2004. Cerebral lipiodol embolism during transcatheter arterial chemoembolization. Neurology，63（1）：181-83.

系统性红斑狼疮自身免疫性溶血性贫血

患者女性，17岁

主诉：贫血2年，头晕、乏力5天，晕厥1次。

入院情况

患者2年前自然流产后发现贫血，HGB 90g/L左右，未重视。半年前停经，发现宫内早孕双胎，当地医院规律产检。3个月前发现左臂、左腿皮疹，伴瘙痒，当地医院予药物外用（具体不详），约半个月后症状缓解。半月前发现1死胎，无腹痛，后患者出现无诱因发热，T_{max} 38℃，无畏寒、寒战，无咽痛、咳嗽、咳痰。5天前就诊外院行药物流产+清宫术，术后阴道出血量小，约20ml/天，约3天后阴道出血停止，伴轻度下腹隐痛，约1～2天自行缓解，监测HGB逐渐由77g/L降至36g/L，伴LDH升高。患者逐渐出现胸闷、憋气，伴头晕、乏力，伴心悸，并出现晕厥1次，数秒钟内好转，因配血困难，于今日凌晨转来我院急诊，急查血常规：HGB26g/L，冷凝集试验阳性，因重度贫血收入抢救室。

查体：T 37℃，HR 133次/分，BP 105/60mmHg。神清，贫血貌，双肺呼吸音粗，未闻及干湿性啰音。心律齐，心音可。腹软，腹部无明显压痛，无肌紧张。四肢未见水肿。

血常规：WBC 6.85×10^9/L，HGB 31g/L → 24g/L，PLT 42×10^9/L → 25×10^9/L（标本冷凝集）。

网织红细胞：RET% 9.30%。

肝肾功能：TBil 25.5μmol/L，DBil 4.0μmol/L，ALB 27g/L，LDH 1425U/L。

心肌酶：cTnI 0.185μg/L → 0.458μg/L。

凝血功能：PT 13s，APTT 62.4s，Fbg 5.05g/L，D-Dimer 2.97mg/L。

血气分析：pH 7.531，$PaCO_2$ 27.8mmHg，PaO_2 114mmHg，Lac 1.0mmol/L。

尿常规：PRO 1.0g/L，BLD 200Cells/μl。

腹部超声：肝周可见积液。

子宫附件超声：宫腔内中高回声，需除外盆腔残留物。

胸腹盆CT：双侧胸腔积液，双肺受压膨胀不全，双肺多发索条影及淡片影，两肺门及纵隔多发小淋巴结，心包积液。肝左叶多发斑片状低密度影，胆囊窝渗出性改变，肠系膜脂肪密度增高，肠系膜上及腹膜后多发小淋巴结。腹盆腔少量积液。

为进一步诊治，收住病房。发病以来，患者精神、饮食差，大便如常。

入院诊断

1. 严重贫血查因

自身免疫性溶血性贫血?

2. 系统性红斑狼疮?

3. 抗磷脂综合征?

4. 药物流产 + 清宫术后

解析: 患者反复出现不明原因贫血，无大出血和造血功能障碍的证据。目前贫血严重，LDH、血胆红素升高，以间接胆红素升高为主，需要考虑溶血性贫血。溶血性贫血的定义为循环红细胞生存期缩短导致的贫血。自身免疫性溶血性贫血的诊断基于检测到红细胞表面的抗体和（或）补体成分，通常采用直接抗球蛋白（Coombs）试验。99% 以上的温凝集素自身免疫性溶血性贫血（autoimmune hemolytic anaemia，AIHA）患者抗 IgG 和（或）抗 C3 结果阳性。而冷凝集素引发的自身免疫性溶血性贫血多为 IgM 自身抗体所致。提示存在溶血的实验室检查结果包括间接胆红素和乳酸脱氢酶（LDH）升高伴触珠蛋白水平降低。血清 LDH 升高联合触珠蛋白降低诊断溶血的特异性为 90%，而如果血清 LDH 正常且血清触珠蛋白浓度超过 25mg/dl，则可基本排除溶血。网织红细胞绝对计数和平均红细胞容积（MCV）相应升高，反映了骨髓对贫血的代偿反应。贫血导致的促红细胞生成素产生增多可将网织红细胞百分比升高 4% ～ 5% 及以上。大多数温凝集素 AIHA 病例为特发性。相关疾病可能包括：①先前病毒感染，通常见于儿童。②自身免疫性疾病，尤其是系统性红斑狼疮（SLE）。③淋巴组织增殖性疾病，如慢性淋巴细胞白血病（CLL）。④免疫缺陷 / 免疫调节疾病。⑤药物如青霉素、甲基多巴。⑥同种异体输血或造血细胞移植。

一般情况下，轻中度的贫血对人体来说并不危险，处于静息状态的健康人，其血红蛋白浓度降低至 8 ～ 9g/dl 时，可仅借助增加氧释放来维持正常氧输送；当血红蛋白浓度低至 5g/dl（相当于血细胞比容为 15%）时，机体可代偿性增加每搏输出量和心率（因此心输出量增加），以维持正常氧输送。若静息状态时血红蛋白浓度降至低于 5g/dl 时，或基础心脏疾病致心脏功能失代偿时，均会出现临床症状。主要急性症状表现为高动力性肺水肿导致的呼吸困难。血红蛋白浓度降低 3g/dl 时常可致命。

诊疗经过

患者反复配血困难，组织多科会诊考虑结缔组织病可能性大，给予甲强龙（80mg，qd，ivgtt）、IVIG（20g，qd，ivgtt）治疗，多次联系中心血站，最终配型成功，输注同型相合红细胞。

凝血功能异常，予输新鲜冰冻血浆纠正凝血功能。感染方面予厄他培南抗感染。

经激素及 IVIG 治疗 4 天后，患者 HGB 逐渐上升，HGB 57g/L。

患者入病房后完善相关检查。

1. 常规检查

血常规：WBC $5.02×10^9$/L，HGB 53g/L，PLT $67×10^9$/L。

血生化：ALT 27U/L，ALB 26g/L，Cr 61μmol/L，K^+ 3.8mmol/L。

凝血功能：APTT 47.2s，TT 21.3s，D-Dimer 3.30mg/L。

ESR：＞ 140mm/h。

尿常规：PRO TRACEg/L，BLD 80Cells/μl，N.RBC% 10%。

便常规：（-）。

心肌酶：cTnI 1.677μg/L。

2. 免疫指标

Ig+ 补体：IgG 23.12g/L，C3 0.391g/L，C4 0.003g/L。

自身抗体：ANA（+）H1：640，胞浆型 1：80，抗 dsDNA（Elisa）167IU/ml，抗核小体抗体（LIA）（++），AMA-M2（LIA）（+）。

抗磷脂抗体谱：ACL（+），抗 β2GP1（+），LA（-）。

Coombs 试验：IgG 阳性（++），IgM 阳性（+），C3 阳性（+）。

3. 感染指标

CMV-IgM、CMV-DNA、EBV-DNA、G 试验（-）。

4. 骨髓及影像学检查

骨穿涂片：增生活跃，粒：红 =0.85：1。粒系各阶段比例及形态大致正常。红系中、晚幼红细胞比例增高，可见个别核畸形。淋巴细胞比例减少，形态正常。单核细胞比例形态正常。全片共计巨核细胞 13 个，颗粒巨核细胞 11 个，裸巨核细胞 2 个。

心脏超声：右房内占位（21mm×12mm 异常实质性团块甩动，形态不规则，回声强度中等，团块蒂附着在冠状静脉窦入右房口），血栓可能性大，少量心包积液，左房轻度增大，EF（M）82%。

CT 肺动脉造影（CTPA）：与本院老片对比，原双侧胸腔积液、双肺受压膨胀不全现已基本吸收；原双肺多发索条影及淡片影较前好转，仅见右肺下叶胸膜下少量淡片索条影；两肺门及纵隔多发小淋巴结，较前好转；心包积液较前吸收；右心房内片状低密度影。

治疗经过

请免疫内科会诊，考虑结缔组织病、系统性红斑狼疮，合并自身免疫性溶血性贫血、抗磷脂抗体综合征。

解析： 患者存在原因无法解释的心房内血栓形成，结合抗 β2GP1 和 ACL 阳性以及反复流产史，可诊断抗磷脂综合征。

1. 系统性红斑狼疮方面

入院后予甲强龙（80mg，qd，ivgtt×7d）→ 甲泼尼龙片（48mg，qd，po），在血小板升至正常后，给予 CTX 0.4g/w（累积 1.2g）。患者一般情况良好，复查血常规：WBC 8.40×10⁹/L，HGB 108g/L，PLT 199×10⁹/L；肝肾功能：ALT 16U/L，Cr 51μmol/L，K⁺4.5mmol/L，ALB 36g/L。

解析： SLE 的治疗：

1）非药物治疗：避免紫外线照射、合理饮食、加强运动、预防接种、戒烟等。

2）药物治疗：包括 NSAID、抗疟药（主要是羟氯喹）、糖皮质激素及免疫抑制剂（包括环磷酰胺、环孢素、他克莫司、来氟米特、甲氨蝶呤、硫唑嘌呤、吗替麦考酚酯和贝利单抗）。轻度活动：NSAIDs、HCQ、小剂量糖皮质激素；中度活动：中/大剂量糖皮质激素（0.5～1.0mg/（Kg·d））、CTX、AZA、CsA；重度活动/狼疮急症：糖皮质激素冲击、CTX（静脉）、AZA、CsA。根据受累靶器官选择药物，关节、肌肉：NSAIDs、MTX；皮肤病变：HCQ；肾脏：CTX、MMF、CsA、FK506、AZA；血管炎、神经精神性狼疮（NP-SLE）：CTX；难治性血小板减少、自身免疫性溶血性贫血：CD20 单抗。

糖皮质激素相对禁忌证：活动性感染、活动性消化道出血、严重心衰、青光眼。

2. 右房占位方面

右房占位考虑右心房血栓可能性大，继发于抗磷脂综合征。入院后 1 周患者血小板恢复正常，开始给予依诺肝素（6000U，q12h）皮下注射抗凝，逐渐过渡华法林（4.5mg/6mg）交替抗凝治疗，监测 INR。

3. 疗效评估

经过治疗后，患者头晕、乏力症状明显缓解，血红蛋白、血小板逐渐恢复至正常，复查胸腔积液、心包积液明显吸收。给予依诺肝素抗凝，期间无血栓脱落事件发生。

出院情况

患者体温正常，无皮肤黏膜出血、新发出血点等不适。查体：生命体征平稳，双肺呼吸音清，心、腹查体无特殊，双下肢无水肿。

出院诊断

1. 系统性红斑狼疮
   自身免疫性溶血性贫血
   抗磷脂综合征
   右心房血栓可能性大
2. 药物流产＋清宫术后

出院医嘱

1. 低盐低脂饮食，加强营养，适当活动，注意休息，避免暴晒、预防感染。
2. 继续口服甲泼尼龙片 48mg/d，每周减 1 片至 24mg，qd。定期复查血常规、肝肾功能、ESR、hsCRP、补体、抗 dsDNA、24h 尿蛋白、尿常规＋沉渣，出院 1 个月后免疫内科门诊随诊决定下一步用药方案，注意激素副作用，监测血压、血糖，并补钙。
3. 继续每周 1 次环磷酰胺 0.4g 静脉注射治疗，用药前复查血常规、肝肾功能，若出现发热或白细胞＜3.5×10⁹/L，或中性粒细胞＜1.5×10⁹/L，或 PLT＜80×10⁹/L，或 ALT＞100U/L 停药 1 次，1 周后复查合格可再次应用，若仍不合格，及时就诊，调整用药。

4. 继续口服华法林 4.5mg/6mg 交替抗凝治疗，注意监测有无出血倾向，定期复查 INR，目标 INR 2 ～ 3，定期复查心脏彩超，心外科门诊随诊。

5. 如有不适，及时就诊。

病例点评

患者青少年女性，贫血病史 2 年，近期急性加重，血红蛋白最低时为 24g/L，为极重度贫血，且因存在冷凝集试验（＋），配血困难，血红蛋白持续在极低状态，随时可危及生命。分析病史，患者贫血、LDH、TBil 升高，IBil 升高为主，Coombs 试验（＋），溶血性贫血诊断明确。给予患者激素、IVIG 治疗后成功配血，患者脱离危险。结合患者多系统受累，同时发现 PLT 减少、补体下降、ANA 阳性、抗 dsDNA 阳性、抗磷脂抗体阳性，系统性红斑狼疮诊断明确。考虑患者为系统性红斑狼疮诱发的自身免疫性溶血性贫血，同时此患者存在高滴度抗磷脂抗体、有病态妊娠史，右心房血栓，抗磷脂综合征可以诊断，考虑为系统性红斑狼疮诱发的抗磷脂综合征。系统性红斑狼疮治疗上以足量激素、免疫抑制剂为主，对于抗磷脂综合征需要给予长期抗凝治疗。此患者以贫血、反复流产起病，最终诊断出系统性红斑狼疮，提醒我们在对于某个脏器的疾病诊断时，思路不要仅限于本脏器，需要考虑全身情况，综合考虑患者的情况才能发现疾病背后的疾病。

参考文献

Gehrs BC，Friedberg RC，2002. Autoimmune hemolytic anemia. Am J Hematol，69：258.

Petz LD，2001. Treatment of autoimmune hemolytic anemias. Curr Opin Hematol，8：411.

获得性血栓性血小板减少性紫癜

患者男性，65 岁

主诉：全身瘀斑、尿色加深 25 天，肢体麻木 12 天，意识障碍 2 天。

入院情况

25 天前患者无诱因出现全身散在瘀斑，双下肢为著，有鼻衄，曾有一次大便发黑，非柏油样，后均为黄色成形软便，伴浓茶色尿。否认皮肤巩膜黄染、发热、尿少、意识障碍、面色苍白，否认前驱"上感"病史、腹泻及用药史，未予重视。

12 天前患者间断出现发作性单侧颜面及上肢前臂麻木不适感（左右交替），程度尚可耐受，持续 5min 左右自行缓解，起初偶有发作，后渐进性加重，严重时每日发作 4 次。期间于多家医院就诊，查血常规：WBC 6.48×10^9/L，HGB 109g/L，PLT 20×10^9/L；血生化：TBil 20.1μmol/L，DBil 4.4μmol/L，Cr 56μmol/L，Urea 5.12mmol/L，LDH 465 IU/L；血涂片：未见原始细胞，未见破碎红细胞。曾予甲强龙（60mg，qd，ivgtt）治疗（具体不详），无明显缓解。

2 天前患者再次出现单侧肢体及颜面麻木，后渐进性加重伴意识障碍，表现为意识欠清及交流障碍，仅能完成简单交流，伴有小便失禁，呛咳不明显，肢体活动尚可。复查血常规：WBC 8.47×10^9/L，HGB 90g/L，PLT 8×10^9/L；血生化：TBil 51.7μmol/L，DBil 7.6μmol/L，LDH 835IU/L，余同前；Coombs 试验（-）；外周血分类：可见破碎红细胞（2.35%）；骨髓形态：增生Ⅲ级，巨核细胞产板不良。考虑血栓性血小板减少性紫癜，1 天前予长春地辛（4mg，st）及血浆 400ml 输注治疗，为进一步诊治就诊我院急诊，考虑诊断血栓性血小板减少性紫癜收入抢救室。

既往史

劳力后心绞痛 10 余年，1 年前外院行冠状动脉造影术（coronary angiography，CAG）：LM（-），LDA 近端钙化，近段至中段狭窄 90%，并累及 d1 开口，狭窄处见肌桥，收缩时压缩 40%，LCX 开口狭窄（-），RCA（-）。于 LAD 中远段植入 4 枚支架，后规律冠心病二级预防，症状未反复，活动无受限。10 天前自行停用阿司匹林。

高血压病 10 余年，血压最高 > 180/110mmHg，予美托洛尔控制血压，血压稳定于 100/60mmHg 水平。

20 天前患者无诱因出现右下肢近端活动后疼痛，非放射痛，程度可耐受，局部可触及包块，无压痛，不伴活动受限，无进行性加重。

入院诊断

1. 血栓性血小板减少性紫癜
   心肌受累可能性大
2. 冠状动脉粥样硬化性心脏病
   单支病变（LAD）
   LAD 支架植入术后
3. 右下肢肿物性质未明
4. 高血压病 3 级（很高危）

解析： 血栓性血小板减少性紫癜（thrombotic thrombocytopenic purpura，TTP）是一种血管性血友病因子（VWF）裂解酶 ADAMTS13 活性重度降低引起的血栓性微血管病（thrombotic microangiopathy，TMA）。其特征为小血管内产生富血小板血栓，引起血小板减少、微血管病性溶血性贫血，有时还会引起器官损伤。TTP 分为遗传性和获得性两种，后者根据有无原发病分为特发性和继发性。遗传性 TTP 指 ASAMTS13 基因突变导致酶活性降低或缺乏所致。特发性 TTP 多因患者体内存在 ASAMTS13 自身抗体（抑制物），导致 ASAMTS13 活性降低或缺乏，是主要的临床类型。继发性特发性血小板减少性紫癜（idiopathic thrombocytopenic purpura，ITP）系因感染、药物、肿瘤、自身免疫性疾病、造血干细胞移植等因素引发。

获得性血栓性血小板减少性紫癜（TTP）通常表现为既往体健的个体发生严重微血管病性溶血性贫血（microangiopathic hemolytic anemia，MAHA）和血小板减少。MAHA 是一种溶血性贫血，由红细胞通过微血管中富血小板微血栓时被机械性剪切（破碎）引起；在外周血涂片中观察到大量红细胞碎片（包括盔形细胞和三角形细胞）可证实 MAHA（图 42.1）。

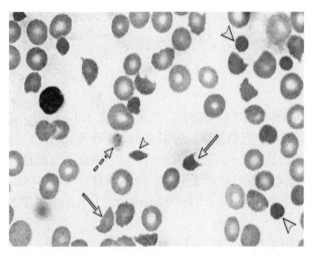

图 42.1　微血管病性溶血性贫血（MAHA）时血涂片发现的红细胞碎片（箭头所示）。

（图片来源：UpToDate）

可能观察到神经系统异常和肾脏异常，但并非总是存在；发生这些异常时，其通常较轻微。临床怀疑的条件下，发现 MAHA 和血小板减少且没有其他明显原因时可推定诊断为 TTP。对于推定诊断为 TTP 的患者，应该在等待 ADAMTS13 活性检测结果的同时立即进行血浆置换治疗。如果发现患者的 MAHA 和血小板减少对血浆置换治疗有反应，同时 ADAMTS13 严重缺乏（如活性＜正常活性的 10%）且存在 ADAMTS13 抑制因子（自身抗体）即可确诊获得性 TTP。

鉴别诊断主要包括其他原发性 TMA（包括遗传性 TTP、DITMA、ST-HUS、补体介导的 HUS、代谢介导的 TMA、凝血介导的 TMA 等）及其他系统性疾病继发导致 MAHA 和血小板减少，包括妊娠相关疾病（如子痫前期和 HELLP 综合征）、DIC、APS 等，临床表现及辅助检查不支持，基本可除外。

诊疗过程

入院后完善相关检查。

1. 常规检查

血常规：WBC 6.02×10^9/L，NEUT% 93.5%，HGB 71g/L，PLT 8×10^9/L。

尿常规：BLD 200+，余（-）。

便常规：OB（+）。

血生化：TBil 53.3μmol/L，DBil 5.0μmol/L，Cr 62μmol/L。

心肌标志物：NT-proBNP 431pg/ml，cTnI 0.551μg/L，CK、CK-MB 正常。

凝血功能：D-Dimer 6.13mg/L，PT 12.3s，APTT 29.5s。

血涂片：可见较多红细胞碎片。

铁 4 项 + 叶酸 +VB$_{12}$：Fe 171.2μg/dl，TRF 1.26g/L，TIBC 175μg/dl，IS 97.6%，TS 96.3%，Fer 2028ng/ml，叶酸 +VB$_{12}$ 正常。

血脂 4 项：TC 3.27mmol/L，TG 1.04mmol/L，HDL-C 1.13mmol/L，LDL-C 1.57mmol/L。

甲状腺功能：T3 0.580ng/ml，FT3 1.68pg/ml。

糖化血红蛋白：4.8%。

网织红细胞分析：RET% 3.52%，RET 94×10^9/L。

2. 感染指标

CMV-DNA、EBV-DNA、细小病毒 B19IgM 抗体：阴性。

右下肢肿物穿刺活检病原：真菌、细菌、奴卡涂片及抗酸染色均阴性。

3. 炎症及免疫指标

免疫球蛋白 3 项、抗磷脂抗体谱、LA、Coombs 试验：阴性。

血浆 ADAMTS13 活性：0%。

血浆 ADAMTS13 抗体：阳性。

抗 ANA 抗体：Ro-52 阳性（++），余阴性。

抗 ENA 抗体、补体 2 项：正常。

4. 肿瘤指标

血清蛋白电泳、血清免疫固定电泳、尿免疫固定电泳：阴性。

肿瘤标志物：CA125 43.4U/ml，余阴性。

5. 影像学检查

双下肢血管彩超：右下肢胫后及小腿肌间深静脉血栓形成。

超声心动图：左房增大，主动脉瓣退行性变，轻度主动脉瓣关闭不全。

子宫双附件超声：子宫、双附件区未见明显异常。

乳腺及腋窝淋巴结超声：双乳轻度增生。

甲状腺及颈部淋巴结超声：甲状腺多发囊实性结节，良性倾向。

头颅 CT：腔隙性脑梗死。

胸腹盆 CT 平扫：双侧胸腔积液，右侧为著，心房影饱满，RAD 及 LAD 可见支架植入术后改变；右下肢大腿外侧皮下可见软组织密度影包块，约 4cm×3cm 左右。

胃镜：胃体毛细血管畸形、贫血胃黏膜改变、慢性浅表性胃炎。

右侧大腿占位超声：右侧股直肌层内实性占位，考虑肌肉或神经来源肿瘤，建议 MRI 检查。

下肢常规＋增强 MRI：右阔筋膜张肌及股直肌、股外侧肌间隙占位性病变，神经鞘瘤？

治疗经过

1. 原发病方面

共行 4 次血浆置换治疗，之后每 1～2 天输注血浆，每次 400ml。并加用泼尼松（65mg，qd，po）治疗。

解析： TTP 治疗：

1）首选血浆置换（plasmaexchange，PEX）治疗，TTP 的急性死亡风险非常高，据文献报道，若不行血浆置换，死亡率高达 90%！因此对于所有疑似 TTP 患者，应该立即开始血浆置换治疗。采用新鲜血浆、新鲜冰冻血浆，血浆置换量推荐每次 2000ml（或为 40～60ml/kg），每日 1～2 次，直至症状缓解，PLT 及 LDH 恢复正常，以后可逐渐延长置换间隔。对于暂无条件行血浆置换治疗的 TTP 患者，可输注血浆，推荐剂量 20～40ml/（kg·d）。

2）对于所有推定诊断为 TTP 的患者，建议给予糖皮质激素。经典的方案是泼尼松 1mg/（kg·d）。

3）口服免疫抑制治疗：对于严重疾病患者（如发生了严重的神经系统并发症），建议加用利妥昔单抗，除非患者对血浆置换和糖皮质激素的治疗立即产生反应。

4）静脉滴注 IVIG，适用于血浆置换无效或多次复发病例。

5）抗血小板药物：病情稳定后加用，对减少复发有一定作用。

同时，行超声引导下右下肢肿物穿刺活检术，病理考虑神经纤维肉瘤。

2. 心脏方面

入室后予负平衡（-500～0ml/d），3 天后加用阿司匹林（0.1g，qd，po）、瑞舒伐他汀（5mg，qd，po）、美托洛尔缓释片（37.5mg，qd，po）冠心病二级预防治疗，间断输血，保持血红蛋白＞90g/L，保证心肌灌注。

3.疗效评估

1) 原发病方面：患者神志状态逐渐恢复至正常，GCS 评分 15 分。

复查指标见表 42.1：

表 42.1 患者复查指标

日期	PLT（×10⁹/L）	HGB（g/L）	LDH（U/L）	TBiL/DBil（μmol/L）
第一天	8	83		53.3/5
第二天	10	71	689	40.9/13.1
第三天	36	48 → 71		34.2/5.8
第四天	45	73		24.5/3.5
第五天	81	102	331	26.1/4.1
第六天	130	102		18.7/4.0
第七天	221	103	331	12.2/3.5

复查血涂片：红细胞大小不等，部分形态不规则，可见少量红细胞碎片；血小板数量及形态大致正常。

2) 心脏方面：入室后予负平衡（-500 ～ 0ml/d），加用冠心病二级预防，监测 Nt-ProBNP 2624pg/ml → 884pg/ml → 1220pg/ml，cTnI 2.887μg/L → 1.221μg/L → 0.260μg/L。患者情况稳定后转骨科治疗肿瘤。

出院情况

患者一般情况可，活动无受限，否认新发肢体瘀斑、鼻出血、黑便、胸痛、憋气、下肢肿胀。查体：生命体征平稳，神志清楚，全身皮肤瘀斑较前好转，双肺呼吸音清，心前区无隆起及凹陷，心率 72 次 / 分，心律齐，心尖部可闻及 4/6 级收缩期杂音，腹软、无压痛，右下肢大腿外侧可及包块，质韧、无压痛，活动度尚可，大致同入院。双下肢可及弹力袜，神经系统查体阴性。

出院诊断

1.获得性血栓性血小板减少性紫癜

　　4 程血浆置换后

2.右下肢神经纤维肉瘤

3.冠状动脉粥样硬化性心脏病

　　单支病变（LAD）

　　LAD 支架植入术后

　　心功能Ⅰ级（NHYA）

4.右下肢胫后及小腿肌间深静脉血栓形成

5.左侧小腿肌间静脉陈旧性血栓伴钙化

6.高血压病 3 级（很高危）

出院医嘱

1. 注意休息、适当活动；加强营养，避免劳累、感染、情绪剧烈波动；注意个防护，保持口腔、尿道口及肛周卫生；注意饮食卫生，避免不洁、生冷食品。

2. 继续口服激素 13 片（65mg），每日 1 次，辅以抑酸、补钙、补维生素 D 对症治疗，注意有无神志及出凝血异常，定期复查血常规、网织红细胞、尿常规、胆红素、乳酸脱氢酶、血涂片。同时警惕高血压、高血糖、消化道溃疡、骨质疏松等药物相关不良反应。

3. 冠状动脉粥样硬化性心脏病，继续目前冠心病二级预防，心内科门诊随诊。

4. 骨科治疗右下肢神经纤维肉瘤。

病例点评

患者中老年女性，病程 1 个月余，以周身瘀斑、鼻出血等多部位出血起病，逐渐加重伴神经系统异常（肢体感觉麻木→神志异常），辅助检查示血小板下降伴血管内溶血表现：LDH（↑）、TBil（↑），间接胆红素升高为主，尿潜血阳性、血涂片可及破碎红细胞、Coombs 试验（-），网织红细胞升高，结合 ADAMTS13 活性降低及 ADAMTS13 抗体阳性，考虑获得性 TTP 诊断明确。

获得性 TTP 进一步病因方面需考虑：

1）肿瘤继发 TTP：此患者老年女性，需警惕恶性肿瘤继发 TTP 可能，此患者完善各项肿瘤筛查后右下肢的神经纤维肉瘤诊断明确，考虑为 TTP 的诱因，后转骨科继续治疗原发病。

2）药物诱发获得性 TTP：在获得性 TTP 中药物诱发较为常见，然而患者明确否认相关用药病史，不考虑。

3）系统性免疫病继发：患者女性，Ro-52（++），需警惕干燥综合征（Sjogren syndrome，SS）等弥漫性结缔组织病（connective tissue disease，CTD）可能。但不支持点为患者无免疫相关临床表现，无口眼干、高球血症等 SS 典型表现，其余免疫指标均阴性，且部分正常人 Ro-52 也可阳性，暂不考虑。

参 考 文 献

George JN，Nester CM，2014. Syndromes of thrombotic microangiopathy. N Engl J Med，371：654.

8

发　热

43 侵袭性肝脓肿综合征

患者男性，28 岁

主诉：发热 3 周，咳嗽、咳痰 2 周，皮肤巩膜黄染 1 周，右眼视物不清 4 天。

入院情况

患者于 3 周前无明显诱因出现发热，T_{max} 41℃，伴畏寒、寒战、乏力、纳差。

2 周前逐渐出现咳嗽，咳黄黏痰，量中等，伴胸闷。否认痰中带血、气促、喘鸣等。于当地医院治疗后无明显效果（具体不详），患者仍每日发热，体温高峰波动在 39～41℃。

1 周前患者出现皮肤巩膜黄染，尿色加深，伴双手、双足可凹性水肿，双下肢水肿渐进向近心端蔓延。

4 天前患者于当地医院住院治疗，查血常规示 WBC 升高，以中性粒细胞升高为主（WBC 13.56×10⁹/L，NEUT% 82.8%），血红蛋白降低（HGB 77g/L），血生化示低蛋白血症（ALB 15.2g/L），肝酶异常（ALT 136U/L，AST 226g/L，GGT 120g/L），总胆红素升高以直接胆红素为主（TBil 201μmol/L，DBil 148μmol/L），凝血功能异常（PT、APTT 延长），血气分析示 I 型呼衰（PaO_2 59mmHg）。痰培养示肺炎克雷伯菌。CT 结果：双肺多发结节及空洞影，肺脓肿？韦格氏肉芽肿？肝脏低密度区，考虑肝脓肿（图 43.1）。

予抗感染、补充白蛋白、输注红细胞悬液等治疗，患者仍有发热、咳嗽、咳痰等不适。至我院急诊就诊，查血常规大致同前，肝功能较前稍好转（ALT 80g/L，TBil 113μmol/L，DBil 86μmol/L），考虑肝脓肿、肺部感染，予哌拉西林他唑巴坦钠抗感染治疗，多烯磷脂酰胆碱、还原型谷胱甘肽保肝治疗，体温控制不佳。

4 天前患者出现右眼视物不清，偶觉有黑影遮挡感觉，为进一步诊治收入病房。

发病以来患者精神、食欲差，睡眠不佳，尿色深，尿量较前减少，约 800～1000ml/ 天，大便干结，体重较前增加 3kg。

查体：T 38.6℃，R 18 次 / 分，P 96 次 / 分，BP 140/86mmHg。全身皮肤轻度黄染，结膜苍白，巩膜黄染，右眼视物模糊。双肺呼吸音粗，双肺散在吸气末 Verclo 音，双下肺呼吸音稍低，右下肺可闻及湿啰音。心律齐，各瓣膜听诊区未闻及病理性杂音。腹膨隆，无压痛、反跳痛及肌紧张。肝脾触诊不满意，全腹未触及异常包块，移动性浊音（±），肝区叩击痛（-），肠鸣音正常。脊柱四肢无畸形，活动度好，双上肢及双下肢可凹性水肿。

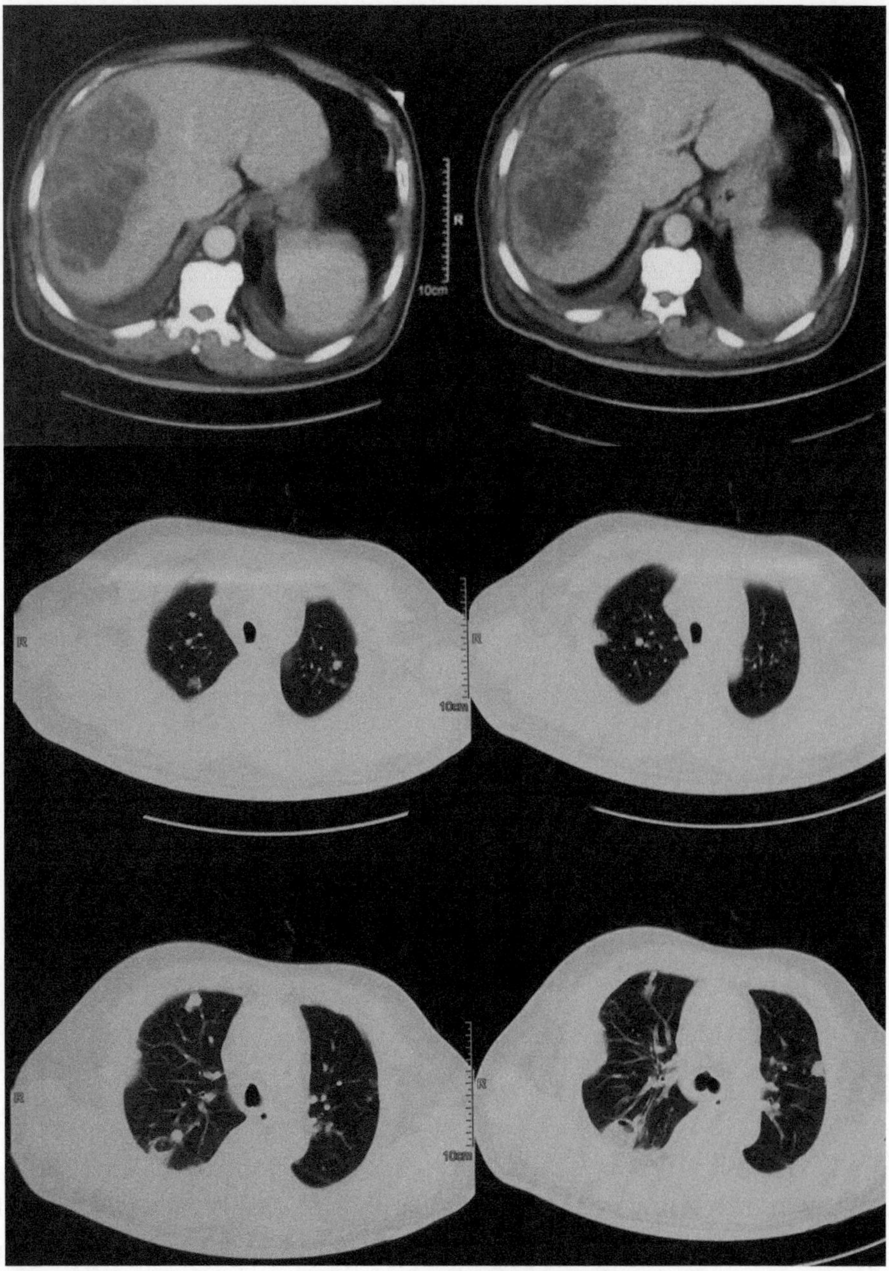

图 43.1　患者胸部及腹部 CT 所见

既往史

2 型糖尿病病史 8 年，未治疗，平时未监测血糖。

入院诊断

1. 侵袭性肝脓肿综合征可能性大

      肝脓肿

      肺多发脓肿

      眼内感染?

2. 低氧血症

3. 低蛋白血症

4. 2 型糖尿病

5. 轻度贫血

解析: 侵袭性肝脓肿综合征定义为原发性肝脓肿伴远隔脏器侵袭:一般为原发性肝脓肿(无基础肝胆疾病),社区获得性,绝大多数患者为单病原,肺炎克雷伯菌最多见,特别是 K1 亚型,亚洲人多见,台湾地区报道最多。根据台湾地区的文献统计,伴远隔脏器侵袭的原发性肝脓肿占肺炎克雷伯菌导致原发肝脓肿的 12%。继发性肺炎克雷伯菌导致的肝脓肿(有胆道疾病者)很少出现远隔脏器转移(< 2%)。

侵袭性肝脓肿综合征的临床表现包括:

1)在 CT 上多表现为单发的脓肿,薄壁,没有环形强化。

2)肝脓肿 - 菌血症 - 远隔脏器播散性脓肿。

3)最常见的远隔脏器转移:眼内炎、脑膜炎、脑脓肿。

4)其他:肺脓肿、细菌性肺栓塞,脾脓肿,坏死性筋膜炎,颈椎椎间盘炎、颈部脓肿,骨髓炎。

其易感因素包括:

1)70% ~ 80% 患者有糖尿病或空腹血糖异常。

2)脂肪肝。

3)近 30 天内使用过氨苄西林或阿莫西林。

4)感染肺炎克雷伯菌 K1/K2 亚型。

5)感染带 magA 基因的肺炎克雷伯菌。

诊疗经过

患者入院后完善相关检查。

血常规:WBC $13.41×10^9$/L,NEUT% 81.6%,HGB 72 g/L,RET% 2.74%,PLT $305×10^9$/L。

肝功能:AST 126U/L,GGT 279U/L,ALP 519U/L,ALB 20g/L,TBil 107.7μmol/L,DBil 91.3μmol/L,TBA 11.2μmol/L,LD 400U/L,Amon 48.1μmol/L。

肾功能:Cr 73μmol/L,K^+ 3.4mmol/L,Na^+ 131mmol/L。

心脏指标:cTnI 0.099μg/L。

尿常规:WBC NEGCells/μl,KET 1.5mmol/L,GLU 28mmol/L,BLD 25Cells/μl。

尿常规、便常规:未见异常。

炎症指标:PCT 5.86ng/ml,ESR 108mm/h,hsCRP 175.60mg/L,BST、G 试验(-)。

肿瘤标志物:CA19-9 98.2U/ml,AFP 0.7ng/ml,CEA 0.99ng/ml。

患者多次血培养报警:均为 G^- 杆菌,经培养为 ESBL(-)肺炎克雷伯杆菌。

超声心动图：未见心脏瓣膜赘生物。

骨扫描：未见明确炎症侵犯部位。

治疗经过

1. 肝脓肿、肺脓肿方面

患者入院后根据外院药敏结果予哌拉西林他唑巴坦钠、替考拉宁抗感染治疗，桃金娘油、乙酰半胱氨酸、氨溴索等化痰，患者可咳出大量黄色黏稠脓痰，但体温控制不佳，入院第 3 天行 CT 引导下肝脓肿穿刺引流，可引流出淡黄色脓液，考虑患者脓肿加重，入院第 6 天行右侧肺脓肿、左侧胸水穿刺引流（图 43.2），可引出黄褐色脓性液体，胸水为淡黄色浑浊液体，约 500ml，同时将患者抗生素调整为亚胺培南西司他丁钠 1g，q8h，患者体温高峰较前明显下降。入院 1 周感染科会诊考虑患者感染较重，建议将亚胺培南调整为 2g，q8h 治疗，后患者发热频率较前减少，体温高峰下降且体温可自行降至正常，咳痰较前明显减少，血象渐下降 WBC $24.12 \times 10^9/L \rightarrow 13.22 \times 10^9/L$，入院第 14 天亚胺培南减量至 1g，q6h，体温控制在 38℃以下，入院第 20 天调整抗生素为厄他培南 1g，qd 治疗，后患者体温控制欠佳，体温高峰可间断升至 38℃以上，肝脓肿引流管引流量较前明显减少，咳脓痰量较前增多，复查胸腹增强 CT 可见肝脓肿出现分隔，引流管位置欠佳，入院第 26 天再次行肝脓肿穿刺引流，放置引流管 2 根（图 43.3），可引流出少量淡黄色脓液

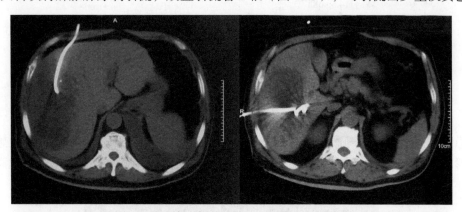

图 43.2　患者右侧肺脓肿、左侧胸水穿刺引流

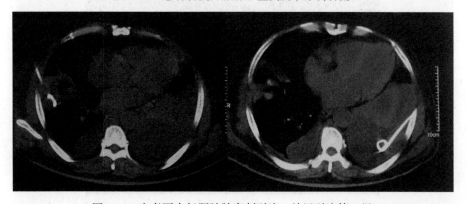

图 43.3　患者再次行肝脓肿穿刺引流，放置引流管 2 根

混有少许血性液体，穿刺后患者出现持续高热，T_{max} 39.0℃，考虑不除外穿刺过程中致部分病菌入血，同日再次将抗生素调整为亚胺培南 1g，q6h 治疗，后患者体温逐渐下降到正常（图 43.4）。

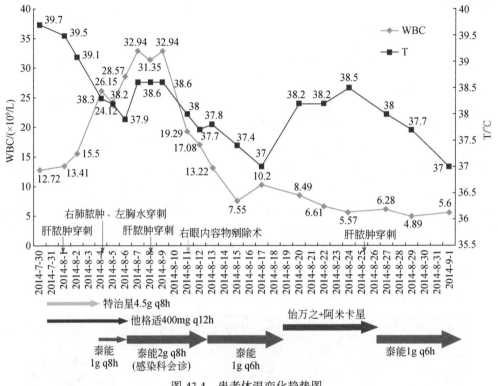

图 43.4　患者体温变化趋势图

2. 眼内炎方面

患者入院后诉右眼睁眼困难，视物模糊逐渐加重。入院第 5 天诉右眼仅存光感，眼科会诊考虑右眼内源性眼内炎可能性大，眼 B 超示右眼玻璃体混浊，视网膜浅脱离，球壁增厚（图 43.5）。

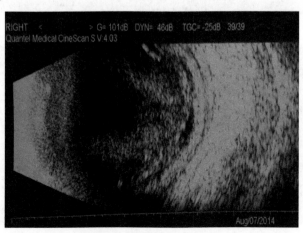

图 43.5　患者右眼 B 超结果

之后两次于表面麻醉下行右眼玻璃体腔头孢他啶注射术，第二次术后第3天患者右眼上方结膜破裂，急诊行眼球探查＋球内容物剜除术，后规律换药，伤口愈合良好，无异常分泌物渗出。

3.消化道出血方面

患者入院后便潜血阴性，监测血红蛋白进行性下降，HGB 84g/L → 66g/L，间断予输注悬浮红细胞支持治疗，后患者排大量黑便，便潜血阳性，考虑应激性溃疡可能性大。予禁食禁水、补液、奥美拉唑抑酸等支持治疗，患者大便颜色恢复黄褐色，逐渐恢复正常饮食后，患者血红蛋白稳定于70～74g/L水平。

4.其他方面

患者入院时血白蛋白低，周身水肿，存在大量胸水、腹水，考虑为低蛋白所致，予人血白蛋白输注治疗，同时加强营养，之后患者腹水、周身水肿逐渐消退。入院后严密监测患者血糖，控制血糖维持在8～10mmol/L水平，目前予甘精胰岛素8U睡前、普通胰岛素4U-4U-4U三餐前控制血糖，血糖控制良好。

解析：侵袭性肝脓肿综合征的治疗包括以下几个方面：

1）原发灶的积极引流：与其他原因导致的肝脓肿相比，在初期引流时能引流的脓液更少。

2）转移灶的积极局部处理：眼内病灶需要玻璃体内注射抗生素、玻璃体切除。

3）广谱有效的抗生素：根据药敏结果，至少使用4～6周，根据影像学的脓肿吸收程度而定。

4）积极控制血糖。

侵袭性肝脓肿综合征的预后：总体死亡率低。但即使积极治疗，合并眼内炎的患者仍较多，多数患者会出现视力障碍或失明。如果患者在使用抗生素之前出现了神经学异常，患者多数会出现永久性的神经功能损害。

出院诊断

1.侵袭性肝脓肿综合征
　肝多发脓肿
　肺多发脓肿
　右眼眼内炎
　　右眼内容物剜除术后
2.低蛋白血症
3.2型糖尿病
4.消化道出血
　应激性溃疡可能性大
　中度贫血

出院情况

患者无发热，肝穿引流管持续引流。胸腔引流管已拔出。咳痰较前减少。查体：右眼缺如，双肺呼吸音粗，未闻及明显干湿啰音及爆裂音，腹软，无压痛，肝区叩击痛（-），移动性浊音（-），双下肢无水肿。

出院医嘱

1. 继续使用亚胺培南西司他丁钠（1g，q6h）抗感染治疗，保证肝脏穿刺引流管通畅。

2. 定期复查胸腹部增强 CT，根据患者体温情况、血象变化及脓肿情况决定抗生素使用疗程。

3. 监测患者血糖，目前血糖控制良好，常规甘精胰岛素（8U，qn）皮下注射，普通胰岛素 4U-4U-4U 三餐前皮下注射，监测血糖，警惕低血糖发生。

4. 注意患者左眼视力情况，定期眼科就诊。

病例点评

肺炎克雷伯菌本是肠道来源的细菌，因可导致肺炎而得名。是临床上最常见的革兰氏阴性杆菌之一，是引起医院获得性泌尿系统感染、医院获得性肺炎和腹腔感染的重要病原体。近年来亚洲地区的研究发现了社区获得性肺炎克雷伯菌感染的另一种侵袭性感染的表现形式——原发性肝脓肿伴菌血症，并且以肺炎克雷伯菌的血清型 K1、K2 型致病为主。

本病例患者有糖尿病基础，平时血糖控制差。无胆道基础疾病，以发现肺部感染起病，继而出现黄疸，发现肝脓肿，进一步出现视力问题，发现眼部受累。痰培养、血培养都发现肺炎克雷伯菌，用一元论解释，考虑存在侵袭性肝脓肿综合征，此感染的肺炎克雷伯菌侵袭性强，虽为 ESBLs（-），经敏感的碳青霉烯类抗生素积极治疗，仍不能控制体温，后经多次肝穿刺、肺脓肿穿刺、左侧胸水穿刺引流以及感染的眼球玻璃体腔抗生素注射术以致眼球探查＋球内容物剜除，如此积极的控制感染灶最终将患者体温控制住。此病例提示大家对于肝脓肿合并其他脏器播散性感染时，需要警惕侵袭性肝脓肿综合征，特别是对于原来没有胆道疾病的糖尿病患者。

参 考 文 献

Chung DR，Lee SS，Lee HR，et al，2007. Emerging invasive liver abscess caused by K1 serotype Klebsiella pneumoniae in Korea. J Infect，54：578.

Fang CT，Chuang YP，Shun CT，et al，2004. A novel virulence gene in Klebsiella pneumoniae strains causing primary liver abscess and septic metastatic complications. J Exp Med，199：697.

患者女性，19岁

主诉：发热20天，头痛、腰痛2周，腹痛1周。

入院情况

患者20天前无明显诱因出现发热，体温最高39℃，口服"退热药物"后可缓解，伴寒战，枕部及眉弓处胀痛，VAS5～6分，发热时疼痛加重，退热后缓解。至当地医院就诊，予消炎药物治疗（具体不详），发热可缓解。19天前患者仍有发热，伴四肢乏力、嗜睡，至当地县医院就诊，考虑患者为"肺部炎症"，予哌拉西林抗感染治疗，症状未见明显缓解。2周前患者出现右侧腰痛、头痛，就诊省立医院，查腹部CT提示右肾梗死，头颅MRI提示双侧额、顶、枕，皮层下白质、胼胝体、右小脑半球多发异常信号，强化不明显（图44.1）。腰穿发现脑脊液压力280mmH$_2$O，脑脊液常规：细胞数明显增高，多核细胞为主（具体不详）。超声心动图未见明显异常，考虑脑膜炎不除外，予头孢曲松抗感染治疗。1周前患者再次出现发热、嗜睡、中腹部刺痛，加用甲强龙（40mg，bid）治疗，症状缓解。为进一步明确病因，至我院急诊就诊。

入院查体：双手、双足肢端、双手鱼际皮肤可及点片状斑疹（图44.2）。皮肤巩膜无黄染，胸廓无畸形，左右对称，双侧活动对称，双侧呼吸动度对称，双侧触觉语颤一致，双肺叩诊清音，未闻及干湿性啰音，未闻及胸膜摩擦音，双肺上下界无异常，心前区无隆起，心尖搏动位于第5肋间左锁骨中线内1cm，无抬举性心尖搏动及心包摩擦感，叩诊心界不大，听诊心率：101次/分，律齐，心尖部可闻及Ⅲ/6收缩期杂音，未闻及心包摩擦音。未触及明显外周血管征。双侧足背动脉、桡动脉搏动正常，未见杵状指、趾。

既往史

17年前患过敏性紫癜，自诉已治愈。对青霉素、组胺过敏。

家族史

无特殊。

入院诊断

发热待查

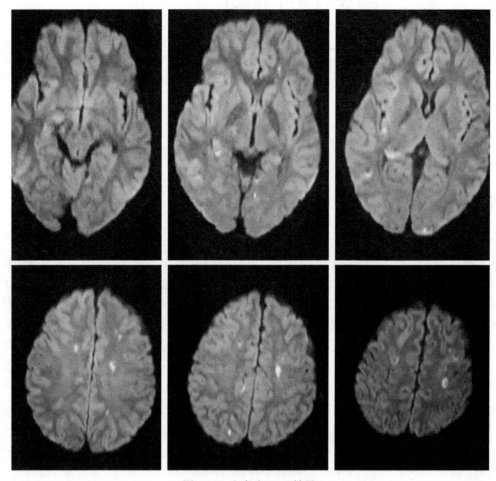

图 44.1　患者头 MRI 结果

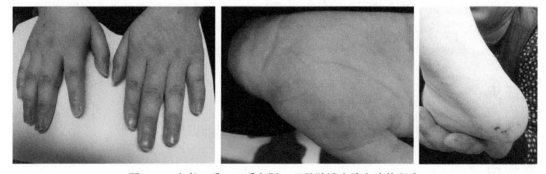

图 44.2　患者双手、双手鱼际、双足肢端皮肤点片状斑疹

感染性心内膜炎？

二尖瓣关闭不全？

解析：此患者表现为发热合并肾梗死、颅内感染、颅内多发炎症性改变，结合双手、双足肢端、双手鱼际皮肤的点片状斑疹，考虑为血管播散性病变，如感染性心内膜炎，

也不能除外血管炎性病变，而心尖部可闻及Ⅲ/6收缩期杂音，进一步把线索指向了心脏。感染性心内膜炎（infective endocarditis, IE）的诊断标准目前推荐使用改良的Duke'诊断标准（表44.1），明确诊断需符合下面3条之一：①2个主要标准；②1个主要标准+3个次要标准；③5个次要标准。

表44.1 改良的Duke'诊断标准

主要标准	次要标准
1. 血培养阳性 A 2次血培养获感染性心内膜炎常见病原菌：①草绿色链球菌、牛链球菌；②金黄色葡萄球菌、肠球菌，且无明确原发病灶。 B 持续血培养阳性：①间隔＞12h，≥2次血培养阳性；②连续3次，或≥4次血培养中大多数为阳性（每次间隔≥1h）。 2. 累及心内膜的证据 A 超声心动图提示感染性心内膜炎：①在瓣膜或支持结构上、移植物上、血流途径中的漂浮物，而又无其他解剖解释；②脓肿；③人工瓣膜出现新的裂痕。 B 新出现的瓣膜反流	1. 心脏易患因素 2. 发热：T≥38.0℃ 3. 血管表现：主要动脉栓塞、化脓性肺梗死、室壁瘤、颅内出血、结膜出血、Janeway现象 4. 免疫表现：肾小球肾炎，Osler结节，Roth点，类风湿因子阳性 5. 微生物学证据：血培养阳性，但不符合主要标准的要求，或心内膜炎病原血清学试验阳性

诊疗经过

患者入室后考虑IE可能性最大，给予万古霉素经验性抗感染治疗。

解析：一般而言，IE的经验性治疗应覆盖链球菌、肠球菌和甲氧西林敏感型和耐药型葡萄球菌。对于大多数患者，万古霉素是一种恰当的初始治疗用药选择。这种选择基于IE的病原分布特点：在社区环境中，草绿色链球菌以及牛链球菌约占自体瓣膜心内膜炎的一半。其他链球菌、葡萄球菌（包括MRSA）、肠球菌也都可以引起自体瓣膜心内膜炎。革兰氏阴性杆菌在感染性心内膜炎中较少出现，但依然有5%～10%的患者出现革兰氏阴性杆菌——"HACEK"细菌。HACEK细菌是一组细菌的首字母缩写，包括：嗜沫嗜血杆菌（*Haemophilus aphrophilus*）、伴放线杆菌（*Actinobacillus actinomycetemcomitans*）、人类心杆菌（*Cardiobacterium hominis*）、啮蚀艾肯菌（*Eikenella corrodens*）以及金氏金菌（*Kingella kingae*）。

虽然外院超声心动图阴性，但因为此患者高度怀疑感染性心内膜炎，复查超声心动图提示：①二尖瓣后叶赘生物，二尖瓣重度关闭不全，符合感染性心内膜炎；②房间隔膨出；③少量心包积液。行双瓶双套血培养，2瓶血培养报警，都提示耐苯唑西林的金黄色葡萄球菌（MRSA）感染。

至此，患者感染性心内膜炎诊断明确。

解析：此患者目前满足了感染性心内膜炎诊断标准——改良的Duke'诊断标准中的2

8

发热

个主要标准：①血培养阳性（2 次血培养获感染性心内膜炎常见病原菌之一——金黄色葡萄球菌且无明确原发病灶）；②累及心内膜的证据——超声心动图提示感染性心内膜炎。因此可以确诊。同时，此患者还满足了几乎所有的 Duke' 诊断次要标准。

诊断明确后，根据药敏结果继续予患者万古霉素、利福平抗感染治疗，患者体温逐渐下降到 38℃左右，同时完善术前相关检验、检查，于入院第 3 天全麻下行二尖瓣成形术。

解析： 大约 50% 的 IE 患者由于存在严重并发症需手术治疗。一般来说，伴以下 1 种或多种并发症的自体瓣膜感染性心内膜炎患者需行外科手术：中重度心力衰竭、感染在瓣周扩散、难治性病原体感染和反复栓塞。对于栓塞事件，建议对在开始适当抗生素治疗后仍有持续性赘生物和再次栓塞发作的患者行瓣膜置换术。此外，如果赘生物直径大于 10mm 的患者存在重度瓣膜关闭不全或狭窄和（或）对内科治疗反应不佳，适合行外科手术治疗。

手术过程顺利，术后继续予万古霉素、利福平抗感染治疗。患者体温逐渐下降至正常。

出院情况

患者一般情况良好，无不适主诉。生命体征平稳，心、肺查体无特殊。伤口愈合良好，已拆线，敷料干燥、清洁，无渗血、渗液。

出院诊断

感染性心内膜炎
　二尖瓣重度关闭不全
　二尖瓣赘生物形成
　心功能 Ⅱ 级（NYHA）

出院医嘱

1.继续抗感染治疗 4 周，感染科、心内科、心外科门诊就诊。

解析： 自体瓣膜心内膜炎患者的疗程不等，可长达 6 周，具体取决于病原体和瓣膜感染的部位。对于大多数患者，应采用胃肠外给药方案治疗 4 周或 6 周。对于术后的患者，在手术组织培养阳性的情况下，需从手术时算起，进行一个完整疗程的抗生素治疗。在手术组织培养阴性的情况下，需从术前启用抗生素时算起，进行一个完整疗程的抗生素治疗。此外，抗生素治疗应至少持续至术后 1～2 周，即使这已超出了总疗程。

2.注意出入量，低盐低脂饮食，保持干体重，少进食液体（汤、水、茶、奶，水果），保持轻度口渴，不要饱食，吃饭七成饱，注意尿量，避免出现水肿。

3.监测血压、心率、心律、肝肾功能、电解质、血糖、血脂，及时到门诊调整药物。

4.注意休息，避免过度劳累，避免感冒及胃肠类感染，1个月后复查。

5.如有不适，立即就诊。

病例点评

患者青年女性，亚急性病程。临床表现为发热20天，伴寒战、头痛、腹痛、腰痛，外院腰穿不除外脑膜炎，反复使用抗生素效果不佳。突出的表现为可疑的多发栓塞表现：可疑多发脑栓塞、肾栓塞、不能除外肠系膜的栓塞。其他有重要提示意义的体征包括手、足皮肤的可疑点状栓塞表现。结合查体发现心尖部Ⅲ/6收缩期杂音，临床上考虑IE可能性极大。值得一提的是，外院曾考虑过IE，但是超声心动检查阴性，未予诊断，这种情况并不罕见，超声心动为一项相对有一定主观性的检查，对做超声的医生水平依赖相对较高，有时需要临床医生和超声科医生及时沟通，强调让其仔细寻找瓣膜赘生物以减少漏诊。我院也曾有过临床高度怀疑，但体表超声未发现赘生物，后临床医生坚持，行食道超声明确诊断的案例。IE确诊的另一个要点为血培养，IE患者往往有持续性菌血症，怀疑IE的患者一定要抽三套以上的血培养，最好是选择双瓶双套血培养，以提高阳性率。此患者的致病菌为MRSA，对多数抗生素耐药，这是在外院体温不能控制的原因，若无血培养的帮助，对治疗将产生很大的影响。另一方面，也体现出对怀疑IE的患者使用万古霉素经验性覆盖MARS的必要性。

参 考 文 献

Habib G，Lancellotti P，Antunes MJ，et al，2015. 2015 ESC Guidelines for the management of infective endocarditis：The Task Force for the Management of Infective Endocarditis of the European Society of Cardiology（ESC）. Endorsed by：European Association for Cardio-Thoracic Surgery（EACTS），the European Association of Nuclear Medicine（EANM）. Eur Heart J，36：3075.

患者男性，28 岁

主诉：发热 4 个月，全身多关节肿痛 1 个月。

入院情况

患者 4 个月前无明显诱因出现发热，T_{max} 38.0℃，伴畏寒、寒战、干咳，无皮疹、咽痛、腹痛、腹泻、关节疼痛等其他不适，外院予"退热药物"后体温降至正常，咳嗽几日后自行好转。此后每日午后发热，T_{max} 39℃左右，无畏寒、寒战，可自行退热，伴盗汗、乏力，无其他不适，外院查血常规、hsCRP、TB-DOT、TB-Ab 均（-），胸部 CT 未见明显异常。

3 个月前患者开始出现发热，呈现周期性，发热 10 天，之后缓解 10 天，如此循环，T_{max} 38.5 ~ 39.0℃。

解析： 此患者为典型波伏热表现，又称"反复发热"，表现为体温逐渐上升至39℃以上，持续数天后逐渐下降至正常，持续数天后又逐渐升高，如此反复多次，多见于布氏杆菌病、结缔组织病、肿瘤等。病历记录中注意写明体温上升或下降的速度以与回归热相鉴别。

1 个月前患者出现右膝关节疼痛，呈持续性胀痛，伴红肿、皮温升高、活动受限，否认晨僵，外院行右膝关节 MRI 提示"右膝关节积液"，未予特殊处理，后逐渐出现左腕关节、左肩、双侧肋、右侧腕关节疼痛，发热间隔逐渐缩短为 6 ~ 8 天。

期间就诊外院，查血常规大致正常、肝功能 ALT 148U/L，AST 87U/L；腹部 CT 提示脾大。为进一步治疗经急诊收入综合病房。

个人史

起病前 2 个月曾进食生羊肉。

入院查体

T37.5℃，BP 129/81mmHg，HR 110 次 / 分，SpO_2 98%（未吸氧），神清语利，自主体位，周身无皮疹，浅表淋巴结未及肿大，双肺呼吸音清，未及干湿啰音，心律齐无杂音，腹软、无压痛，脾肋下两指，周身关节无明显红肿、压痛，双下肢无水肿，各血管无杂音。

解析： 多关节疼痛原因很多，包括多种自限性疾病和可能致残和危及生命的疾病。此症状的评估可按照以下思路进行：

1）病史：现病史方面，首先需排除潜在的肌肉骨骼急症，如关节感染、全身感染、骨筋膜室综合征、急性脊髓病、急性神经根病等；其次注意询问关节疼痛的详细病史，包括疼痛性质、发作时间、加重或缓解因素及持续时间；最后需注意患者伴随症状如肌无力、发热、乏力、皮疹、淋巴结肿大、口鼻溃疡、雷诺现象等。其他方面需关注患者既往是否有关节损伤史、评估患者感染的危险因素或感染史及用药史等。

2）体格检查：包括关节检查和全身检查。关节检查包括评估软组织肿胀程度、关节处皮温、是否有关节积液及关节活动度。全身检查包括淋巴结肿大、腮腺肿大、口腔溃疡、心脏杂音、间质性肺疾病等。

3）辅助检查：包括ESR、抗体检测、血清尿酸、关节滑液分析、影像学检查、组织活检。需特别指出的是发热伴多关节肿痛提示感染性和风湿性疾病，包括：感染性关节炎、感染后或反应性关节炎（肠道感染后、风湿热）、系统性风湿性疾病（包括Still病、血管炎或系统性红斑狼疮）、结晶诱导的关节炎（痛风和假痛风）及其他疾病（如癌症、结节病、皮肤黏膜疾病等）。

入院诊断

1. 发热、多关节肿痛原因待查
2. 肝损害
3. 脾大

治疗经过

入院后完善相关化验检查。

血常规：WBC 4.55×10^9/L，NEUT% 52.6%，MONO% 8.8%，HGB 136g/L，PLT 245×10^9/L。

肝肾功能、凝血功能：（−）。

炎症指标：hsCRP 8.93mg/L，ESR 7mm/h，RF 20.8IU/ml。

免疫指标：ANA、抗dsDNA、ANCA、抗CCP抗体均（−）。

布氏杆菌凝集试验（BST）：（＋）。

血培养：需氧培养96小时培养阳性，鉴定为布鲁氏杆菌。

全身骨显像：（−）。

考虑布氏杆菌病诊断明确，加用米诺环素（100mg，q12h，po）＋利福平（0.6g，qd，po）＋阿米卡星（0.4g，qd，iv）抗感染治疗。患者未再出现发热，盗汗症状好转。1周后复查血培养阴性。复查血常规WBC 2.79×10^9/L，NEUT 1.24×10^9/L，HGB 134g/L，PLT 188×10^9/L；血生化：ALT 101U/L，AST 78U/L，TBil 7.6μmol/L。

患者一般情况好，但用药后出现粒细胞降低、肝功能异常，考虑药物相关可能，停用利福平，继续米诺环素＋阿米卡星抗感染，疗程6周左右，1个月后门诊复查，根据复查情况决定感染疗程。

解析：布鲁氏菌病是一种人畜共患病，通过接触被感染动物的体液或摄入食品而感染。

8
发热

急性布鲁氏菌通常隐匿起病，表现为的发热、盗汗、关节痛、肌痛等，可有肝脾肿大、淋巴结肿大。发热可能表现为高热或体温轻度升高，通常持续数日至数周。布氏杆菌病实验室检查包括病原培养、血清学检查和聚合酶链反应（polymerase chain reaction，PCR）。

1）在血液、骨髓或其他体液或组织中分离出布鲁氏菌，即可确诊布氏杆菌病。其中骨髓培养被认为是诊断布氏杆菌病的金标准，其敏感性高、检出时间短，且既往使用过抗生素也不会降低其敏感性。

2）血清学检查：超过正常特异性血清抗体滴度或正在升高，可推定诊断布氏杆菌病。但血清学结果的解读较为困难，尤其对于慢性感染、再感染、复发人群及在疫区人群。

3）聚合酶链式反应（PCR）：可使用血液或任意人体组织进行 PCR，最早可于人体感染细菌后第 10 天得到阳性结果。确诊后注意筛查受累脏器，包括骨关节、泌尿生殖系统等。

治疗方面：目前针对无并发症的布鲁氏菌病，主流治疗方案包括：①多西环素（100mg，bid，po×6 周）+链霉素（1g，qd，im×14～21 天），②多西环素（100mg，bid，po×6 周）+利福平（15mg/（kg·d），qd×6 周）。备选方案包括：喹诺酮（环丙沙星或左氧氟沙星）+多西环素/利福平±复方磺胺甲噁唑，疗程基本要在 6 周以上。一般来说，存在脊柱炎、神经型布鲁氏菌病、心内膜炎或局部化脓性病变的患者，治疗需要至少 12 周的疗程。

出院诊断

布鲁氏菌病

出院建议

1. 加强营养，监测体温，适当锻炼，避免感染。

2. 继续米诺环素（100mg，q12h，po），以及阿米卡星（0.4g，qd，ivgtt）（100ml 氯化钠注射液中静脉滴注，滴注时间 30～60min）抗布鲁氏菌病治疗，如再次出现发热或关节肿痛、尿频、尿急等症状以及胸痛、腹痛等不适，及时门诊、急诊就诊，警惕感染加重或合并其他感染。

3. 注意药物副作用，使用阿米卡星期间，需警惕耳毒性和肾毒性，多饮水，保证每日尿量＞2000ml，每周复查肾功能，如肌酐（Cr）升高超过正常上限需及时就诊调整用药；如出现听力下降或耳鸣等表现，及时门诊、急诊就诊调整用药。

4. 1 个月后门诊随诊。

5. 如有其他不适，及时门诊、急诊就诊。

病例点评

患者青年男性，隐匿起病，慢性病程，临床表现为波伏热 4 个月，伴全身大小关节肿痛 1 个月余，且关节痛与发热相关。病史中有发病前明确的生羊肉食用史。布氏杆菌凝集试验（+），血培养回报为布鲁氏杆菌。布鲁氏菌病诊断明确。确诊后予对可能的受累脏器进行充分评估以指导具体治疗方案：全身骨显像评估全身骨关节情况；泌尿系超声筛查泌尿系统；心脏超声评估心脏受累；监测肝功能、腹部超声或CT评估肝脏受累情况，因患者并无神经系统受累症状，且神经系统受累发生率较低，故未进行筛查。经筛查发现患者尚无其他系统并发症。治疗方面，因我院用药选择受限，故选择米诺环素（100mg，q12h）+利福平（0.6g，qd）+阿米卡星（0.4g，qd，iv）抗感染治疗。用药后需监测患者疾病症状的改善及药物副作用情况。患者用药后发热、关节痛好转，但出现白细胞计数下降、肝酶轻度升高，考虑抗感染治疗有效，但出现药物相关副作用，停用可疑药物，继续监测血常规和肝功能。疗程方面，患者无其他系统并发症，可治疗6周，期间密切监测治疗反应和药物副作用情况。

参 考 文 献

Araj，GF，2010. Update on laboratory diagnosis of human brucellosis. International Journal of Antimicrobial Agents，36 Sappl 1：s12-7.

Buzgan T，Kanahocgil MK，Irmat H，et al，2010. Clinical manifestations and complications in 1028 cases of brucellosis：a retrospective evaluation and review of the literature. Int J Infect Dis，14（6）：e469-78.

Galinska，EM，Zagorski J，2013. Brucellosis in humans—etiology，diagnostics，clinical forms. Ann Agric Environ Med，20（2）：233-38.

患者女性，27 岁

主诉：发热、反复双下肢结节性红斑、脾大 4 年，加重 1 周。

入院情况

患者于 4 年前开始出现间断低热，T_{max} 37.5℃，伴经期或疲劳后出现双侧小腿对称性多发皮下结节，2 ～ 5cm 不等，高出皮面，不融合成片，界限清晰，伴红肿、压痛、皮温升高。自述于外院查血常规示轻度贫血、血沉增快，腹部 B 超示脾大，考虑"结节性红斑"，予"中药"、头孢及激素（泼尼松 5 ～ 10mg，每日 1 次口服，2 ～ 3 天后停用）治疗，1 个月后皮损消退。

之后上述症状于春秋季反复出现，2 ～ 3 次 / 年。规律体检见脾脏缓慢变大（9cm×4cm → 13cm×6cm），贫血程度同前。

1 周前患者再次发热，T_{max} 37.6℃，至我院急诊就诊。

完善相关检查：

血常规：HGB 104g/L（↓），WBC、PLT：（-）。

尿常规：BLD：（++），PRO：（±），WBC 233.8/uL（↑）。

血生化：ALT 48 IU/L（↑），ALP 262 IU/L（↑），GGT 167 IU/L（↑），余（-）。

ESR 31mm/h（↑），CRP 15.70mg/L（↑），ASO 175 IU/mL（↑）。

IgG 21.8g/L（↑），IgA、IgM：（-）。

C3 0.4g/L（↓），C4：（-）。

便常规、凝血功能、甲状腺功能、抗磷脂抗体谱、ANA、ANCA、肿瘤标志物：（-）。

腹部 B 超：脾大，14.0cm×6.7cm，实质回声均匀。

颈部淋巴结彩超：双侧颈部可见多发淋巴结，左侧较大者 1.7cm×0.4cm，右侧较大者 1.5cm×0.7cm，边界清。CDFI：可探及较丰富血流信号。

妇科 B 超：未见明显异常。

胸部 X 线：未见明显异常。

腹部增强 CT：脾大，前膈上、肠系膜及腹膜后广泛淋巴结肿大，双肾多发病变（累及皮髓质及集合系统）。

病程中患者反复出现口腔溃疡，2 ～ 3 次 / 年，无雷诺现象、关节肿痛、光过敏、反复外阴溃疡等症状，起病后一般情况好。

入院查体：T 36℃，P 85 次 / 分，R 17 次 / 分，BP 93/63mmHg，SpO_2 98%（未吸氧）。右下肢胫前可见 4.0cm×3.0cm 色素沉着陈旧性瘢痕。双侧颈部可触及多发淋巴结，右颈后最大约 1.0cm×0.8cm，边界清晰，质韧、无压痛，活动度欠佳，余全身浅表淋巴结未及肿大。心、肺查体无殊。腹软，无压痛、反跳痛，肠鸣音 5 次 / 分，脾脏下缘约肋下三指处可触及。双下肢无水肿。

既往史

4 年前因"右胫前红斑"行"拔罐"治疗后破溃、化脓，清创缝合后创面愈合。

入院诊断

发热、结节红斑、淋巴结大、脾大原因待查
　　双肾多发病变性质待查
　　轻度贫血

解析：患者青年女性，慢性病程，临床主要表现为：①反复低热，轻度贫血，伴 ESR、CRP 等炎症指标轻度升高；②突出表现为反复双下肢皮下痛性结节，外院曾考虑"结节性红斑"，未行病理检查；③脾大：逐渐缓慢增大；④多发浅表及深部淋巴结肿大，包括颈部、前膈上、肠系膜及腹膜后多发淋巴结肿大；⑤双肾多发病变。结合患者以上临床特点，诊断考虑：

1）淋巴增殖性疾病：患者病程中多发淋巴结肿大，以腹膜后淋巴结肿大突出，脾大，需高度警惕淋巴增殖性疾病如惰性淋巴瘤等，需进一步完善淋巴结活检、骨髓穿刺涂片活检等检查，如有双下肢新发皮下结节，可取活检。

2）慢性感染：患者病程中有午后低热，反复双下肢结节性红斑，ESR 升高、脾大、多发淋巴结肿大，需考虑结核及特殊病原体（如巴尔通体等）感染可能。

3）血管炎：患者低热、反复发作性双下肢皮下结节，伴炎症指标升高，曾出现尿潜血（+），既往"鼻窦炎"、"右胫前化脓性感染破溃不易愈合"病史，查体提示左侧脉搏较右侧稍弱，需警惕血管炎，但原发性血管炎似乎难以解释患者广泛的浅表和深部淋巴结肿大，肿瘤、感染等继发性血管炎不除外。

4）结节病：结节性红斑（erythema nodosun，EN）是结节病最常见的非特异性皮损，肺为结节病最常受累器官，影像学表现为双侧肺门对称性淋巴结肿大，也可表现为弥漫性间质性肺病，其他除心脏、皮肤、关节外，眼睛亦可为结节病受累部位，此患者双肺门淋巴结肿大不突出，临床表现不典型，可能性小，入院后完善血清 ACE、胸部 CT 以除外。

诊疗经过

患者入综合病房后完善相关检查。

1. 常规检查

血常规：WBC 6.46×10^9/L，HGB 106g/L，PLT 165×10^9/L，RET% 1.24%。

尿常规：WBC 15Cells/μl，RBC 9.6/μL，PRO（−）。

便常规：（−）。

8
发热

血涂片：淋巴细胞 22%，单核细胞 9%，嗜碱细胞 2%。

血生化：ALT 64U/L，AST 55U/L，GGT 192U/L，ALP 320U/L，ALB 40g/L。

凝血功能：Fbg 4.96g/L，APTT 40.7s，PT 12.6s。

Ig3 项＋补体：IgA 3.31g/L，IgG 21.38g/L（↑），IgM 1.02g/L；C3 1.472g/L（↑），C4 0.246g/L。

贫血方面：Fe 22.1μg/dl（↓），TIBC 246μg/dl（↓），TS 8.5%（↓），Fer 40ng/ml，VB_{12} 919pg/ml，SFA 8.4ng/ml。

炎症指标：ESR 70mm/h，hsCRP 37.32mg/L。

感染指标：PCT、CMV-DNA、EBV-DNA：（-）。

血管炎：IF-ANCA（＋）P1：10，PR3-ANCA、MPO-ANCA、AECA：（-）。

免疫指标：ANA 18 项、ACE：（-）。

尿找瘤细胞：阴性。

2. 影像学检查

淋巴结超声：左侧颈根部Ⅳ区见淋巴结，1.1cm×0.8cm，皮质增厚，皮髓质分界清，内见少许条状血流信号。左侧颈部Ⅰ-Ⅱ区见淋巴结，较大者 3.6cm×1.0cm，位于颌下腺外侧，皮质增厚，皮髓质分界清，内见较丰富条状血流信号。右侧颈部Ⅰ-Ⅲ区见多个淋巴结，较大者 2.5cm×1.0cm，位于颌下腺外侧，皮质增厚，皮髓质分界清，内见较丰富血流信号。余颈部及锁骨上窝未见明确肿大淋巴结。左颈根部Ⅳ区、左侧颈部Ⅰ-Ⅱ区及右侧颈部Ⅰ-Ⅲ区淋巴结回声异常，反应性增生不除外。右侧腋窝见低回声淋巴结，1.2cm×0.4cm，皮髓质分界清，未见异常血流信号。左侧腋窝见低回声淋巴结，1.1cm×0.5cm，皮髓质分界清，未见异常血流信号。双侧腹股沟见数个低回声淋巴结，左侧较大者 2.7cm×0.6cm，右侧较大者 2.5cm×0.6cm，皮髓质分界清，未见异常血流。腹膜后多发淋巴结肿大，较大者位于腹主动脉旁，5.2cm×1.1cm，皮髓分界清，内见少许条状血流信号。

上肢动脉超声：左锁骨下动脉管壁弥漫增厚，起始段狭窄不除外，需除外血管炎性病变可能。

血管超声：双侧颈动脉及椎动脉、双肾动脉、脾动脉、肝动脉、腹腔干动脉未见明显异常。

泌尿系 B 超：阴性。

胸部 HRCT：双肺透过度减低，多发磨玻璃密度影；左肺尖类圆形透亮区伴索条影；右上肺斑片影；双侧胸膜局限增厚。

腹主动脉 CTA：腹主动脉及主要分支管腔通畅，对比剂充盈可，未见明显狭窄或扩张；脾静脉增粗；双肾多发强化减低灶，恶性不除外；脾大；前上纵隔、腹膜后、肠系膜、盆腔及双侧腹股沟多发肿大淋巴结；左附件区囊性占位，生理性改变可能；盆腔少量积液。

治疗经过

患者入院后完善相关实验室检查及影像学检查，考虑原发病诊断困难，请多科会诊协助诊断。血液科：目前浅表淋巴结无明显肿大，肝脾大亦不明显，LDH 正常，骨穿未见异常细胞，淋巴瘤诊断证据尚不足；贫血方面，首先考虑慢性病贫血，其次筛查有无失血。感染科：如条件许可，可完善 PET/CT 指导淋巴结活检部位，建议尽可能完善淋巴结活检。基本外科：患者颈部及腹股沟淋巴结位置较深，质软，触诊不满意，不宜淋巴结活检。建议口腔科会诊，申请超声引导下穿刺。泌尿外科：目前双肾多发病变性质未明，不除外恶性；目前暂无泌尿外科急诊干预指征，建议观察；2～3 个月后复查腹部 CT。口腔科：患者本人意愿不明确，如患者要求手术，请完善颈部增强 CT。

患者完善颈部增强 CT（冠位 + 轴位）：右侧上颌窦黏膜增厚。双侧颈动脉鞘周围、纵隔多发淋巴结肿大。考虑淋巴瘤不除外。于全麻下行右颈淋巴结切除活检术，过程顺利。术后淋巴结活检病理回报：淋巴结组织，结构正常，皮髓质界限清，边缘窦及淋巴窦存在，包膜略增厚。约一半左右滤泡萎缩，滤泡周围淋巴细胞靶环状排列，有小血管长入生发中心。淋巴窦除组织细胞外，可见多量中性粒细胞。其中一枚淋巴结中可见两个类上皮肉芽肿结节，一个结节为化脓性肉芽肿（中央为脓肿，周围为类上皮细胞），病变需除外特殊感染（猫抓病、结核等）。

考虑淋巴结病理支持巴尔通体感染可能，进一步于中国疾病预防控制中心筛查血巴尔通体血清弱阳性，培养（-）。检验科行 Warhin-Starry 银染色可见巴尔通体。

考虑患者汉塞巴尔通体病明确，加用阿奇霉素首剂 0.5g → 0.25g×11 天，患者仍每日低热，T_{max} 37.5℃，调整抗生素为利福平 0.15g（1 粒）bid，po，多西环素 0.1g（1 粒），bid，po。

解析： 猫抓病（汉赛巴尔通体病）的治疗：大多数典型的猫抓病患者即使不采用特定的抗生素治疗症状也会逐步缓解，但在 5%～14% 的个体中，病原体会播散并感染肝脏、脾脏、眼或中枢神经系统。出现播散性疾病的患者可发生危及生命的并发症。

建议对所有患者采用抗生素治疗。治疗的首选抗生素为阿奇霉素，典型治疗方案为一个 5 日的疗程［体重超过 45.5kg 者，首日 500mg，随后 4 日，每日 250mg；体重小于 45.5kg（100 磅）者，首日 10mg/kg，随后 4 日，每日 5mg/kg］。替代治疗方案包括：

1）克拉霉素（体重超过 45.5kg 者，1 次 500mg，1 日 2 次；体重小于 45.5kg 者，1 日 15～20mg/kg，分 2 次给药）

2）利福平（成人：1 次 300mg，1 日 2 次；儿童：每 12 小时 10mg/kg，1 日最大剂量 600mg）

3）复方磺胺甲噁唑［成人：双强度片 1 次 1 片，1 日 2 次；儿童：甲氧苄啶 8mg/（kg·d），磺胺甲噁唑 40mg/（kg·d），分 2 次给药］

4）环丙沙星（＞17 岁的患者：1 次 500mg，1 日 2 次）

对所有有肝脾大或播散性疾病的患者治疗方案包括利福平（成人：1 次 300mg，1 日 2 次；儿童：每 12 小时 10mg/kg，1 日最大剂量 600mg）加庆大霉素（肾功能正常时，给予负荷剂量 2mg/kg，之后每 8 小时 1.5mg/kg，并根据监测情况调整剂量）或阿奇霉素（剂量同上）。疗程通常为 10～14 天。

对所有视神经视网膜炎或神经系统疾病患者治疗方案为多西环素（1 次 100mg，1 日 2 次口服）加利福平（1 次 300mg，1 日 2 次口服）。

出院情况

患者一般情况好，未再诉恶心、腹部不适、左上肢酸胀，近期体温正常。

复查血常规：WBC $4.61×10^9$/L，MONO% 10.5%，NEUT% 63.6%，HGB 100g/L，PLT $127×10^9$/L。

炎症指标：ESR 44mm/h，hsCRP 22.25mg/L。

出院诊断

1. 猫抓病（汉赛巴尔通体病）
2. 左锁骨下动脉起始段狭窄原因未明
   大动脉炎不除外
3. 双肾多发病变性质未明
4. 药物性肝损害
5. 轻度贫血

出院医嘱

1. 注意休息，适当锻炼，增强营养，避免感染。
2. 巴尔通体感染方面：继续利福平 0.15g（1粒）每日2次口服、多西环素 0.1g（1粒）每日2次口服，注意监测体温，每周复查2次血常规、肝肾功能，每周复查1次血沉、超敏C反应蛋白。
3. 保肝治疗方面：出院后甘草酸二铵 150mg（3粒）每日3次口服，每周复查2次肝功能，门诊随诊决定进一步用量。
4. 出院2周后普通内科门诊随诊。
5. 抗巴尔通体感染满6周后，普通内科门诊随诊，复查左锁骨下动脉及颈动脉超声、颈部淋巴结超声、肝胆胰脾超声；同时泌尿外科随诊，复查腹盆增强CT，评估双肾病变情况。
6. 如有不适及病情变化，及时门诊、急诊就诊。

病例点评

猫抓病（cat scratch disease，CSD）是一种以自限性局部淋巴结肿大为特征的传染性疾病，大多数猫抓病病例的病原体是汉赛巴尔通体。猫是巴尔通体的自然宿主，猫抓病可能是由猫抓伤或咬伤以及由跳蚤叮咬所致。对于儿童，在针对原因不明发热（fever of unknown origin，FUO）和久热不退开展初始评估时，应考虑汉赛巴尔通体感染。在某项研究中，猫抓病是儿童FUO的第3位最常见原因。在85%～90%的儿童中，猫抓表现为病原体侵染位点附近的局部皮肤病和淋巴结肿大。局部痛性淋巴结肿大是猫抓病的标志性病变。淋巴结肿大见于侵染位点的近端部位，多发生于病原体侵入皮肤后约2周（范围为7～60天）。在一些患者中，病原体可播散并感染肝脏、脾脏、眼部或中枢神经系统。约一半的儿童有肝大或脾大；触诊肝脏可能有压痛；CT扫描通常可显示肝脏和（或）脾脏中有散在的多处病变。眼部表现包括Parinaud眼腺综合征、视神经视网膜炎、视盘炎、视神经炎和局灶性视网膜脉络膜炎。已报道在猫抓病患者中存在大范围的神经系统表现，包括：脑病（最常见）、横贯性脊髓炎、小脑性共济失调。猫抓病的诊断基于可能暴露于猫或跳蚤有关的典型临床发现（即淋巴结肿大）。支持诊断的实验室发现包括：汉赛巴尔通体抗体滴度阳性或Warthin Starry染色阳性或组织的聚合酶链反应（PCR）分析阳性。在临床表现不典型的猫抓病病例中，诊断主要依赖于血清学试验阳性。

此病例以发热、淋巴结大、脾大为突出表现，用猫抓病可以解释，但患者有皮肤表现，淋巴结大为全身性，病程很长，表现不特异，入院时需要鉴别的疾病很多，且猫抓病多见于儿童，此患者年龄偏大，不容易考虑到。最后的线索得益于活检病理，送中国疾病预防控制中心（CDC）提示血巴尔通体血清弱阳性和Warhin-Starry银染色结果阳性得以确诊。虽然CDC血培养为阴性，但有报道显示，血及组织样本中培养分离出汉赛巴尔通体非常困难。治疗上，此患者使用一线的阿奇霉素治疗效果不佳，后调整到利福平和多西环素的方案，最终患者体温正常，症状缓解。

参考文献

Zangwill KM, Hamilton DH, Perkins BA, et al, 1993. Cat scratch disease in Connecticut. Epidemiology, risk factors, and evaluation of a new diagnostic test. N Engl J Med, 329: 8.

患者女性，18岁

主诉：反复发热伴全血细胞减少近1年，加重2天。

入院情况

1年前患者无明显诱因出现发热，每日出现两个热峰，分别出现于 5AM ～ 10AM 及 3PM ～ 10PM，T_{max} 41℃，物理降温及服用退热药后体温可降至38℃，伴畏寒、寒战、盗汗，头晕、心悸、乏力，偶咳嗽，有较多白黏痰，偶伴恶心，呕吐少许胃内容物，食欲下降，家人发现患者发热时伴巩膜黄染，无腹痛、腰背痛、尿便颜色改变，无皮疹、关节肿痛、腹泻，无鼻出血、咯血等不适，10个月前就诊当地医院，多次复查血常规提示血三系减低，WBC 1.3 ～ 2.5×10⁹/L，NEUT 0.63 ～ 0.88×10⁹/L，HGB 95 ～ 106g/L（小细胞低色素性），PLT 62 ～ 90×10⁹/L，两次骨髓涂片均提示增生活跃，巨核细胞不少，LDH 622U/L，腹部B超提示脾脏增大；炎症指标：ESR 45mm/h，铁蛋白 2240μg/L；免疫指标：ANA 弱阳性，抗 PM 阴性，Scl 弱阳性，抗 dsDNA、抗磷脂抗体谱均（-）；EB 病毒核抗原抗体（+），嗜肺军团菌：弱阳性，外斐试验：OX2（+），OXK（+），TORCH、HBV、HCV、HIV、ASO、支原体、衣原体及呼吸道常见病毒均（-），胸部 X 线未见明显异常；考虑"发热待查，血液系统疾病可能"，曾予抗生素治疗5天，体温无明显下降。患者持续发热2个月余，仅用物理降温及退热治疗。9个月前体温自行降至正常，可持续20余天，期间头晕、心悸、乏力症状明显好转，食欲恢复，复查白细胞及血小板可恢复至正常低限。此后患者分别于8个月前、5个月前、2个月前出现发热反复，每次热程可持续1个月左右，发热特点如上述，T_{max} 逐渐降至39℃，伴畏寒、寒战，无其他不适，发热时查血三系明显下降，复查骨穿提示增生尚可，未见纤维组织增生及异常细胞浸润；血疟原虫（-）、T-SPOT-TB（-）、肥达外斐试验（-）。超声心动图：心包积液（少量）。曾于5个月短暂应用醋酸泼尼松片（15mg，qd）和阿奇霉素（0.5g，qd）治疗7天，效果不佳，随后体温可自行降至正常。患者于1个月前进入无热期，就诊我院门诊。查 RET% 2.12%。血常规：PLT88×10⁹/L，WBC 0.79×10⁹/L，HGB 80g/L（小细胞低色素性），NEUT 0.45×10⁹/L（粒细胞缺乏）；Fer 237ng/ml，叶酸 +VB₁₂ 正常；肝肾功能：LD 287U/L，Cr（E）47μmol/L；炎症及免疫指标：Coombs 试验 IgG++，ANA（+）S 1：80，抗 ENA、抗磷脂抗体谱、LA 均（-），C3、C4 正常，IgG 22.20g/L（↑）；感染指标：EBV，CMV-DNA（-）；腹部 B 超：脾大。2天前患者再次发热，T_{max} 39℃，伴畏寒、寒战，为进一步诊治至我院就诊。

患者近1年脱发明显，无皮疹、光过敏、口腔溃疡、口眼干、关节肿痛及雷诺现象等症状。发病以来，发热期间患者精神、睡眠较差，食欲下降，发热间期无特殊不适，精神、睡眠可，食欲恢复，小便正常，大便每日 1 次黄色软便，近 1 年体重下降 7.5kg。

入院查体：T 36.8℃，R 19 次 / 分，HR 92 次 / 分，BP 122/82mmHg，SpO_2 98%（未吸氧）。贫血貌，全身未触及肿大淋巴结，肝肋下未及，脾脏中度肿大：Ⅰ线 6cm，Ⅱ线 12cm，Ⅲ线 3cm，质硬，无压痛、叩痛，胸骨压痛（-），心、肺查体无特殊，双下肢无水肿。

既往史

足月顺产，自述 7 岁前易患感冒，7 岁后体健。否认肝炎、结核、伤寒、疟疾等传染病史。

个人史

生于甘肃省，无林区接触史，无外地久居史。曾饲养牛羊狗。否认疫区、疫水接触史，否认特殊化学品及放射性物质接触史。

入院诊断

1. 发热、全血细胞减少、脾大原因待查
2. 粒细胞缺乏症

解析：患者青年女性，病程较长，主要表现为反复发热及全血细胞减少，脾大。患者反复高热合并全血细胞减少，病程长达 1 年，首先考虑非血液系统疾病。青年女性，为免疫病好发年龄，需考虑弥漫性结缔组织病，如 SLE，出现溶血性贫血、白细胞或淋巴细胞减少、血小板减少。约 2% 的 SLE 患者以溶血性贫血起病，而鲜伴有 SLE 其他症状。此患者支持点包括：发病年龄轻、血三系减低、Coombs 试验阳性，多次骨穿提示骨髓增生活跃；不支持点包括：无 SLE 常见其他脏器受累，如肾脏、肺脏、神经，起病至今 1 年未规律治疗，疾病无明显进展，SLE 相关免疫指标不典型，患者 C3、C4 补体均正常，而 SLE 血液系统受累患者补体往往较低。有部分 SLE 患者可以 ITP、自身免疫性溶血性贫血（autoimmune hemolytic anemia，AIHA）起病，早期抗体较少，免疫反应严重时可由于免疫应答激烈，抗体与红细胞等靶细胞结合，导致循环免疫抗体较少，随着患者年龄增长，疾病进展，抗体可逐渐出现。由于患者无口眼干、皮疹、关节肿痛等症状，抗 ENA、RF 均（-），目前暂不考虑其他自身免疫病。其次，患者病程长，血液系统受累，脾大，炎症指标升高，需考虑少见感染，由于患者病例特点非结核典型表现，需筛查周期性发热病原体，完善 IE，布病，病毒，Q 热等相关检查。再次，患者年龄轻，主要考虑血液系统疾病及肿瘤，如再生障碍性贫血（aplastic anemia，AA）、阵发性睡眠性血红蛋白尿症（paroxysmal nocturnal hemoglobinuria，PNH）、淋巴瘤、白血病等。患者一般情况好，考虑恶性肿瘤可能性不大，但需警惕淋巴瘤可能。低度恶性淋巴瘤病史可较长，霍奇金淋巴瘤可出现周期性发热，支持点为患者存在发热及脾大，不支持点为患者外周无明显肿大淋巴结。另外，尚需考虑某些病因引起发热，造成脾大、脾功能亢进所致全血细胞减少的情况，患者白细胞下降程度明显，与脾亢所致全血细胞减少不甚符合，需积极查找病因，对因治疗，若治疗效果不佳，排除其他疾病，可考虑脾脏切除手术。入院后除完善病因筛查，评估肺、肾脏、心脏等重要脏器受累情况外，需再次复查骨穿，请血液科会诊指导骨髓免疫分型等特殊检查。

诊疗经过

患者入院后入院后完善相关检查。

1. 一般检查

血常规：WBC 0.84×10^9/L，NEUT 0.44×10^9/L，HGB 78g/L，HCT 26.7%，MCV 78.1fl，MCH 23.0pg，MCHC 294g/L，PLT 111×10^9/L。

肝肾功能：ALB 33g/L，A/G 0.8，Ca^{2+} 1.96mmol/L，UA 470μmol/L，PA 139mg/L，ALT 5U/L，Cr（E）53μmol/L。

感染4项：（-）。

尿常规+流式尿沉渣分析：SG 1.013，BACT 312.6/μL。

24h 尿蛋白定量：0.11g。

便常规+OB：（-）。

2. 炎症及免疫指标

免疫球蛋白3项：IgG 22.73g/L；hsCRP 24.43mg/L；ESR 39mm/h。

3. 感染指标

EBV-VCA、CMV-IgM（-），细小病毒b19 IgM（-），布氏杆菌凝集试验，肥达外斐试验（-）。

4. 其他

外周血涂片：红细胞大小不一，部分中心淡染区扩大；白细胞形态大致正常；血小板减少。

血清蛋白电泳：α1 7.8%，ALB% 42.6%，γ 32.5%，A/G 0.7。

血液科会诊建议行骨髓涂片+活检+免疫分型除外淋巴瘤可能。

骨穿+活检：骨髓涂片：增生活跃，粒：红=1.36：1，粒系各阶段比例及形态大致正常。红系各阶段比例增高，形态大致正常。红细胞呈"缗钱"状排列，大小不等，部分中心淡染区扩大。淋巴细胞比例形态正常。浆细胞比例增高，形态正常。吞噬细胞内外可见大量利氏曼原虫。巨核细胞及血小板不少。未见其他异常细胞。检验诊断：黑热病。

考虑患者内脏型黑热病诊断明确。患者脾脏明显肿大，全血细胞显著减少，考虑由严重脾亢所致，需行锑剂治疗，但锑剂药物存在心脏毒性可能，需充分评价心功能后给药，因此患者行心脏超声：见少-中量心包积液，主要限于右室侧壁，心脏舒缩功能可，未见血流动力学异常。患者随后开始锑剂治疗。治疗1周后骨髓活检病理回报骨髓中见Leishman-Donovan 小体。治疗2周后再次复查骨穿未见骨髓内利氏曼原虫。患者锑剂治疗共30天，期间监测心电图未见QT间期明显改变，肝肾功能未见异常，血三系未进一步减低，治疗期间无发热，治疗28天复查肝脾回缩明显，体重明显增加，锑剂治疗有效。

但血三系未见回升，嘱患者出院后定期复查血常规、肝肾功能，2个月内随诊。

解析： 黑热病（kala-azar）又称内脏利什曼病（visceral leishmaniasis, VL），是由杜氏利什曼原虫引起，通过白蛉传播的慢性地方性传染病。其潜伏期一般为2～6个月，也可为数周或数年。通常具有隐匿性或亚急性起病，患者可出现不适、发热、体重减轻、脾大（伴或不伴肝大）。由于寄生虫在网状内皮系统繁殖，所以在肝脾及骨髓中累积有较高的虫负荷，患者可因骨髓抑制、溶血及脾亢导致严重的贫血，病程晚期可有肝功能异常、低蛋白血症、腹水、凝血功能障碍。若寄生虫侵及肠道，可发生慢性腹泻及吸收不良。由于患者免疫抑制，因此继发性细菌感染风险增加。有报道，在30例罹患黑热病的巴西儿童中，18例发生细菌感染。在我国报道的9例患儿中，有6例发生细菌感染。若不接受治疗，黑热病病死率极高，即使接受治疗，其病死率仍超过10%。营养不良、严重贫血及合并人类免疫缺陷病毒（HIV）感染，结核感染均会引起死亡率上升。VL的非特异实验室检查可提示贫血、中性粒细胞减少、嗜酸性粒细胞减少及血小板减少。确诊需通过组织（骨髓或脾脏）涂片或活检明确。鉴别诊断包括疟疾、组织胞浆菌病、血吸虫病、淋巴瘤及结核。葡萄糖酸锑钠20mg/（kg·d）（1g为限）是治疗黑热病的一线药物。早期治疗一般病人均能耐受，且年复发率低于10%，复发病例可再用葡萄糖酸锑钠治疗。药物特殊反应包括消化道症状、肌痛等，心脏毒性主要表现为可逆性QT间期延长，若QTc间期明显延长，可减缓药物泵速，若QTc > 0.48s，可考虑停药。

出院诊断

黑热病
脾大
全血细胞减少

出院情况

患者无发热、心悸、腹痛等不适。查体：一般情况良好，BP 126/64mmHg，HR 92次/分，心、肺查体未见异常，腹平软，无压痛、反跳痛，肝脾肋下未及，肠鸣音正常。
用药后复查心电图无明显变化。

出院医嘱

1. 优质高蛋白饮食，规律作息，避免感染，避免蚊虫叮咬。
2. 监测体温、体重变化，注意肝、脾大小，每周复查血常规、肝肾功能、血沉、C反应蛋白、免疫球蛋白，必要时重复锑剂治疗。
3. 如有发热、皮疹、瘀斑、肝脾增大等病情变化，及时就诊。
4. 如持续粒细胞缺乏，必要时行升白细胞治疗。

8
发热

病例点评

　　患者青年女性，生长于甘肃省，发病前曾旅居陕西省亲戚家 10 余天，无林区密切接触史，家中无其他人患病，反复周期性发热，伴全血细胞减少、脾大，入院后骨髓涂片巨噬细胞内外可见利什曼原虫，黑热病诊断明确。应用黑热病一线治疗药物葡萄糖酸锑钠治疗过程顺利。患者当地市医院近 7 年来仅收治 1 名黑热病患者，传染源尚不明确。根据 2005 至 2014 年患者所居甘肃省黑热病流行现状分析报道，甘肃省大部分县、市均有不同程度的输入性黑热病病例报道，特别是白龙江流域所在的舟曲县和迭部县黑热病病例常年散发流行。发病的区域往往河流丰富、降雨充足、气候炎热。当地经济文化较不发达，群众无使用蚊帐的习惯，住房多与畜圈同院，为黑热病的流行创造了良好的条件。应对黑热病需要大力开展健康教育和健康促进工作，普及防治知识。

参考文献

韩惠珍，尚文杰，2015. 2005—2014 年甘肃省甘南藏族自治州黑热病流行现状分析 . 中华地方病学杂志，34（12）：917-19.

> 患者男，56岁
>
> 主诉：高热、寒战1个月，咳嗽、颈部、臀部疼痛9天。

入院情况

1个月前患者下水捕鸭后（当时右手有皮肤破损）出现发热，T_{max} 41℃，呈稽留热型，并伴有畏寒、寒战、尿失禁。自行去当地医院就诊，予输液（具体不详）并导尿治疗，患者症状无好转，体温持续波动于39～42℃，热型不详。

9天前患者为进一步治疗转至当地省级医院，出现咳嗽、咳少量白痰，行胸部CT检查，考虑"肺部感染"，予哌拉西林他唑巴坦、依替米星静脉输液治疗5天，T_{max} 41℃，患者仍有畏寒、寒战，并逐渐出现颈部、臀部硬质肿块，局部发热，伴疼痛、不能活动。

3天前患者颈部疼痛好转，颈部活动好，臀部肿块变软，仍有疼痛。近2天患者仍持续发热，T_{max} 39℃，外院血培养为"类鼻疽伯克霍尔德菌"，为求进一步诊疗转至我院，经急诊收入病房。

入院查体：T 37.8℃，P 86次/分，R 20次/分，BP 118/71mmHg，SpO_2 100%（未吸氧），双肺呼吸音清，未闻及啰音，腹部平软，无压痛、反跳痛，肠鸣音正常，臀部正中可触及包块，质稍硬，压痛明显，边界清晰。

患者起病来，饮食下降至平日1/2以下，睡眠可，小便次数增多，20次/日，小便量＜50ml/次，大便正常，近2天有便秘，经开塞露治疗缓解，体重轻微下降。

既往史

发现糖尿病3年，口服"二甲双胍"1片，每日2次，"降糖零号"4片，每日2次，餐前血糖波动于12～15mmol/L，餐后未监测。

个人史

生于广西，干部工作，无疫水疫区接触史，无吸烟、饮酒史。

入院诊断

1.血流感染

类鼻疽伯克霍尔德菌感染

2.肺部感染
3.臀部脓肿？
4.低蛋白血症
5.2型糖尿病

解析： 类鼻疽伯克霍尔德菌原属假单胞菌第Ⅱ组，1995年改称伯克霍尔德菌属，为革兰氏阴性需氧杆菌，广泛存在于热带和亚热带的土壤和污水中，在我国广泛分布于南方地区，如海南、广东、广西和福建。海南省是中国目前类鼻疽伯克霍尔德菌分离率最高的地区。

传播途径及疫源地：人主要经吸入或皮肤伤口接触被污染的土壤和水导致感染，少数通过吸入或饮用污染病菌的水而发病。人与人以及动物与人之间直接传播的可能性很小，但带菌的动物（主要是猪和羊）能将该菌传播到远离流行区的水和土壤中。由于海南省旅游业及农牧业的发展，增加了本病向外扩散的机会。

易感因素：大部分患者伴有基础性疾病，特别是糖尿病。在类鼻疽流行地区，糖尿病与此病原菌感染的风险强烈相关。糖尿病在此类感染患者中是最常见的单个危险因素。造成这种易感性的原因之一是糖尿病患者的巨噬细胞杀伤类鼻疽伯克霍尔德菌的能力受损，而且类鼻疽伯克霍尔德菌对患者血液代谢性酸中毒环境的适应与其大量繁殖有关。

临床表现：类鼻疽伯克霍尔德菌从皮肤破损处进入人体后，除局部引起结节样炎症外，多经淋巴及血流入血，分泌致死毒素和坏死性毒素发展成败血症，累及全身组织和器官。因而，临床表现变化多端，可表现为隐匿性感染、急性局部化脓性感染、急性肺部感染、急性败血症、慢性化脓性感染和复发性感染等类型。

治疗：类鼻疽伯克霍尔德菌对下列抗菌药物较为敏感：亚胺培南敏感率为100%，哌拉西林/他唑巴坦81.7%，头孢他定76%。在细菌药敏试验前，可经验选用头孢他定、哌拉西林/他唑巴坦治疗，临床怀疑本病或一旦确诊本病，建议首选亚胺培南治疗，疗程4周左右。病情控制后，口服多西环素、复方新诺明维持治疗20周，以防复发。

诊疗经过

1.感染方面

入院后完善相关检查。

血常规：WBC $8.03×10^9/L$，NEUT% 79.7%，LY% 15.3%，HGB 100g/L，PLT $63×10^9/L$。血培养：洋葱伯克霍尔德菌。

感染科会诊后根据药敏结果予亚胺培南西司他丁钠（0.5g，q6h，iv），复方磺胺甲噁唑（2片，bid，po），患者体温高峰进行性下降至正常，臀部肿块逐渐变软、范围减小、压痛消失。

入院4天后抗生素降阶梯至头孢他啶（2g，q8h，ivgtt），上述症状无反复，2周后停用头孢他啶，继续口服复方磺胺甲噁唑治疗。

解析： 洋葱伯克霍尔德菌（Bukholderia cepacia，BC）原名洋葱假单胞菌，最初被认为是单一菌种的洋葱伯克霍尔德菌，现在被发现是由多个不同菌种组成的，每一种都是洋葱伯克霍尔德菌复合体的成员。其广泛存在于自然界和医院环境中，是一种人类条件性致病菌。洋葱伯克霍尔德菌属于非发酵菌，广泛分布在医院的环境中，如 ICU 病区、老年病区、呼吸科病区，可引起各种医院感染，如败血症、肺炎、伤口感染、脓肿、尿路感染等，尤其是老年、免疫力低下、肺结构性病变患者，接受创伤性治疗的患者更易感染。感染不易控制且细菌耐药率高。

BC 肺炎常表现为重症肺炎，重症肺炎感染病原体以多重耐药菌和特殊病原体为多，初始经验性治疗和后续靶向性治疗是重症肺炎治疗成功与否的关键，它能有效地防止病情迅速恶化，逆转感染的进程，减少细菌耐药，改善患者的预后。最初的经验性治疗覆盖面不足，延误治疗超过 8h 则明显影响预后。

哌拉西林可作为 BC 肺炎治疗时经验性首选药物。它是一种抗假单胞菌青霉素，对假单胞菌具有较高的抗菌活性，哌拉西林/他唑巴坦由于合理的复合了 β- 内酰胺酶的抑制剂，使哌拉西林的抗菌活性得到了提高。

另外可以考虑的是碳青酶烯类，在两种碳青酶烯类抗菌药物中，美罗培南耐药率明显低于亚胺培南，可能是由于该菌的特异性膜孔蛋白通道 0prD 缺失所致。另有文献报道，2 种或 2 种以上抗生素药物联合使用，可提高该菌感染治疗的成功率，BC 是多重耐药菌，患者一旦被感染，可选用抗生素有限，治疗相当棘手，在对其感染的患者进行抢救治疗时，应尽早使用哌拉西林/他唑巴坦或亚胺培南，同时尽可能地减少其他危险因素，以提高治愈率。

2. 并发症方面

入院后患者持续尿频，20～30 次/日，伴尿量减少，500～1000ml/日。B 超提示前列腺增生，残余尿 1060ml，考虑尿潴留，予导尿并留置尿管。

出院情况

患者无自觉不适，食欲、睡眠好，大便通畅，小便正常。

体格检查：神志清楚，精神好，合作，肺部呼吸音清，未闻及干湿啰音，心律整齐，未闻及杂音，腹部平软，无压痛，肠鸣音正常，导尿管通畅。

出院诊断

1. 血流感染
    类鼻疽伯克霍尔德菌感染
    洋葱伯克霍尔德菌感染
2. 肺部感染
3. 臀部脓肿
4. 2 型糖尿病
5. 前列腺增生症
    尿潴留

出院医嘱

1.出院后继续口服复方磺胺甲噁唑2片，每日两次，使用20周，并定期复查肝肾功能。

2.严格控制血糖，胰岛素注射方案：门冬胰岛素（10U-10U-10U）三餐前皮下注射，甘精胰岛素12U睡前皮下注射，并定期复查餐前、餐后血糖，必要时内分泌门诊随诊。

3.当地泌尿外科就诊，解决尿潴留及导尿管事宜。

病例点评

患者有糖尿病基础，血糖控制不理想，皮肤破损后暴露于污水后出现发热、寒战，继而出现咳嗽、咳痰以及颈部和臀部的肿、热、痛，考虑严重感染，血液播散后出现种植灶。结合患者的发病地点、血培养结果，考虑类鼻疽伯克霍尔德菌和洋葱伯克霍尔德菌感染诊断明确。可能是在起病时同时就感染了包括这两种菌在内的复杂感染，也有可能是先感染了类鼻疽伯克霍尔德菌，在诊治过程中出现了洋葱伯克霍尔德菌的感染。治疗上最好根据药敏结果选用抗生素，经验使用上，二者都可以使用亚胺培南或哌拉西林。对于类鼻疽伯克霍尔德菌感染，建议在病情控制后，口服多西环素或复方新诺明维持治疗20周，以防复发。

需要注意的是，糖尿病患者越来越多地成为急诊就诊人群。糖尿病患者因特殊的身体状态，感染类型比一般患者更复杂。有些微生物特异性因素可使糖尿病患者易发感染，包括白色假丝酵母菌、根霉菌属以及此患者感染的类鼻疽伯克霍尔德菌。

另外以下感染在糖尿病患者中更为普遍或者发生于糖尿病患者时具有独特特征：足部感染；泌尿道感染（包括真菌感染）；浅表真菌感染，如口腔假丝酵母菌病、甲真菌病和褶烂；毛霉病；恶性外耳道炎；气肿性胆囊炎；化脓性肌炎（一种骨骼肌原发性细菌感染，特征是形成一个或多个肌肉内脓肿）以及坏死性筋膜炎（通常由需氧菌和厌氧菌混合感染引起），需要引起足够的重视。

参考文献

De Boeck K，Malfroot A，Van Schil L，et al，2004. Epidemiology of Burkholderia cepacia complex colonisation in cystic fibrosis patients. Eur Respir J，23：851.

患者女性，18 岁

主诉：发热 2 周，咳嗽、咽痛 10 天。

入院情况

患者两周前无诱因出现发热（具体体温不详），伴乏力，12 天前测体温 40℃，伴畏寒，每天 1～2 个热峰，服用退热药可降至正常，但维持数小时后体温又上升，无咳嗽、咳痰、咽痛、腹痛、腹泻、尿频、尿急等症状。10 天前患者出现咳嗽、咽痛，无咳痰、胸痛，咳嗽剧烈时感恶心，就诊外院完善检查：

血常规：WBC 2.54×10^9/L，NEUT 1.5×10^9/L，LY 0.83×10^9/L，HGB 119g/L，PLT 96×10^9/L。

血生化：ALT 81.1 U/L，AST 102 U/L，TBil、DBil、ALP、GGT 正常，ALB 38.3g/L，LDH 514U/L，Cr 47μmol/L。

腹部超声：（-）。

外院考虑病毒感染，予抗病毒（具体不详）及"清热解毒"治疗，患者仍每日发热，体温波动于 37.5～38.3℃，偶有高热，T_{max} 39℃，8 天前就诊我院门诊，完善检查：

血常规：WBC 5.04×10^9/L → 10.11×10^9/L，NEUT 2.55×10^9/L → 2.76×10^9/L，LY 1.8×10^9/L → 5.7×10^9/L（可见异形淋巴细胞），LY% 56%，M $0.461.13 \times 10^9$/L → 1.13×10^9/L，M% 11%，HGB 124 g/L → 141g/L，PLT 128×10^9/L → 94×10^9/L。

血生化：ALT 355U/L，AST 374U/L，TBil 80μmol/L，DBil 63μmol/L，ALP 347U/L，GGT 162U/L，Cr 61μmol/L。

EBV-DNA 61000 copies/mL，CMV-DNA（-），PCT < 0.5ng/ml，肺炎支原体抗体 > 1：160。

胸部 CT（5 天前）：右肺上叶斑片点状影。

查体：颈部多发淋巴结肿大，双侧扁桃体Ⅱ度肿大，无脓苔。

考虑 EB 病毒（Epstein-Barr virus，EBV）感染、传染性单核细胞增多症可能，予多烯磷脂酰胆碱、双环醇保肝。患者体温波动于 37.5～39℃，患者仍感咽痛，咳嗽频率较前增加，复查血常规提示淋巴细胞数仍高，肝功能异常，为进一步诊治收入院。

发病以来，患者否认口腔、外阴溃疡，否认关节痛、皮疹等，食欲下降 1/2，睡眠可，二便如常，近 2 周体重下降 2kg。

入院诊断

1. 传染性单核细胞增多症可能性大

2. 肺部感染？

解析： 传染性单核细胞增多症（infectious mononucleosis，IM）以发热、扁桃体咽炎及淋巴结肿大三联征为特征，颈部淋巴结肿大更易累及颈后淋巴结。其他症状包括脾大和腭瘀斑。脾大见于 50% ～ 60% 的 IM 患者，通常在疾病第 3 周开始回缩。偶尔可见全身性斑丘疹、荨麻疹或瘀点状皮疹。神经系统综合征包括 Guillain-Barré 综合征、面神经及其他颅神经麻痹、脑膜脑炎、无菌性脑膜炎、横贯性脊髓炎、周围神经炎、视神经炎和脑脊髓炎。常见的实验室检查异常包括绝对或相对淋巴细胞增多、异型淋巴细胞比例增高和氨基转移酶水平升高。传播途径为接触带菌患者。根据病史和体格检查疑诊 IM 的患者应该进行白细胞计数和分类及嗜异性试验。

EBV 为最常见的病原体，IgM VCA 抗体提示可能出现急性 EBV 感染，血或血浆 PCR 分析可以完成对 EBV-DNA 定量。疾病的严重程度与血液中 EBV 载量相关。EBV 几乎可感染任何器官系统，与诸多疾病表现相关，例如肝炎或胆汁淤积、肺炎、胸腔积液、心肌炎、胰腺炎、肠系膜淋巴结炎、肌炎、急性肾功能衰竭、肾小球性肾炎、胃假性淋巴瘤和生殖器溃疡。虽然已有腹水和致死性肝炎病例的报告，但是黄疸和肝大较不常见。EBV 检测阴性的患者应考虑单核细胞增多症的非 EBV 原因。约 10% 的单核细胞增多症样病例不是 EBV 所致。其他导致有类似临床表现的综合征的病因包括巨细胞病毒（cytomegalovirus，CMV）、HIV、弓形体病、HHV-6、乙型肝炎、HHV-7。

诊疗经过

完善相关检查。

1. 常规检查

血常规：WBC 6.19×10⁹/L，NEUT 1.58×10⁹/L，HGB 108g/L，PLT 113×10⁹/L。

尿常规：WBC 70Cells/μl，PRO TRACEg/L。

便常规：（-）。

血生化：ALB 28g/L，AST 205U/L，ALT 68U/L，TBil 35.9μmol/L，DBil 28.4μmol/L，GGT 170U/L，ALP 526U/L，Cr 48μmol/L。

凝血功能：PT 13.0s，APTT 35.1s，Fbg 1.54g/L，D-Dimer 5.85mg/L。

免疫球蛋白：IgG 16.05g/L，IgA 3.89g/L，IgM 4.56g/L。

炎症指标及补体：ESR 12mm/h，hsCRP 11.08mg/L，C3 0.426g/L，C4 0.086g/L。

血涂片：异形淋巴细胞 9% ～ 12%。

TB 细胞亚群 8 项：B 46/μl，T 3062/μl，38T8% 98.4%，LY 3268/μl，T4/T8 0.14%。

2. 感染筛查

结核方面：PPD 试验阴性，T-SPOT.TB：A+B 120 SFCs/10⁶PBMC。

病毒方面：EBV-DNA 69000copies/ml；CMV-IgM 阳性，CMV-DNA、PP65 阴性，IgG/VCA、IgM/VCA 阳性，EBNA-IgG 阴性，细小病毒 B19IgM 抗体、G 试验、嗜肺军团菌抗体、BST 均阴性。

免疫筛查：ANA（+）S1：80，AMA-M2 弱阳性，抗 PM-Scl、抗 Jo-1 弱阳性。

3. 影像学检查

超声：肝大，胆囊壁水肿、增厚，脾大，左肾囊肿伴壁钙化。（肝剑下10.8cm，肋下6.6cm，脾厚5.3cm，长16.6cm，肋下7.9cm）。颈部多发淋巴结肿大，（右侧较大者位于右颈上部，2.3cm×0.8cm，左侧较大者位于左颈下部，2.1cm×0.8cm，内见较丰富血流信号）。

胸腹盆增强CT：与本院老片（5天前）对比：右肺上叶多发斑片实变，较前加重；右肺中叶及双肺下叶多发斑片索条影，较前增多；双侧胸腔积液，右侧为著，右肺下叶膨胀不全，较前新见；心包略增厚，大致同前，新见心包少量积液；前纵隔软组织影，残存胸腺可能；双侧颈部、锁骨上窝、两肺门及纵隔多发淋巴结，部分增大，基本同前；肝脏、脾脏增大；胆囊壁增厚伴强化，胆囊窝积液；左肾后唇类圆形囊性低密度影；腹盆腔积液；腹膜后、双侧腹股沟多发小淋巴结。

骨穿+活检活检：无异常。

治疗经过

1. 入院后考虑传染性单核细胞增多症诊断明确，EBV-DNA高拷贝，加用阿昔洛韦减少病毒载量，同时予NSAIDs对症及加强保肝治疗，经治疗，患者体温正常，肝脾、颈部淋巴结缩小，肝酶恢复，12月21日复查EBV-DNA转阴。

2. 肺部病变方面，考虑社区获得性肺炎（CAP）可能性大，予莫西沙星（0.4g，qd）抗感染后复查胸部CT病灶较前加重，新出现胸腔积液和少量心包积液，加用阿莫西林/克拉维酸钾抗感染，考虑结核感染不除外，入院2周后行支气管镜检查，镜下未见异常，肺泡盥洗液细菌涂片、培养阴性，抗酸染色阴性，分枝杆菌培养结果阴性，结核分枝杆菌DNA两次均阳性，结合患者影像学和T-SPOT.TB结果，诊断患者合并结核感染，考虑患者血象偏低，肝大，肝功能尚未恢复正常，予莫西沙星（0.4g，qd）、异烟肼（0.3g，qd）、乙胺丁醇（0.75g，qd）抗结核治疗，血象稳定后加用阿米卡星（0.4g，qd，im）四联抗结核治疗，患者体温、炎症指标正常，病情平稳出院。

解析：传染性单核细胞增多症治疗以对症处理为主，因为IM通常是自限性疾病。推荐使用对乙酰氨基酚或非甾体抗炎药来治疗发热、咽部不适等症状。提供足够的液体和营养也很重要。虽然绝对卧床休息不是必需的，但还是需要充分休息。阿昔洛韦和泼尼松龙联用可减少口咽部的病毒排出，但不影响症状持续时间，也不能使患者更早返回学校或工作，因此这两类药物都不推荐常规使用。

直接督导治疗（directly observed treatment，DOT）是所有结核病患者治疗的首选策略，以确保完成恰当治疗和防止耐药性产生。治疗的初始阶段通常为2个月，指南推荐使用4种药物进行初始治疗，该方案通常包括异烟肼（INH）、利福平（RIF）、吡嗪酰胺（PZA）和乙胺丁醇（EMB）。初始治疗阶段时病原体负荷最高且发生耐药性的可能性最大，因此连续治疗是最重要的。治疗过程中需要监测药物不良反应，包括肝酶（氨基转移酶、胆红素和碱性磷酸酶）、全血细胞计数、血清肌酐及尿酸的检测。对于有流行病学危险因素的患者，应进行乙型肝炎和丙型肝炎的检测，并且应对所有患者进行人类免疫缺陷病毒（HIV）感染的咨询和检测。当治疗中含有乙胺丁醇时，应进行视力及红绿色辨别力

8

发热

的测试。

3. 疗效评估

患者体温、炎症指标正常，病情平稳出院。

出院情况

患者无发热、咳嗽、咳痰等不适，大小便正常。查体：生命体征平稳，颈部淋巴结明显缩小至绿豆大小，活动可，无压痛，肝肋下 5cm，脾肋下 4cm，质地软，双下肢无水肿。

出院诊断

1. 传染性单核细胞增多症
2. 结核病可能性大
    肺结核
    结核性多浆膜腔积液
3. 左肾囊肿

出院医嘱

1. 加强营养，注意休息，避免感染。

2. 继续异烟肼 0.3g 每天 1 次，乙胺丁醇 0.75g 每天 1 次，莫西沙星 0.4g 每天 1 次，阿米卡星 0.4g 肌注，每天 1 次，抗结核治疗期间，注意药物毒副作用，阿米卡星疗程不超过 2 个月；继续保肝、营养神经治疗，定期复查血常规、肝肾功能、ESR、CRP 等。3 周后复查胸部 CT，感染科门诊随诊。

3. 胆囊壁增厚、强化原因未明，3 个月后复查腹部超声，基本外科随诊。

4. 继续利可君升白细胞治疗，每周复查血常规，若 NEUT $< 0.5 \times 10^9$/L，必要时予吉赛欣，若出现发热，及时就诊。

5. 如有不适，及时门诊、急诊就诊。

病例点评

结合患者的症状、体征和实验室检查，该患者入抢救室时传染性单核细胞增多症、EBV 感染诊断明确。EBV 感染起病时需与其他疾病鉴别：

1）其他病原菌感染：①结核：患者右肺上叶多发斑片条索影，近期发热、消瘦，应该警惕结核感染。②细菌：如社区获得性肺炎，常见的有肺炎链球菌，流血嗜血杆菌和卡他莫拉菌。

2）肿瘤：血液系统肿瘤如淋巴瘤，常可以急性发热起病，伴淋巴结肿大，EBV 可高拷贝，需高度警惕淋巴瘤，有时需行颈部淋巴结活检以明确。

3）免疫病：患者青年女性，为免疫病高发人群，但免疫病急性起病少见，且以高热为主要表现的免疫病常为血管炎、成人 Still 病等。

传染性单核细胞增多症常为自限性疾病，治疗方面主要是对症支持治疗。该患者经治疗后 EBV-DNA 阴性，但仍有发热，肺部 CT 不除外肺结核可能，2 份 BALF 结核分枝杆菌 DNA 阳性，血 T-SPOT.TB 结果阳性，考虑患者既有 EBV 病毒感染，又合并肺结核感染，此类患者需警惕有无免疫抑制疾病，如淋巴增殖性疾病或肿瘤性疾病如淋巴瘤等，需要定期随诊观察。

参 考 文 献

Luzuriaga K，Sullivan JL，2010. Infectious mononucleosis，N Engl J Med，362：1993.

8

发热

患者女性，50 岁

主诉：发热伴肌肉关节痛 2 个月余。

入院情况

患者于 2 个月前受凉后出现发热，热峰 39℃，多见于午后及夜间，每日发热 1～2 次，伴畏寒、寒战、咽痛、双手近、远端指间关节、踝关节及膝关节疼痛，全身肌肉酸痛，伴尿频尿急。当地医院查血常规示白细胞轻度升高（未见报告），予青霉素、头孢类抗生素静脉输液治疗 5～6 天后，体温可恢复正常 2～3 天，后患者发热反复，热峰 38℃，又再次用药，如此反复 1 个月余。

患者自述每次输液后出现腹泻，大便呈糊状，无黑便、便血，无腹痛，无恶心、呕吐，未予特殊治疗。

2 周前患者就诊于当地医院，查血常规：WBC $13×10^9$/L，心脏彩超、心脏 CT 血管造影（CTA）、结肠镜未见明显异常，胸部 CT 示肺部纹理增多，双肺内见索条、斑片状模糊影。查 ANA、ANCA、ENA 均（-），ESR、CPR（-）。予哌拉西林钠他唑巴坦（4.5g，q12h）静脉输液治疗 8 天后，患者体温恢复正常，遂于 4 天前出院。

出院 3 天后患者再次无诱因出现发热，热峰 38℃，常出现于午后，伴呕吐、视物模糊，呕吐物为胃内容物，非喷射状，否认头痛。当地医院予青霉素、头孢类抗生素输液后，症状无明显减轻（具体不详）。患者为进一步诊治经急诊收入院。

患者发病以来无脱发、光过敏、口眼干、皮疹症状，精神、睡眠较差，食欲较差，患者长期以来有尿频、尿急症状，无血尿。静脉使用抗生素后常有腹泻，大便呈糊状，停用抗生素后大便正常，体重下降 5kg。

查体：T 37.5℃，R 19 次 / 分，HR 85 次 / 分，BP 175/93mmHg，SpO_2 96%。神志淡漠，中下腹可见一横行手术瘢痕，双肺呼吸音清，未闻及干湿啰音，心律齐，无病理性杂音，腹软无抵抗，双下肢无水肿。

既往史

患者高血压病史 5 年，最高血压 180/100mmHg，自服"葵花灵"，血压控制不良，近期仍波动于 180/100mmHg 左右。否认糖尿病、冠心病、肝炎、结核病史。2008 年因子宫肌瘤行全子宫切除术。否认外伤及输血史。否认药物、食物过敏史。预防接种史不详。

入院诊断

1. 发热原因待查
2. 高血压（3级），极高危
3. 子宫全切除术后

解析： 患者老年女性，慢性病程，以发热起病，伴关节痛及长期尿路刺激症状。外院应用抗生素似乎有效，但停药后症状反复。辅助检查方面可见白细胞升高，以中性粒细胞升高为主，但炎症指标不高。查体可见患者神志淡漠，心、肺、腹查体无殊。诊断方面首先考虑感染：

1）细菌感染：①患者有长期尿频、尿急症状，泌尿系统感染不能除外，可完善泌尿系超声、尿常规，尿培养以评估；②患者病程较长，发热症状反复，曾伴有畏寒、寒战，需警惕IE可能，外院经胸心脏彩超未见异常，可完善血培养及经食道超声以明确；③深部脓肿：如肝脓肿可引起类似长期发热表现，且短时间应用抗生素难以控制，入院后可完善胸腹盆CT进一步评价。

2）特殊菌如结核感染：患者长期发热，且外院抗生素治疗似乎有效，病程中有消耗症状，考虑TB不除外，TB表现不典型，可累及肾脏，引起泌尿系统症状，也可引起反应性关节炎等表现，因此需完善TB-SPOT、PPD以除外。

3）病毒感染：病毒感染一般有自限性，但EBV可呈慢性病程，表现为长期发热、淋巴结肿大、肝脾肿大等慢性活动性EB病毒感染（chronic active Epstein-Barr virus infection，CAEBV）表现，患者无淋巴结肿大及肝脾肿大，可完善EBV-DNA以明确。

4）其他病原菌：如布鲁氏菌病，伤寒等，入院后完善BST、肥达外斐试验等相关检验以除外。

肿瘤方面：患者中年女性，近期出现体重下降情况，需除外肿瘤可能，入院后可完善肿瘤指标筛查。自身免疫病方面：患者年龄较大，自起病以来无光过敏、脱发等免疫色彩，考虑自身免疫性疾病可能不大，入院后可完善ANCA、dsDNA、ENA等相关抗体筛查以除外。

另外，患者神志淡漠，自诉症状较多，入院后可筛查甲状腺功能，明确有无甲状腺功能减退情况；患者长期血压控制不佳，可给予降压药定时监测血压变化，警惕突发高血压对心脑血管损害。

诊疗经过

患者入院后完善相关检查。

1. 一般检查

血常规：PLT 509×10^9/L，WBC 9.37×10^9/L，NEUT% 78.7%，HGB 103g/L。

肝肾功能：ALT 15U/L，ALB 34g/L，TBil 6.4μmol/L，Cr（E）67μmol/L，Urea 3.97mmol/L，K^+ 3.0mmol/L。

尿常规：WBC（-），BLD（-）。

凝血功能：PT 13.0s，Fbg 5.84g/L，APTT 28.2s。

大便常规：阴性。

2. 感染指标

血培养 2 次：阴性，PCT 小于 0.5ng/ml。

感染四项、肥达外斐试验、CMV、EBV-DNA、TB-SPOT、BST、TB-SPOT：阴性。

3. 炎症指标

ESR 5mm/h，hsCRP 1.85mg/L，IgG 12.61g/L，IgA 4.08g/L，IgM 0.51g/L，C3 1.066g/L，C4 0.246g/L，铁蛋白：Fer 173ng/ml。

4. 免疫指标

抗核抗体谱、抗 ENA 抗体、ANCA：阴性。

5. 肿瘤指标

胃泌素（GAS）：GASTRIN 229.5pg/ml，余各项肿瘤指标阴性。

6. 其他

甲状腺功能：TSH3 5.254μIU/mL，A-TPO 252.20IU/ml，A-Tg 148.10IU/ml，FT4 1.294ng/dl。

内分泌科会诊示：患者亚临床甲减明确，但甲状腺功能水平不能解释其反应迟钝症状，3 ~ 6 个月后复查甲状腺功能，若 TSH > 10μIU/ml，需予 L-T4 替代治疗。

7. 影像学检查

经食管超声心动图：各瓣膜未见明显赘生物，轻度二尖瓣关闭不全。

双肾、输尿管、膀胱超声：双肾稍大，膀胱壁毛糙。

腹部 B 超：脂肪肝。

胸腹增强 CT：（-）。

甲状腺及颈部淋巴结超声：甲状腺回声不均，甲状腺多发高回声，良性病变可能性大。

子宫双附件超声检查（经阴道）：子宫切除术后。

头常规 MRI：双侧脑室旁、半卵圆中心区多发异常信号，考虑缺血性白质病变可能性大；左侧上颌窦炎症。

胃镜：慢性浅表性胃炎，十二指肠球炎。

解析： 患者入院后无尿频、尿急，无腹泻、腹痛等不适，反复查尿便常规正常，无泌尿系及消化道感染证据。经仔细查体未发现可能的隐匿感染灶，入院后多次血培养阴性。自此各项感染指标、免疫指标、肿瘤筛查指标阴性。另外，因患者入院后常自诉有头晕、头痛，胃部不适等症状，入院后行胃镜、头部 MRI 等检查亦未见异常。患者仍有发热，发热待查的各项检查到此出现僵局。需要考虑到一些少见的 FUO 情况，如药物热、伪热等。

患者入院后未再出现呕吐，体温波动在 37.5 ~ 38℃之间，发热时仍有肌肉关节痛。住院医师发现，患者每日诉心情抑郁，觉得"自己的病治不好"，家里有很重的经济负担，可能无法负担医疗费用，但对于检查配合积极。患者常自诉皮肤瘙痒，对床单过敏，要求更换床单，但瘙痒定位不准确，皮肤表面未见皮疹及抓痕。有时自感胃部不适、四肢麻木，时有心慌、胸闷表现，主诉较多，但都无任何体征。请心理科会诊：患者抑郁、焦虑状态明确，加用左洛复（50mg，qd）、阿普唑仑（0.4mg，qd）。数日后患者不适症状较前明显好转。体温逐渐下降到37℃以下，未再有不适主诉。

经多科会诊，考虑患者伪热可能性大，目前已无发热，嘱出院后心理医学科随诊，监测体温。

出院情况

患者神志清，精神好，体温正常，大小便及饮食尚可。胃部不适与四肢麻木较前明显好转。查体：T 36.2℃，BP 118/70mmHg，HR 82次/分。双肺呼吸音清，未及干湿啰音，心律齐，未闻及病理性杂音，腹软无抵抗，双下肢无水肿。

此患者随访半年未再发热。

出院诊断

1. 伪热
2. 抑郁状态
3. 焦虑状态
4. 高血压3级（极高危）
5. 慢性浅表性胃炎
6. 十二指肠球炎
7. 亚临床甲减
8. 甲状腺多发高回声
9. 子宫切除术后

病例点评

发热是临床上最常见的症状，根据病因可分为感染性发热和非感染性发热两大类，前者主要由细菌、病毒等病原体引起，后者主要由免疫病、肿瘤等多种疾病导致。其中大多数发热最后可明确诊断，约10%的患者虽经各种检查仍未能明确诊断，称为不明原因的发热（fever of unknown origin，FUO）。1999年在全国发热性疾病学术研讨会上将FUO定义为：发热持续3周以上，体温在38.5℃以上，经详细询问病史、体格检查和常规实验室检查仍不能明确诊断的疾病。数据表明，FUO患者中1/3与感染性疾病（大部分是结核病，尤其是肺外结核病）有关，1/3与肿瘤性疾病有关，而结缔组织病在全部FUO病例中占1/5。FUO除了以上几种常见原因外，还有一种比较少见的情况——伪热。伪热即假热，常见于女性，原因极多，常与心理因素有极大关系。我院对3年的不明原因发热患者统计发现，伪热占到我院收治FUO的1.3%。在所有客观检查及仔细询问病史、查体均未发现患者发热原因时，尤其是患者各项炎性指标正常时，需要考虑到伪热的可能性。

临床上常试图单纯从医学的角度来解释出现的异常现象，而没有考虑到社会、环境因素尤其是人为因素的影响；在诊治过程中，我们关注的对象始终集中在疾病的变化上，从而忽略了患者的心理变化，未能从患者的异常行为中发现蛛丝马迹，寻找突破口。关注患者的心理变化对于一名急诊科医师显得尤为重要。

参 考 文 献

马小军，王爱霞，邓国华等，2004. 不明原因发热 449 例临床分析. 中华内科杂志，9：682-85.

Haslett C，Chilvers ER，Hunter JA，et al，1999. Davidson's Principles and Practice of Medicine. 18th ed. London：Churchill.

患者男性，52 岁

主诉：间断发热 4 个月，胸闷、喘憋、乏力 2 个月余，加重 4 小时。

入院情况

患者 4 个月前出现间断发热，T_{max} 38℃，无明显规律，无其他伴随症状，当地医院给予"头孢"治疗 1 周，体温曾恢复正常，1 周后再次反复，曾查 PLT 40×10^9/L，未诊治。发热呈间断性，约 2 ～ 3 天 1 次，峰值同前，晨起较明显。2 个月前患者出现胸闷、喘憋、乏力，活动后加重。无头晕、头痛，无胸痛、肩背痛，无腹痛、腹泻。就诊当地省级医院，查血常规：WBC 3.3×10^9/L，HGB 100g/L，PLT 27×10^9/L。心脏超声：心包腔中大量积液，双侧胸腔积液。腹部超声提示肝大、脾大，腹腔少量积液，40 天前行心包穿刺置管引流（为血性液体，起初 200 ～ 300ml/ 日，逐渐减少，昨日 70ml，入抢救室前 40ml）。30 天前行腹腔穿刺置管引流（黄色浑浊液体，引流液 700 ～ 800ml）。化验心包积液：李凡他试验（+），有核细胞 1764×10^6/L，单核细胞 72%，ADA 15.5μU/L，Glu 5.35mmol/L，Cl^- 95mmol/L，Pro 40.5g/L，抗酸、脱落细胞检测（-）。呼吸道感染病原体：呼吸道合胞病毒（+）、嗜肺军团菌（+）、风疹病毒抗体 IgG 及 IgM（+）、EBV-DNA 6.75×10^3 copies/ml。骨髓：涂片稀释；活检：增生活跃，大致正常；流式细胞学阴性。给予抗感染、输血小板等治疗，患者心包积液引流量减少，给予多种抗生素治疗效果不佳，患者仍有发热、反复喘憋。

4 小时前患者喘憋进行性加重，并出现大量腹泻，就诊我院急诊，因病情重收住抢救室。

查体：HR 125 次/分，BP 81/51mmHg，SpO_2 97%。可见心包引流管、腹腔引流管，心包引流液为血性，腹腔引流液为白色乳糜状。双肺呼吸音粗，未闻及明显干湿性啰音。心律齐，心音低钝，未闻及病理性杂音。腹部软，无压痛，肠鸣音活跃。双下肢无水肿。

血气分析：pH.37，PCO_2 26mmHg，PO_2 114，Lac 6.5 mmol/L。

血常规：WBC 8.57×10^9/L，NEUT 6.42×10^9/L，HGB 119g/L，PLT 135×10^9/L。

PCT 0.5 ～ 2ng/ml。

血生化：TP 48g/L，ALB 24g/L，LD 362U/L，Na^+ 128mmol/L，Ca^{2+} 1.79mmol/L，Urea 13.81mmol/L，Cr（E）146μmol/L；免疫球蛋白（-）。

cTnI 0.075μg/L → 0.668μg/L，CK、CK-MB（-），NT-proBNP 27659 pg/ml → 92158pg/ml。

ECG：V_1 ～ V_3 轻度 T 波倒置。

胸部 CT：双侧胸腔积液，双下肺少量渗出。

病程中患者腹胀、纳差、消瘦、盗汗明显，尿量进行性减少，每日排褐色成形便，体重下降约 10kg。

既往史

无特殊。

家族史

无特殊。

入院诊断

1. 多浆膜腔积液原因待查
   结核性?
   自身免疫性疾病?
   恶性肿瘤?
2. 心包穿刺术后
3. 腹腔穿刺术后
4. 休克
   分布性休克可能性大
   梗阻性休克不除外
   低血容量性休克不除外
5. 肺部感染
6. 肠道感染?
7. 肾功能不全

解析： 多浆膜腔积液病因的鉴别诊断：

1）结核感染：一般有全身中毒症状如乏力、午后低热、消瘦、盗汗等，ESR 增快，PPD 试验强阳性，血或积液 T.SPOT.TB 阳性，反复多次痰或积液找抗酸杆菌或积液培养出分枝杆菌者阳性，经胸、腹膜活检或手术探查病理发现上皮细胞、多核巨细胞或有干酪性肉芽肿，积液抗结核治疗有效。

2）结缔组织疾病：主要特点为长期不规则发热，患者可有皮肤、关节、内脏损害，病情反复，缓解与交替反复发作，血沉增快，免疫球蛋白增高，抗核抗体阳性，抗生素治疗有效，糖皮质激素治疗可缓解。

3）恶性肿瘤：包括实体肿瘤和血液系统肿瘤。有发热、体重明显下降、淋巴结肿大、肝脾大、多浆膜腔积液，抗感染、抗结核治疗无效，抽液后积液增长快，量多不易消退；化验血肿瘤标志物升高，组织活检病理可明确。

其他还有肝硬化、心功能不全、黏液性水肿等，需完善相关检查进一步明确。

诊疗经过

入抢救室后完善相关检查。

1. 积液方面

腹水常规：乳黄色混浊，细胞总数 $4010\times10^6/L$，白细胞总数 $1416\times10^6/L$，单核 93%，李凡他试验（＋），有较大细胞。

腹水生化：ADA 18.4U/L，ALB 17g/L（SAAG 7g/L），LD 448U/L，Cl^- 95mmol/L。腹水培养：缓释症链球菌，菌量（＋）。

心包积液常规：外观黄色混浊，WBC 3 ～ 8/HPF，RBC 10 ～ 20/HPF，乳糜试验（－）。血生化：TP 21g/L，ALB 13g/L，ADA 21.2U/L，LD 612U/L，Glu 8.0mmol/L。

2. 感染方面

腹水、心包、血 T-SPOT.TB：（－）。

腹水、心包积液 TB/NTM DNA。

腹水抗酸染色（－）。

B19-IgM、CMV-DNA、EBV-DNA、EBV-IgM/VCA（－）。

风疹病毒 -IgM（＋）1.69，G 试验、BST、肥达外斐试验、TB-Ab、隐球菌抗原（－）。

3. 血液系统方面

外周血涂片：异形淋巴细胞 1%。

尿免疫固定电泳游离 λ（＋），Coombs 试验（＋），IgG（＋＋）。

血清免疫固定电泳、血清蛋白电泳（－）；血游离轻链：k 34.6，λ 153.75，k/λ 0.225。

4. 影像学方面

腹部超声：胆囊壁增厚，脾大，双肾皮质回声增强，右肾积水伴输尿管上段扩张，腹腔积液。

入抢救室后首先维持生命体征稳定，给予右颈内静脉置管，去甲肾上腺素静脉（每分钟 10μg/kg 左右）泵入升压，血压维持在 100/70mmHg 左右，HR 100 ～ 130 次 / 分，SpO_2 97%（鼻导管吸氧 5L/min）。浆膜腔积液：继续心包引流、腹腔引流、完善血液系统、超声心动、胸腹盆 CT 等检查。肺部感染：给予莫西沙星抗感染。肾功能不全：考虑存在肾前性及肾性因素，给予扩容补液治疗，泌尿外科会诊右肾积水伴输尿管上段扩张无法解释无尿，建议原发病治疗。

入院第 3 天，骨髓涂片结果回报：未见明显异常。超声心动图：心肌病变，室间隔中下段运动障碍，右室收缩功能减低，右室肥厚，LVEF 79%。胸腹盆 CT 平扫结果回报：纵隔多发淋巴结，部分肿大，前心膈角软组织密度结节影，肿大淋巴结可能，胃壁弥漫明显增厚，淋巴瘤？腹腔、腹膜后、肠系膜区、双侧肾周脂肪囊内、盆腔及双侧腹股沟区见多发大小不等淋巴结影，右侧肾盂增宽。考虑淋巴瘤，联系胃镜及 PET-CT 检查。胃镜：食管、胃多发溃疡，慢性浅表性胃炎伴糜烂结节，十二指肠霜斑样溃疡，已取黏膜活检。复查骨髓穿刺。

诊断未明确前，继续使用升压药、莫西沙星抗感染、引流积液以及补液等对症支持治疗，监测血三系无明显变化，血肌酐进行性升高，最高 287μmol/L，患者尿量逐渐减少，出现高钾，血钾最高 6.2mmol/L，给予补液、降钾、利尿等对症治疗。

入院第 7 天患者出现血小板进行性下降，逐渐降到 PLT $18\times10^9/L$。追 PET/CT 结果：①双颈部（大小 1.1 ～ 2.3cm，SUV2.5 ～ 4.4）、双侧锁骨下、双肺门、纵隔、双侧腋下、腹膜后、双侧肾上腺区、肠系膜上、盆腔内及双侧腹股沟区多发代谢异常增高淋巴结，心包、肝脏表面、脾周、大网膜、T3 及左髂骨多发代谢异常增高灶，多浆膜腔内积液，可见放射性分布，恶性病变可能性大，建议左颈部 II 区淋巴结活检。②大脑皮层弥漫性代谢减低，考虑继发性改变。

入院第 9 天骨髓涂片结果回报：淋巴瘤骨髓受侵，淋巴瘤细胞 4%。

入院第 10 天胃体活检病理回报：固有层内可见多量异形淋巴细胞浸润，免疫组化示 Bcl-2（+），Bcl-6（+），CD10（-），CD20（++），CD21（-），CD23（-），CD3（散在 +），CD5（-），CyclinD1（-），Mum-1（+），Ki-67（90%），结合免疫组化考虑弥漫大 B 细胞淋巴瘤（非生发中心）。

结合患者症状及辅助检查结果，考虑弥漫大 B 细胞淋巴瘤诊断明确，遵血液科会诊意见开始地塞米松（10mg，qd）入壶治疗，同时予质子泵抑制剂（proton pump inhibitor，PPI）抑酸，考虑肺部感染不除外，调整为厄他培南经验性抗感染治疗。

入院第 11 天患者生命体征略平稳，收住病房继续治疗。

治疗经过

1. 弥漫大 B 细胞淋巴瘤方面

患者于入院第 12 天至第 15 天行 R-CHOP 化疗方案，同时碱化、水化，期间出现粒细胞缺乏，第 17 天 WBC $1.25 \times 10^9/L \rightarrow 0.74 \times 10^9/L$，NEUT $1.17 \times 10^9/L \rightarrow 0.69 \times 10^9/L$，给予吉赛欣（300μg，q12h），监测 WBC $0.05 \times 10^9/L \rightarrow 0.24 \times 10^9/L \rightarrow 0.80 \times 10^9/L \rightarrow 2.16 \times 10^9/L \rightarrow 12.5 \times 10^9/L$，NEUT $0.01 \times 10^9/L \rightarrow 0.03 \times 10^9/L \rightarrow 0.20 \times 10^9/L \rightarrow 0.71 \times 10^9/L \rightarrow 1.97 \times 10^9/L \rightarrow 11.2 \times 10^9/L$，第 17 天予吉赛欣（300U，q12h）→第 27 天（150U，qd）→第 29 天停用；监测 HGB $60 \sim 90g/L$，PLT $15 \times 10^9/L$ 波动，间断补充红细胞及血小板治疗。淋巴瘤方面检查：胃体标本 FISH 检测：MYC 基因重排阳性，未见 BCL2、BCL6 基因重排。腹腔积液流式细胞分析：样本中存在大量异常 T 淋巴细胞。胸腔积液流式细胞分析：未见明显异常表型细胞。血液科专业组查房：患者受累器官广泛，病情重，前 1 程化疗后骨髓抑制重，后续化疗可考虑根据病人情况适当降低化疗强度，或拆分 R-CHOP 方案分步化疗。第 39 天起予第 2 程减量 R-CHOP 化疗，过程顺利。

2. 感染方面

1）患者入院第 11 天心包积液需氧瓶 4h 报警：G⁻杆菌，第 14 天结果回报：鲍曼不动杆菌，予头孢他定治疗 3 天后予舒普深治疗 1 周，同时充分引流心包积液。

2）肠道问题：患者腹泻，大便有大量白细胞，给予莫西沙星 + 口服万古霉素治疗 1 周。

3）第 18 天患者出现粒细胞缺乏发热，血培养回报为大肠埃希菌，加用替加环素 + 亚胺培南，同时大便培养热带念珠菌，加用氟康唑，患者体温逐步恢复正常，第 21 天停用血管活性药物，第 35 天停用替加环素 + 亚胺培南。

4）胸 CT 提示右肺上叶团块，有晕征，第 28 天导管尖真菌培养报警：烟曲霉，血 G 试验及 GM 试验阳性。第 29 天起予静脉两性霉素 B 抗真菌治疗。

3. 休克方面

考虑感染性休克、低血容量性休克、梗阻性休克，给予抗感染、容量补充，心包积液穿刺引流等治疗后，患者休克纠正，血压及呼吸相对稳定。

4. 心脏方面

患者住院期间反复出现多次房性心动过速，心室率在 150～160 次 / 分，加用胺碘酮控制心率，稳定在 90～100 次 / 分，入院第 26 天停用胺碘酮，未再出现心律失常。

5. 浆膜腔积液方面

给予腹腔穿刺、胸腔穿刺引流，引流液逐渐减少，拔除引流管。

6. 消化道出血

患者于入院第 17 天回抽胃管发现血性引流液，考虑消化道出血，予以禁食水、抑酸、止血治疗，监测血压及血红蛋白下降不明显，后观察引流液无血性成分，并逐步开始经口进食。

解析： 弥漫大 B 细胞淋巴瘤的治疗：

1）靶向 CD20：靶向 CD20 的单克隆抗体是 B 细胞淋巴瘤治疗的关键部分。利妥昔单抗是所研发的第一个抗 CD20 单克隆抗体，也是唯一被监管机构批准用于治疗漫大 B 细胞淋巴瘤（diffuse large B cell lymphoma，DLBCL）的药物。

2）R-CHOP（环磷酰胺、多柔比星、长春新碱、泼尼松加利妥昔单抗）已成为治疗大多数 DLBCL 患者的标准化疗方案。

3）支持治疗：是淋巴瘤患者治疗中的关键部分。

治疗引起的危及生命的不良反应包括肿瘤溶解综合征、感染以及全身性过敏反应，其他包括黏膜炎、恶心和呕吐、脱发以及肝脏、心脏、神经、肾脏和肺损伤。

1）感染风险：对于以下高危患者，例如预先存在中性粒细胞减少、晚期疾病、体能状态较差，以及 65 岁及以上。对于出现中性粒细胞减少性发热的患者，需要评估并立即应用胃肠外抗生素。

2）呕吐风险，需要预防性止吐。

3）肿瘤溶解综合征，由大量肿瘤细胞溶解并释放大量钾、磷及尿酸进入体循环引起，尿酸和（或）磷酸钙晶体在肾小管沉积可导致急性肾损伤，需充分水化尿液。

4）输液反应，小部分患者在首次输注利妥昔单抗时会发生严重的输液相关超敏反应。标准做法是每次输注前预先给予或在出现输液反应时给予对乙酰氨基酚和苯海拉明。

5）肝炎再激活：利妥昔单抗治疗会给 HBsAg 或 anti-HBc 阳性的患者带来乙型肝炎再激活的风险。

6）输血：会发生贫血及血小板减少，需输血支持。

7. 疗效评估

1）淋巴瘤方面，化疗后患者出现粒细胞缺乏发热，经过吉赛欣升白细胞、间断输血等对症治疗后，患者骨髓功能逐渐恢复。出院时查血常规：WBC $3.27×10^9$/L，NEUT $2.85×10^9$/L，HGB 52g/L，PLT $89×10^9$/L。

2）休克及感染方面，经过积极抗感染（根据病原学指导抗生素使用）、心包 / 腹腔积液引流及容量补充、血管活性药物支持，患者生命体征逐渐稳定，第 21 天停用去甲肾上腺素。血培养回报大肠埃希菌感染，根据药敏第 18 天加用替加环素＋亚胺培南，第 20 天血培养阴性，第 35 天停药，患者体温一直正常。真菌方面：第 29 天起予静脉两性霉素 B 抗真菌治疗，目前患者体温正常。

3）心脏方面：给予胺碘酮治疗后，未再发生心律失常。

4）浆膜腔积液方面：给予腹腔穿刺、胸腔穿刺引流，引流液逐渐减少，拔除引流管。

5）消化道出血：经禁食水、抑酸、补液等对症治疗后，监测血红蛋白稳定，逐渐过渡饮食。

出院情况

患者一般情况可，无咳嗽、咳痰、喘憋、腹泻，体温正常。查体：血压 99/65mmHg，心率 100 次 / 分，指氧 99%（未吸氧）。双肺呼吸音清，腹软，无压痛、反跳痛，肠鸣音可，双下肢无水肿。

出院诊断

1. 弥漫大 B 细胞淋巴瘤（Non-GCB，AnnArbor Ⅳ b 期，IPI 4 分，高危组）
   骨髓、心包（可疑心脏）、多浆膜腔、肝脾、大网膜、胃肠道、骨受累
   2 程 R-CHOP 方案化疗后
2. 休克
   感染性休克
      血行感染（大肠埃希菌）
   梗阻性休克
   低血容量性休克
3. 侵袭性真菌感染
4. 肠源性感染（难辨梭菌）
5. 肺部感染
6. 消化道出血
7. 急性肾损伤
8. 右肾积水

出院医嘱

1. 注意休息、适当活动，加强营养，避免劳累、感染、情绪剧烈波动；注意个人防护，保持口腔、尿道口及肛周卫生；注意饮食卫生，避免不洁、生冷食品。

2. 继续两性霉素 B 25mg，每日 1 次，静脉输液治疗；注意监测血钾水平，警惕低钾血症。

3. 定期复查血常规（至少每周 2 次）、肝肾功能（至少每周 1 次），若中性粒细胞计数 < $1.0×10^9$/L 并出现发热，及时急诊就诊，可予碳氢霉烯类抗生素经验性抗感染；若血小板计数 < $30×10^9$/L 或有明显出血表现，可予升血小板药物或输血小板治疗；若血红蛋白 < 60g/L 或有明显贫血表现，可予输红细胞治疗。

4. 继续服用胃黏膜保护剂，注意大便性状，定期复查大便常规 + 潜血。

5.血液科门诊随诊，预约下程化疗。

6.如有不适，及时就近就诊或我院门诊、急诊就诊。

病例点评

　　这是一例比较经典的"协和病"——患者表现为发热、多浆膜腔积液，外院长时间检查未明原因，表现为"疑难"；同时患者来诊时合并肺部感染、肾功能不全、休克，生命垂危，表现为"危重"。此患者休克同时存在由于肺部感染、肠道感染、心包感染、腹水感染造成的感染性休克，由于大量心包积液造成的梗阻性休克，以及由于大量腹泻造成低血容量性休克的多种因素，可以称之为"复杂"；治疗过程中病情频繁变化，出现粒细胞缺乏、血小板极低，出现难辨梭菌感染、曲霉菌感染等复杂感染，出现急性肾损伤（AKI）、电解质紊乱，危险一环接一环，可称之为"凶险"。

　　在此疾病的诊治过程中，一直在与时间赛跑，在细致的观察和高强度的支持条件维持患者生命的同时，进行着多浆膜腔积液的鉴别诊断，从结核病、自身免疫病到恶性肿瘤，逐步筛查、抽丝剥茧，找到重要线索：CT 平扫发现胃壁增厚，淋巴瘤可能，完善胃镜活检、PET-CT 检查，最终明确诊断及免疫分型，及时给予化疗。该病人病理提示弥漫大 B 细胞淋巴瘤（非生发中心型），Bcl-2、Bcl-6 双表达，受累范围部位广泛，包括横膈上下多发淋巴结，骨髓、心包、多浆膜腔、肝脏、胃肠道、椎体等，Ann Arbor 分期为Ⅳ b 期，IPI 评分 4 分（分期Ⅳ期，结外侵犯部位数＞1，ECOG 评分 4 分，LDH 升高），为高危组。给予第一程化疗后骨髓抑制重，出现严重中性粒细胞缺乏发热，期间合并多种感染，积极给予经验性抗生素治疗，同时送检病原学，根据病原学结果指导抗生素使用，患者中性粒细胞缺乏纠正，感染控制，体温降至正常。病情好转出院。

参考文献

Adler Y，Charron P，Imazio M，et al，2015. 2015 ESC Guidelines for the diagnosis and management of pericardial diseases：The Task Force for the Diagnosis and Management of Pericardial Diseases of the European Society of Cardiology（ESC）Endorsed by：The European Association for Cardio-Thoracic Surgery（EACTS）. Eur Heart J，36：2921.

Hooper，CE，Lee，YCG，Maskell，NA，et al，2010. Investigation of a unilateral pleural effusion in adults：the British Thoracic Society Guidelines. Thorax，76（Suppl2）：In press.

患者男性，37岁
主诉：反复感染30余年，发热、咳嗽、咳痰20天。

入院情况

患者自幼每年患肺炎1次，反复发作扁桃体炎。15年前开始出现持续性腹泻，就诊我院，多次查Ig三项均显著减低，确诊为普通变异型免疫缺陷病，经抗感染、调节肠道菌群治疗后腹泻好转出院。此后10年，患者因反复急性肠道感染、肺部感染住院4次，经抗感染及IVIG治疗后好转。

患者近4年未使用IVIG治疗，曾发作上呼吸道感染2次，经静脉抗生素治疗后好转。

20天前患者无明显诱因出现发热，T_{max} 38℃，伴咳嗽，咳绿色黏稠痰，自行口服莫西沙星（0.4g，qd）治疗4天，期间体温降至正常。17天前患者再次出现发热，T_{max} 39℃，有明显畏寒、寒战，痰转为黄色脓性，量增多，同时出现右侧第四肋间处胸痛，深呼吸时明显，NAS 2～3分。16天前就诊于我院急诊，查体T 38.2℃，P 95次/分，R 18次/分，BP 90/50mmHg，SpO_2 96%（未吸氧），BMI 15.14kg/m²。全身浅表淋巴结未触及肿大。右下肺呼吸音稍低，未闻及干湿啰音，右侧第四前肋可闻及胸膜摩擦音，心律齐，未闻及心脏杂音，腹软，无压痛。血常规：WBC 14.45×10⁹/L，NEUT% 71.5%，HGB 146g/L，PLT 357×10⁹/L；血生化：K^+ 3.0mmol/L，ALT 10U/L，SCr（E）56μmol/L，胸片提示右肺下野实变，双肺散在斑片影。

加用厄他培南（1g，qd，iv），莫西沙星（0.4g，po），同时予口服补钾治疗。9天后复查血K^+ 3.9mmol/L，胸片右肺胸膜下实变较前增大，新见气液平。考虑肺脓肿可能性大，调整抗感染治疗改为亚胺培南（500mg，q6h，iv）治疗7天，期间持续发热，T_{max} 38～39℃，咳嗽、咳痰较前无明显改善，为行进一步诊治收入病房。发病以来，精神尚可，睡眠、食欲差，体重下降4kg，尿色、尿量较前无明显变化，大便1～2天1次，解成形便。

既往史

支气管扩张15年，反复发作牙龈炎10余年。
双侧扁桃体切除术后。

入院诊断

1. 普通变异型免疫缺陷病
   肺脓肿
2. 支气管扩张症
3. 低钾血症
4. 双侧扁桃体切除术后

解析：普通变异性免疫缺陷病（common variable immunodeficiency，CVID）是一种以 B 细胞分化障碍伴免疫球蛋白生成缺陷为特征的原发性免疫缺陷病。CVID 的患病率高达 1/25，000，是最常见的严重抗体缺乏症形式，儿童和成人均可发病，大多数患者在 20～40 岁之间诊断，疾病的识别延迟常见。具体发病机制尚不明确。本病临床表现多样，包括反复感染、慢性肺疾病、自身免疫性疾病、胃肠疾病及对淋巴瘤的易感性等。CVID 常见的感染部位有上、下呼吸道和胃肠道等，可反复出现肺炎、鼻窦炎、中耳炎、急性胃肠炎、脓毒性关节炎、脑膜炎等。病原体以细菌为主，贾第虫、支原体等不典型病原体感染亦可见，病毒、真菌感染相对少见。慢性肺疾病是 CVID 患者的首要死因，约 1/3 的患者在诊断 CVID 时患有慢性肺疾病，包括阻塞性肺疾病（如支气管扩张、哮喘等）、限制性肺疾病（淋巴细胞或肉芽肿浸润引起的肺间质病变）、滤泡性细支气管炎等。CVID 可以胃肠道疾病起病，常见胃肠道表现包括腹泻、吸收不良，可伴有炎性肠病、恶性贫血、蛋白丢失性肠病和胃肠道细菌过度生长等。CVID 患者合并自身免疫病常见，其具体机制尚不明确，目前认为与患者免疫失调相关，常见自身免疫病类型包括：自身免疫性溶血、免疫性血小板减少症、类风湿关节炎、恶性贫血、白癜风、自身免疫性甲状腺炎等。此外，CVID 患者可能出现淋巴器官和其他实体器官的非干酪样肉芽肿浸润，常表现为脾、淋巴结肿大和肺部症状。CVID 患者发生恶性肿瘤的机会明显增加，肿瘤形式以非霍奇金淋巴瘤和胃癌多见。CVID 实验室检查特征为低丙种球蛋白血症，患者 IgG、IgA、IgM 多明显下降，半数患者检测不出免疫球蛋白。目前 CVID 诊断标准为：年龄超过 4 岁伴有以下所有特征：①血清总 IgG 浓度显著降低；②低水平的 IgA 和（或）IgM；③对免疫接种应答差或无应答；④排除其他的免疫缺陷状态。鉴别诊断为其他引起 Ig 降低疾病，继发性低丙种球蛋白血症病因主要包括药物（激素、免疫抑制剂、化疗药物、抗癫痫药等）、肿瘤（白血病、淋巴瘤等）和蛋白丢失性疾病（肾病综合征、蛋白丢失性肠病、烧伤等）；原发性低丙种球蛋白血症相对少见，包括 IgG 亚类缺乏、高免疫球蛋白 M 综合征等。治疗方面，CVID 患者应接受长期的免疫替代治疗。常用方案为每 3～4 周一次的 IVIG，剂量为 300～400mg/kg，在第一次 IVIG 后 3～6 个月开始监测其血清丙种球蛋白的水平，应控制在同龄人正常值的中位数水平。存在持续感染或慢性肺疾病时，需加大 IVIG 剂量至 500～600mg/kg。预防性使用抗生素的必要性尚不明确，但对于急性感染或慢性肺疾病的患者应该重视抗生素的使用。

8
发热

诊疗经过

患者入 EICU 后完善相关检查。

1. 常规检查

血常规：WBC 13.23×10⁹/L，NEUT% 83.8%，HGB 129g/L，PLT 322×10⁹/L。

尿常规：SG 1.015，WBC 15Cells/μl，NIT（-），BLD（-），PRO TRACE。

便常规＋潜血：阴性。

血生化：K⁺2.8mmol/L，Na⁺132mmol/L，Cl⁻93mmol/L，ALT 10U/L，SCr（E）55μmol/L。

凝血功能：PT 12.7s，Fbg 5.42g/L，APTT 33.0s，D-Dimer 0.62mg/L。

血沉：ESR 30mm/h。

感染 4 项：阴性。

心电图：窦性心律，心率 69 次/分。

2. 免疫功能指标

免疫球蛋白 3 项：IgG 0.01g/L，IgA 0.01g/L，IgM 0.02g/L。

TB 细胞亚群：B 7/μl，T4 272/μl，T8 683/μl，T4/T8 0.4，NK 78/μl。

3. 病原学结果

痰细菌涂片×3 次：均为合格痰，1 次革兰氏染色少量革兰氏阴性杆菌，培养均阴性。

痰真菌涂片、抗酸染色、奴卡氏菌涂片：均阴性。

3 套血培养：均阴性。

4. 影像学结果

胸部 CT 平扫：右肺下叶多发脓肿可能（图 52.1）；双肺多发支扩伴感染；右肺上叶肺大泡；右肺上中叶局部肺气肿改变；纵隔多发淋巴结肿大。

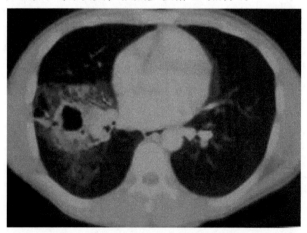

图 52.1 患者胸部 CT 发现右肺下叶脓肿

治疗经过

入院后在原有亚胺培南（0.5g，q6h，iv）基础上加用万古霉素（1g，q12h，iv）4 天后患者体温恢复正常，痰量逐渐下降。1 周后将抗感染方案调整为哌拉西林 / 他唑巴坦（4.5g，q8h，iv）＋甲硝唑（0.5g，q12h，iv）使用至今。入院后予 IVIG25g 静脉输注。

此外嘱患者每日体位引流排痰。

2 周后复查胸部 CT，原右肺下叶多发脓腔内气液平消失，周围渗出明显减少。

解析： 大多数肺脓肿以吸入性肺炎的一种并发症起病，由正常存在于齿龈缝中的厌氧菌种导致。典型的患者易发生误吸，误吸可由意识不清（如酗酒、药物滥用、全身麻醉）或吞咽困难导致。肺脓肿形成的第 1 步是龈缝的细菌到达下呼吸道，这经常在患者处于卧位时发生。引起感染是因为意识水平低而不能清除细菌，或是因为吞咽困难而导致吸入大量细菌。首先发生肺炎，但经过常见的细菌混合作用，7 ～ 14 天后进展为组织坏死。这种坏死导致肺脓肿。肺脓肿最常由细菌导致，往往是厌氧菌。导致肺脓肿的细菌反映了龈缝中优势厌氧菌群。其中以消化链球菌、普氏菌、拟杆菌（一般不是脆弱类杆菌）和梭杆菌属某些种最为常见。其他导致肺脓肿的病原菌包括金黄色葡萄球菌，尤其是耐甲氧西林金黄色葡萄球菌（MRSA）和各种革兰氏阴性杆菌（尤其是肺炎克雷伯菌肺炎的 K1 菌株）。在免疫功能受损宿主中，导致肺脓肿最常见的致病菌是铜绿假单胞菌和其他需氧的革兰氏阴性杆菌、诺卡菌属某些种，以及真菌（曲霉菌和隐球菌属某些种）。肺脓肿常由多种微生物混合感染引起。厌氧菌肺脓肿的标准治疗用药是克林霉素（600mg，q8h）静脉给药，之后改为口服克林霉素（150 ～ 300mg，qid）。其他适合使用的药物包括与任何一种 β 内酰胺 /β 内酰胺酶抑制剂联合制剂、青霉素加甲硝唑，对于重症患者可能要用到碳青霉烯类药物。推荐持续抗生素治疗直至胸片显示病灶完全吸收或仅残留较小稳定病灶。这通常需要数月的治疗，但大部分治疗在门诊口服用药即可完成。

出院情况

患者体温正常，每日咳灰绿色痰约 20 ～ 30ml，胸痛缓解。查体：BP 100/80mmHg，R 18 次 / 分，HR 80 次 / 分，原右下肺胸膜摩擦音较前明显减低，右下肺空瓮音不明显，左肺呼吸音清。

出院诊断

1. 肺脓肿
2. 普通变异型免疫缺陷病
3. 支气管扩张
4. 双侧扁桃体切除术后

出院医嘱

1. 出院后口服左氧氟沙星，每日 1 片，6 周后呼吸门诊随诊。
2. 坚持体位引流排痰，自行监测体温，观察痰液性状及量变化，再次出现发热、痰

8

发热

量增多时及时门诊、急诊就诊。

3. 建议本次病程结束后长期口服红霉素，每日 2 片，持续 3 ～ 6 个月。

4. 建议每月静脉输注人免疫球蛋白 15 ～ 20g。

病例点评

患者青年男性。此次因"反复发热，咳嗽、咳痰 20 余天"入院。患者既往有反复感染病史，多次查血清免疫球蛋白三项显著降低，CVID 诊断明确，该病与基因突变引起 B 细胞分化异常相关，多数患者反复出现肠道、呼吸道感染，治疗方法为间断补充免疫球蛋白。本例患者未规律使用丙种球蛋白，有支气管扩张病史，长期咳嗽及咳痰。本次病程分为两个阶段，起病初期咳黄绿色黏痰，使用氟喹诺酮治疗有效，考虑为铜绿假单胞菌感染。停用莫西沙星后短期内再次发热，体温高峰较前上升，寒战明显，同时出现痰液性状改变，影像学提示肺脓肿，考虑混合感染可能性大。

治疗方面，CVID 患者合并明确感染，有加用 IVIG 治疗指征，根据患者体重，予丙种球蛋白 25g 输注一次。肺脓肿治疗以抗感染与脓液引流为原则。抗感染方面，急诊加用亚胺培南一周体温无明显变化，结合患者免疫功能低下状态，考虑不除外合并革兰氏阳性菌 MRSA 感染，加用万古霉素，监测肾功能，同时鼓励患者活动、拍背，继续雾化治疗帮助排痰。一周后考虑感染基本得到控制，降阶梯治疗到能覆盖肺脓肿常见菌的哌拉西林 / 他唑巴坦 + 甲硝唑，之后患者体温一直正常。此患者应接受长期的免疫替代治疗，否则仍会反复发作感染。

参 考 文 献

Hermaszewski RA，1993. Primary hypogammaglobulinaemia：a survey of clinical manifestations and complications. Quarterly Journal of Medicine，86（1）：31-42.

缩 略 语 表

缩略语	英文全称	中文名
AA	aplastic anemia	再生障碍性贫血
AA	amyloid protein A	淀粉样 A 蛋白
ABEc	actual base excess	剩余碱
ABPA	allergic bronchopulmonary aspergillosis	变应性支气管肺曲霉病
ACA	anticardiolipin antibody	抗心磷脂抗体
ACE	angiotensin converting enzyme	血管紧张素转换酶
ACEI	angiotensin converting enzyme inhibitor	血管紧张素转化酶抑制剂
ACL	anticardiolipin antibody	抗心磷脂抗体
ACS	acute coronary syndromes	急性冠脉综合征
ACTH	adrenocorticotrophic hormone	促肾上腺皮质激素
ADA	adenosine deaminase	腺苷脱氨酶
AEP	acute eosinophilic pneumonia	急性嗜酸性粒细胞性肺炎
AFP	alpha-fetal protein	甲胎蛋白
AGA	American Gastroenterological Association	美国胃肠病协会
AIHA	autoimmune hemolytic anemia	自身免疫性溶血性贫血
AIP	autoimmune pancreatitis	自身免疫性胰腺炎
AKI	acute kidney injury	急性肾损伤
AL	amyloid protein	淀粉样蛋白
ALB	albumin	白蛋白
ALP	alkaline phosphatase	碱性磷酸酶
ALT	alanine aminotransferase	丙氨酸氨基转移酶
AMY	pancreatic amylase	胰淀粉酶
ANA	antinuclear antibody	抗核抗体
ANCA	antineutrophil cytoplasmic antibody	抗中性粒细胞胞质抗体

APC	activated protein C	活化蛋白 C
APS	anti-phospholipid syndrome	抗磷脂抗体综合征
APTT	activated partial thromboplastin time	活化部分凝血活酶时间
ARDS	acute respiratory distress syndrome	急性呼吸窘迫综合征
ARVC/D	arrhythmogenc right ventricular cardiomyopathy /dysplasia	致心律失常性右心室心肌病 / 心律失常性右室发育不良
ASO	anti-streptolysin O	链球菌溶血素 O 试验
AST	aspartate aminotransterase	谷草转氨酶
AVM	arteriovenous malformation	动静脉畸形
AZA	azathioprine	硫唑嘌呤
BAC	bacterial artificial chromosome	细菌人工染色体
BALF	broncho-alveolar lavage fluid	支气管肺泡灌洗液
BC	Bukholderia cepacia	洋葱伯克霍尔德菌
BLD	blood	（尿）血细胞
BNP	Type b natriuretic peptide	脑钠肽
BP	blood pressure	血压
BUN	blood urea nitrogen	血尿素氮
CAEBV	chronic active Epstein-Barr virus infection	慢性活动性 EB 病毒感染
CAG	coronary angiography	冠状动脉造影术
CAP	community-acquired pneumonia	社区获得性肺炎
CDFI	color doppler flow imaging	彩色多普勒超声
CEA	carcinoembryonic antigen	癌胚抗原
CEP	chronic eosinophilic pneumonia	慢性嗜酸性粒细胞性肺炎
CK	creatine kinase	肌酸激酶
CKMB	creatine kinase-MB	肌酸激酶同工酶质量
CLE	cerebral lipiodol embolism	碘油脑栓塞
CLL	chronic myeloid leukemia	慢性淋巴细胞白血病
CMV	cytomegalovirus	巨细胞病毒
CNS	central nervous system	中枢神经系统
Coombs 试验	direct or indirect antiglobulin test	抗人球蛋白试验
CPR	cardiopulmonary resuscitation	心肺复苏
Cr	creatinine	肌酐
CRP	C-reactive protein	C- 反应蛋白

CRRT	continuous renal replacement therapy	连续性肾脏替代治疗
CsA	cyclosporine A	环孢素 A
CSD	cat scratch disease	猫抓病
CSF	cerebrospinal fluid	脑脊液
CTA	computed tomography angiography	CT 血管成像
CTD	connective tissue disease	弥漫性结缔组织病
cTnI	cardiac troponin I	肌钙蛋白 I
CTPA	computed tomography pulmonary angiography	计算机断层扫描肺血管造影
CTX	cyclophosphamide	环磷酰胺
CVID	common variable immunodeficiency disease	普通变异性免疫缺陷病
CVP	central venous pressure	中心静脉压
CVVH	continuous veno-venous hemofiltration	静脉血液滤过
CysC	cystain C	血清半胱氨酸蛋白酶抑制剂 C
DA	dopamine	多巴胺
DBil	direct bilirubin	直接胆红素
DCM	dilated cardiomyopathy	扩张型心肌病
D-Dimer	fibrin D-Dimer	D- 二聚体
DIC	disseminated intravascular coagulation	弥散性血管内凝血
DLBCL	diffuse large B cell lymphoma	弥漫性大 B 细胞淋巴瘤
DOT	directly observed treatment	直接督导治疗
DVT	deep venous thrombosis	深静脉血栓形成
E	epinephrine	肾上腺素
EBV	Epstein-Barr virus	EB 病毒
ECG	electrocardiogram	心电图
ECMO	extra corporeal membrane oxygenation	体外膜氧和
EGDT	early goal-directed therapy	早期目标导向治疗
EGPA	eosinophilic granulomatous vasculitis	嗜酸性肉芽肿性血管炎
EMB	endomyocardial biopsy	心内膜心肌活检
EN	erythema nodosun	结节性红斑
ENA	extractable nuclear antigen	可提取性核抗原
EOS	eosinophilic granulocyte	嗜酸性粒细胞
ERCP	endoscopic retrograde cholangiopancreatography	内镜逆行胰胆管造影术

ESR	erythrocyte sedimentation rate	红细胞沉降率
EUS	endoscopic ultrasonography	超声内镜
Fbg	fibrinogen	纤维蛋白原
FDP	fibrinogen degradation products	纤维蛋白原降解产物
FEP	erythrocyte free protoporphyrin	红细胞游离原卟啉
Fer	ferritin	铁蛋白
FLC	serum free light chain	血清游离轻链
FUO	fever of unknown origin	原因不明发热
GAS	gastrin	胃泌素
GBM	glomerular basement membrane	肾小球基底膜
GCA	giant cell arteritis	巨细胞动脉炎
GCS	Glasgow coma score	格拉斯哥评分
GERD	gastroesophageal reflux disease	胃食管反流病
GGT	glutamyltranspeptidase	谷氨酰转肽酶
GIB	gastrointestinal bleeding	消化道出血
GPA	granulomatosis with polyangiitis	肉芽肿性多血管炎
HbA1c	glycosylated hemoglobin	糖化血红蛋白
HCG	human chorionic gonadotropin	人绒毛膜促性腺激素
HCM	hypertrophic cardio-myopathy	肥厚型心肌病
HCQ	hydroxychloroquine	羟氯喹
HCT	hematocrit	红细胞比容
HDL-C	high density lipoprotein cholesterol	高密度脂蛋白胆固醇
HES	hypereosinophilic syndrome	高嗜酸性粒细胞综合征
HGB	hemoglobin	血红蛋白
HHT	hereditary hemorrhagic telangiectasia	遗传性出血性毛细血管扩张症
HIV	human immunodeficiency virus	人类免疫缺陷病毒
HR	heart rate	心率
HRCT	high resolution CT	高分辨率 CT
HS	hereditary spherocytosis	遗传性球形红细胞增多症
hsCRP	hypersensitive C-reactive protein	超敏 C- 反应蛋白
HSP	henoch-Schonlein purpura	过敏性紫癜
HSV	herpes simplex virus	单纯疱疹病毒

IABP	intra-aortic balloon counterpulsation	主动脉内球囊反搏
IAEP	idiopathic acute eosinophilic pneumonia	嗜酸性粒细胞性肺炎
IBil	indirect bilirubin	间接胆红素
IBS	irritable bowel syndrome	肠易激综合征
ICD	implantable cardioverter defibrillator	植入式心律转复除颤器
IDUS	intraductal ultrasonography	胆胰管腔内超声
IE	infective endocarditis	感染性心内膜炎
IgG4-RD	immunoglobulin G4-related disease	免疫球蛋白 G4 相关性疾病
IM	infectious mononucleosis	传染性单核细胞增多症
INR	international Normalized Ratio	国际标准化比率
IS	iron sucrose	蔗糖铁
ITP	idiopathic thrombocytopenic purpura	特发性血小板减少性紫癜
IVIG	intravenous Immunoglobulin	静脉注射免疫球蛋白
JVP	jugular venous pressure	颈静脉压
LA	lupus anticoagulant	狼疮抗凝物
Lac	lactic acid	乳酸
LAD	left anterior descending branch	左前降支
LCX	left circumflex branch	左回旋支
LDH	lactate dehydrogenase	乳酸脱氢酶
LDL-C	low density lipoprotein cholesterol	低密度脂蛋白胆固醇
LIP	lipase	脂肪酶
LM	left main coronary artery	冠状动脉左主干
LPL	lipoprotein lipase	脂蛋白脂酶
LVEF	left ventricular ejection fractions	左室射血分数
MAHA	microangiopathic hemolytic anemia	微血管病性溶血性贫血
MAP	mild acute pancreatitis	轻症急性胰腺炎
MCH	mean corpuscular hemoglobin	平均红细胞血红蛋白含量
MCHC	mean corpuscular hemoglobin concentration	红细胞平均血红蛋白浓度
MEN	multiple endocrine neoplasia	多发性内分泌腺瘤病
MI	myocardial infarction	心肌梗死
MIBG	metaiodoenzylguanidine	间碘苄胍
MN	metanephrine	甲氧基肾上腺素

MODS	multiple organ dysfunction syndrome	多器官功能障碍综合征
MPA	microscopic polyangiitis	显微镜下多血管炎
MPE	malignant pleural effusion	恶性胸腔积液
MRCP	magnetic resonance cholangiopancreatography	磁共振胆胰管造影
MSAP	mild-severe acute pancreatitis	中重度急性胰腺炎
MSSA	methicillin-resistant Staphylococcus aureus	耐甲氧西林金黄色葡萄球菌
Myo	myoglobin	肌红蛋白
NE	norepinephrine	去甲肾上腺素
NEUT	neutrophils	中性粒细胞计数
NIT	nitrite	亚硝酸盐
NMDAR	N-methyl-D-aspartate receptor	抗 N- 甲基 -D- 天门冬氨酸受体
NMN	normetanephrine	甲氧基去甲肾上腺素
NRS	numerical rating scale	疼痛数字评分法
NSAID	nonsteroidal anti-inflammatory drugs	非甾体抗炎药
NSE	neuron specific enolase	神经元特异性烯醇化酶
NTM	nontuberculous mycobacteria	非结核分枝杆菌
NT-proBNP	brain natural peptide amino-terminal precursor protein	脑自然肽氨基端前体蛋白
OGIB	obscure gastrointestinal bleeding	不明原因消化道出血
OSAHS	obstructive sleep apnea hypopnea syndrome	睡眠呼吸暂停综合征
PAVM	pulmonary arterio-venous malformation	肺动静脉畸形
PBG	porphobilinogen	（尿）胆色素原
PCI	percutaneous coronary intervention	经皮冠状动脉介入治疗
PCNSV	primary angiitis of the central nervous system	原发性中枢神经系统血管炎
PCP	Pneumocystis Carinii pneumonia	肺孢子菌肺炎
PCR	polymerase chain reaction	聚合酶链式反应
PCT	procalcitonin	降钙素原
PE	pulmonary embolism	肺栓塞
PESI	pulmonary embolism severity index	肺栓塞严重程度指数
PEX	plasma exchange	血浆置换
PICCO	pulse-induced contour cardiac output	脉搏指数连续心输出量监测
PNH	paroxysmal nocturnal hemoglobinuria	阵发性睡眠性血红蛋白尿症
PPD	purified protein derivative	纯蛋白衍生物

PPI	proton pump inhibitor	质子泵抑制剂
PSA	prostate specific antigen	前列腺特异性抗原
PT	prothrombin time	凝血酶原时间
PTH	parathyroid hormone	甲状旁腺激素
RA	rheumatoid arthritis	类风湿关节炎
RAD	right anterior descending	右冠降支
RCA	right coronary artery	右冠状动脉
RCM	restrictive cardiomyopathy	限制型心肌病
RF	rheumatoidfactor	类风湿性因子
RPR	rapid plasma reagin test	快血血浆反应素试验
RV	rubella virus	风疹病毒
SAAG	serum ascites albumin gradient	血清-腹水白蛋白梯度
SAP	severe acute pancreatitis	重症急性胰腺炎
SavO$_2$	central venous oxygen saturation	中心静脉血氧饱和度
SCCAg	Squamous cell carcinoma antigen	鳞状细胞癌抗原
SF	serum ferritin	血清铁蛋白
SG	specific gravity	尿比重
SIADH	syndrome of inappropriate secretion of antidiuretic hormone	抗利尿激素分泌不当综合征
SIRS	systematic inflammatory response syndrome	全身炎症反应综合征
SLE	systemic lupus erythematosus	系统性红斑狼疮
SRC	scleroderma renal crisis	硬皮病肾危象
SS	Sjogren syndrome	干燥综合征
SSc	systemic sclerosis	系统性硬化症
SvO$_2$	venous oxygen saturation	静脉血氧饱和度
SVR	systemic vascular resistance	全身血管阻力
TB	tuberculosis	结核病
TBil	total bilirubin	总胆红素
TB-SPOT	Tuberculosis Interferon gamma release assay	结核感染T细胞检测
TC	total cholesterol	总胆固醇
TG	triglyceride	甘油三酯
TIBC	total iron-binding capacity	总铁结合力
TMA	thrombotic microangiopathy	血栓性微血管病

toxo-IgM	toxoplasma IgM	弓型体 IgM
TP	Treponemia pallidum	梅毒螺旋体
TPPA	treponema pallidum particle agglutination test	梅毒螺旋体颗粒凝集试验
TPS	tissue polypeptide specific antigen	组织多肽特异性抗原
TRF	transferrin	转铁蛋白
TSH	thyroid stimulating hormone	促甲状腺激素
T-SPOT.TB	tuberculosis interferon gamma release assay	结核感染 T 细胞检测
TT	thrombin time	凝血酶时间
TTP	thrombotic thrombocytopenic purpura	血栓性血小板减少性紫癜
UA	uric acid	尿酸
UBG	urobilinogen	尿胆素原
VAS	visual analogue scale/score	视觉模拟评分法
VL	visceral leishmaniasis	内脏利什曼病
VLDL	very low density lipoprotein	极低密度脂蛋白
YNS	yellow nail syndrome	黄甲综合征